臧运升临证精选

臧运升　主编

科　学　出　版　社

北　京

内 容 简 介

《臧运升临证精选》一书，是作者选择数十年来临床上疑难、危重并最终治愈的案例，从中医、西医、中西医结合多方面诊断、分析、治疗入手，充分展现了全科医疗的优势与特点。

本书涉及内、外、妇、儿、内分泌、肿瘤、皮肤等科，所载典型病例内容丰富，既有疑难病例的诊断、治疗方法，也有治疗经验与教训分析。是作者多年来临床经验的总结。本书以全科医疗为视角，向读者展示和介绍了作者理论与实践的成功经验与体会，旨在与读者交流与分享，更意在抛砖引玉，充实和提高自己，并鼓励更多的同仁参与到全科医疗中去。

本书可供广大中医临床医生、中医药院校学生参阅，具有较高的临床价值和学术价值。

图书在版编目 (CIP) 数据

臧运升临证精选 / 臧运升主编 . —北京：科学出版社，2016.2
ISBN 978-7-03-047212-0

Ⅰ.①臧…　Ⅱ.①臧…　Ⅲ.①中医学–临床医学–经验–中国–现代
Ⅳ.①R249.7

中国版本图书馆 CIP 数据核字（2016）第 019053 号

责任编辑：王　鑫　刘　亚 / 责任校对：包志红
责任印制：徐晓晨 / 封面设计：陈　敬　黄华斌

科 学 出 版 社 出版
北京东黄城根北街 16 号
邮政编码：100717
http://www.sciencep.com

北京凌奇印刷有限责任公司 印刷
科学出版社发行　各地新华书店经销

*

2016 年 1 月第　一　版　开本：787×1092　1/16
2019 年 5 月第四次印刷　印张：12
字数：263 000

定价：59. 00 元
（如有印装质量问题，我社负责调换）

《臧运升临证精选》编委会

主　　编　臧运升

副 主 编　王子忠　马　艳　田陆媛

编　　委　(按姓氏笔画排序)

张　勇　张书国　张培荣　唐华卿

张卫平　郑瑞琪　李艳吉　许晓东

高会云　李素平　李海霞　房淑华

序 一

臧运升，副主任医师，祖籍山东诸城市，20世纪70年代初毕业于山东昌潍医学院，与我是大学同学，又是同乡，因此，我对运升同学了解甚多。

他自幼聪颖好学，吃苦耐劳；为人诚实、善良、正直；脾气温和谦让，性格外柔内刚；团结同学，乐于助人。自少年时代起，运升同学即对传统医学有着特别的喜爱，曾经跟随当地有名的老中医臧吉民、臧春山、臧仲勋、刘新甫等当过学徒。大学期间更是勤学好问，刻苦钻研，孜孜不倦；由于努力学习每学期均获班级优等生称号。

运升同学思想敏锐超前，勇于探索，爱学敬业，不计名利。改革开放年代，他辞去医院优厚的待遇，撩下铁饭碗，创办了山东省第一家农民医院（见1993年CCTV 12集纪实报道片《中国农民》）。后来又请示市委和政府主持并成立了诸城市东坡医院，为所辖区域群众及偏僻乡村农民的医疗与健康事业奠定了基础，做出了应有的贡献。由此他也成为一名全科医疗医生。他既当院长，又当医生，始终奉行大医精诚的精神。他对患者不分贫富贵贱，一律平等对待，有求必应；对交通不便的病人，不管刮风下雨，还是大雪封路，不管白天还是夜晚，他都随叫随到；热情地为病人服务，被老百姓誉为"平民医生"。

他对医术精益求精，一丝不苟；他医术全面，中西贯通；他临床上常根据病情灵活运用中西医结合方案，采取传统中医整体观念与标本兼治的方法治疗病人，不但提高了疗效，而且减轻了病人的负担。遇到经济十分困难的患者他总是给予免费施治。他外科技术精湛，不但对普通外科、泌尿外科有很高造诣，而且对妇产科、骨科、五官科、颜面外科、小儿科等手术也很娴熟，真正做到了万例手术无事故。他治疗患者千万，范围遍及省内外，深受患者的尊敬和信赖。

由于临床医疗工作的努力和突出的业绩，他先后被载入《山东省当代干部名录》和《中国现代专家大辞典》，诸城电视台《新闻节目》，潍坊电视台《良宵万象》、《潍坊新闻》，潍坊人民广播电台《每日新闻》，《潍坊日报》，《大众日报》，《山东联合报》，中央电视台等对他均做过报道。1991年他被评为全国"德艺双馨"医务工作者。

他行医半百，辛勤劳作，丹心仁术，倾心为民。退休后的运升同学受聘于山东安丘市立医院国医堂，继续从事中医临床医疗工作，为患者服务，闲暇之余仍勤学不辍，总结自己多年的医学实践经验，编写了《臧运升临证精选》一书。该书内容丰富，全面涵盖了内、外、妇、儿、中医科及疑难杂症，并对某些疾病的治疗方法提出了独到的见解。如外科"基层医院外伤性肝脾破裂抢救"、"胆石症治疗案例"、妇产科"经带胎产"治疗经验、"白塞病治疗案例"及中药临证运用等，具有创新性和前瞻性的研究与体会，可供同行们商榷。诸多章节也可谓临床经验之谈。全书深入浅出，通俗易懂，对临床医生特别是基层全科医师有一定参考价值，某些经验教训可供同行们借鉴。

俗话说："人是要有一点精神的"，"一滴水可以见到太阳"。值此书出版发行之际，吾对学友运升的医德、医术深感敬佩！对学友刻苦学习钻研、善于总结的精神表示赞扬。

我仅以此序，诚祝运升同学在今后的医疗实践中为人类健康事业做出更大的贡献。

邱立宝

2015 年 5 月 3 日于山东省诸城市

序 二

2014 年秋末，山东安丘市市立医院国医堂臧运升主任驱车鸢都邀我为其书稿作序。虽时值我刚从澳洲讲学归来，又整日诊病著书，事务繁忙，但还是欣然应允。其原因有二：一是我与运升主任同属一个母校（即早年的昌潍医校；后更名为昌潍医学院；现为潍坊医学院）。同毕业于一个学校，既是校友，且以前又曾相识。学友请我为他的书稿审阅，发表看法，提出建议，自然是我乐意做的事情。二是早就闻知运升学友从医五十年来，理论与实践经验丰富，所医患者无数，医疗范围遍及省内外，深得病人的称颂和爱戴，这更是值得我们学习和赞誉的。他自 13 岁始学中医，大学毕业后一直从事临床工作，并集中西医为一身，是一位全科医疗医师。

运升学友中西合璧，通研多科，博学众长，勤学不辍，涉内、外、妇、儿、五官、中医诸科。他亲睹基层病人就医难之苦，学患者临床医疗之所需，常运用中西两法治疗许多常见病与疑难病症。他不仅深谙外科、泌尿科、妇产科、骨科及五官科手术；擅长内、外、妇、儿科、危重症的抢救；对疑难杂症如白塞病、寻常性天疱疮、常见皮肤病、妇科不孕与男性不育症、心脑血管病、胃肠道疾病及甲状腺等疾病都颇有研究。

平日里严于治学，临证时抽丝剥茧、细心剖析，是学友的一贯特点。临床上他常把"辨病"与"辨证"有机的结合起来，亲手掌握患者的第一手资料，从不过分依赖先进仪器和辅助检查。认真细心地综合分析病情，做好鉴别诊断。从不因为累和嫌弃病人脏而省略该做的基本项目；也不因追求利益为病人多做不必要的检查。有时为了明确问题，避免误诊，他跑到病人床边几趟甚至十几趟而不嫌累。由于学友的医者仁心，细致认真，又具备深厚的专业知识底蕴，经他诊治的病人诊断准确率高，治愈率也高。许多疑难病症常在他那里得到了康复，甚至使患者获得了第二次生命。

唐朝孙思邈曰："世有愚者，读方三年，便谓天下无病可治；及治病三年，乃知天下无方可用。故学者必须博及医源，精勤不倦，不得道听途说，而言医道已了，深自识哉"。

运升学友常说："医学知识浩如烟海；医学之理深奥无穷，在已知和未知的世界里，人的认识是有限的，永远无止境的。切不可因一知半解而自满，更不能因治愈一两例病人而固步自封和骄傲。要干到老学到老，活到老学到老，学乎没也而后止"。此言道出了所有医者们的共识。

漫漫行医路，医者父母心。最令人称道的是运升主任视病人如亲人如朋友。用患者和同行的话描述："见到病人有病，比他自己有病还急"他对病人不分贫富贵贱、官富民商，一视同仁。遇到危重病人他总是废寝忘食，全力赴救。不管严寒酷暑，风雪雨霜，有求必应。他常顶风冒雪出诊病家，带病上台为病人手术；不分昼夜、不计名利，全身心为患者服务，其良好的医德医风令同行们折服，亦受到社会和同仁们的赞扬。

学友敏而博学，研修医学多科，又经数十年不断临床实践，因此，奠定了坚实的全科医疗基础，也决定了他具有全科医疗的特点与优势。这在他总结撰写的《臧运升临证精选》中可以充分体现。

该书内容丰富，可读性、实用性强。所涉科目有西医、中医、中西医结合，有临证治疗与用药心得，也有以往发表的部分论文，还有经验总结与教训分析等相关内容。《臧运升临证精选》医案文选中诸多章节值得青年医师的阅读学习，也可为住院医师在临床中学习和借鉴。

医案是作者在长期临床医疗生涯中刻苦学习、勇于实践的总结，也是作者智慧和汗水的结晶。因此，《臧运升临证精选》展现在读者面前的不仅是文字，透过它我们更看到的是作者的勤奋敏学、兢兢业业的工作态度和无私奉献的大医精神。

谨以此序，祝臧运升主任在今后的医学道路上取得更大的成绩，为我国的医疗卫生事业做出更大的贡献。

张奇文

2015 年 5 月于山东鸢都

自　序

医案是医师临床工作与实践经验的总结，也是医师医疗生涯和辛勤工作的结晶。从医多年，每人或多或少会有一些临床经历和体会。余暮年已至，每每回顾，索性写下来，不避才疏学浅、挂一漏万与后人讥笑之嫌，一来作为总结；二来以启后人；三是欲与同仁们交流学习，意在抛砖引玉，以飨自己。

回忆自己从医50年，是一个不断学习的过程，也是一个从无知到相对有知的过程。在此过程中，自己曾不敢自满和懈怠。自己深知，医学本身就是一项干到老、学到老的工作，更何况一个人的生命和精力是有限的。科学技术在发展，人的学习就不能停止。只有孜孜不倦、勤学不辍，才能跟上飞速发展的医学步伐。尽管如此，自己所掌握的知识与患者和临床的需求还存在很大差距，余常因许多疑难病没有特效的治疗方法和措施而感到焦虑，也常因许多危重病人虽经全力抢救仍旧逝去而备感痛心和遗憾。

从最初学医时起，潜意识里"医者即救人"、"救死扶伤乃是医生的天职"，即铭记在心。医生希望每一位病人都能尽快痊愈，这和教师盼望自己所教的学生都能学有所成的心情完全是相同的。

但是，理想与现实往往难以统一。由于疾病的严重程度和患者体质的差异等诸多不确定性，受医疗设备、医疗条件的优劣；医疗技术水平的高低；病人就医时间的早迟等客观和主观因素的影响，治疗结果也截然不同。我们也常常看到：规模再大的医院，技术再高超的医师也有很多难以治愈的疾病；而规模再小，条件再差的医院和技术水平再低的医师却也能治好一些病症。这究竟是什么缘故？其实答案很简单，这说明世间任何事物都是一分为二的。客观的医疗条件固然重要，但关键还在于人的主观能动性。任何医院、任何医生都能治好一些病人；关键是对传统的治疗方法和措施有没有突破！对公认的疑难病、危重病、在众人看来难以治愈的疾病，能够有锦囊妙计，妙手回春，使病人获得第二次生命，这才是难能可贵和我们所要追求的。

既鉴于此，这就要求我们每位医者要"精"、"诚"兼备。除具有终生不渝、敏学、爱业的精神外；还要认真不断的总结经验，让更多的人吸收我们的经验，提高医疗技术水平；汲取我们的教训，相互学习，少走弯路，减少和杜绝医疗事故的发生，这便是我们总结医案的目的所在。

本医案集在结构上多采用以中医医案为主的文体形式，但由于现代医学的发展和中西医结合的必要性，以及考虑保证原始病历材料的完整性与真实性，故也采用了一些中西医结合病历的文体形式。留有适量篇幅，目的是为了让读者更充分了解病史与诊治资料，比较鉴别，从中得以启发。

笔者虽从事全科医疗多年，但由于理论与实践水平有限；总结过程中时间仓促；谬误之处在所难免。在此，恳切期望同仁们给予批评指正。

本医案编写过程中，承蒙原山东中医学院中医系主任、教授、中医研究所所长、山东中医学院党委书记、山东省卫生厅张奇文厅长的鼎力支持，张老德高望重，年事已高，能在百忙中为我作序，让我十分感动。在此深表感谢！全国百佳医院、三级甲等医院、山东省诸城市人民医院邱立宝院长在百忙中为我作序，在此深表谢意！全国中医示范县、山东省安丘市卫生局臧建旺局长、马学章局长对本书的出版亦给以大力支持；张勇院长、李国栋院长、魏敬成院长、林玉杰院长亦给予大力支持和鼓励；许晓东、韩刚、刘俊卿、周运亮、郑权等青年医师在编写过程中都给予大力帮助，在此一并表示感谢！

编　者

2015 年 5 月 1 日

目　录

第一章 外感病证

第一节 头风（偏头痛）

于某，男，45岁，教师，山东省高密市双羊镇人。

【主诉】 因双颞部疼痛，发复发作五年，于1972年7月21日就诊。

患者于五年前偶遇风寒后感双颞部疼痛，经服解热止痛药后疼痛症状缓解，后每逢冬春季节天气寒冷时即有发作，双侧太阳穴处有紧缩感，伴畏寒恶风，遇热则减。近两年来头痛加重伴有失眠多梦，头晕乏力，记忆力差，无鼻塞流涕，眼花及耳鸣、耳聋，无高血压及外伤史。

【查体】 T 36.7℃，P 72次/min，R 18次/min，BP 125/85mmHg（1mmHg = 0.133kPa，后同）。神志清，头部五官未见明显异常，颈软，心肺未闻及异常，腹部无明显异常。

【舌脉诊】 舌质淡，苔薄白；脉浮紧。

【中医诊断】 外感风寒，经脉凝滞。

【处方】 荆芥12g 防风12g 细辛4g 川芎12g 白芷12g 薄荷5g 羌活10g 当归15g 僵蚕12g 炒酸枣仁12g 云苓12g 甘草10g

十剂，一日一剂，水煎温服。

二诊 1972年8月1日，自述服药治疗后头痛减轻，失眠，头晕也较前好转。

【舌脉诊】 舌质淡，苔薄微黄；脉仍浮紧。

【处方】 桂枝10g 荆芥10g 当归15g 川芎12g 防风10g 白芷12g 细辛4g 僵蚕12g 远志10g 炒酸枣仁15g 云苓10g 甘草10g

十剂，一日一剂，水煎温服。

三诊 1972年8月12日，服药二十剂后疼痛已消失，畏寒、头晕、乏力、失眠、多梦也均痊愈。

按语 头风一证，病因颇多，归纳起来，不外外感内伤两大类。外感病因有风寒、风热、风湿；内伤方面有肝阳上亢、血虚、肾虚、痰浊、血瘀等。临床上应辨别寒、热、虚、实。一般情况下新患多实；久病多虚，多瘀；但有时也可出现二种以上因素兼有病症，诸如寒湿相兼，痰浊血瘀兼症等。这些均应在临证时辨其端详。

本病例偏头痛三年，脉证合参，属外感风寒，经脉凝滞，经气被遏而发头痛。因寒为阴邪，其性凝滞，收引；并易郁久伤阳，故出现畏寒，恶风，头痛，并伴有紧缩之感；风寒之邪日久及血，累及诸阳髓海，故出现失眠多梦，记忆力减退。据上诸证本案以祛风散寒，止痛为治则，并酌加宁心安神之药。二诊中加用桂枝一味。

桂枝其味辛而甘，辛能散，甘能补，具有宣通发散之力；能和营卫，暖肌肉，活血脉，助荆防以疏散风寒；另寓"治风先治血，血行风自灭"之意，又于方中加用当归一物以补血活血，使气血调和，经脉通利，阳气得舒，寒邪解除，疼痛等证自然消失而获愈。

第二节　喉风证（慢性咽炎）

吴某，男，44 岁，税务局干部，山东省昌乐县人。

【主诉】　因咽部肿痛，声音沙哑，口干苦，大便干燥五年，于 1983 年 6 月 28 日就诊。

患者平素有烟酒及辛辣嗜好，近五年来咽部肿痛，似有鱼刺梗喉感，咽喉部刺痒疼痛难忍，大便干，小便赤黄，时常用手捏压颈部方感舒适，重时声音沙哑，影响工作及生活，曾服过多种抗炎药物，病情时轻时重，因未愈来诊。

【查体】　一般情况好，咽部严重充血，呈黯红色，扁桃体 I 度肿大。

【舌脉诊】　舌质黯红，苔黄腻；脉浮数。

【西医诊断】　慢性咽炎、扁桃体炎。

【中医诊断】　喉风证。

【处方】　牛蒡子 12g　连翘 12g　荆芥 6g　防风 6g　栀子 12g　桔梗 12g　元参 12g　黄连 12g　双花 20g　薄荷 10g　黄芩 12g　大黄 6g　花粉 12g　竹叶 6g　芒硝 3g（后下）甘草 10g

十剂，一日一剂，水煎温服。

嘱戒烟酒及辛辣食物，多饮水。

二诊　1983 年 7 月 9 日，患者述服药后咽痛、口干等均见好转，咽部刺痒也明显减轻，大便较前软。

【舌脉诊】　舌质红，苔黄；脉浮数。

【处方】　玄参 12g　生地 12g　丹皮 12g　牛蒡子 10g　桔梗 10g　麦冬 12g　防风 10g　薄荷 10g　花粉 10g　双花 20g　黄连 10g　黄芩 12g　大黄 6g（后下）　赤芍 12g　贝母 6g　甘草 10g

十五剂，一日一剂，水煎温服。嘱力戒烟酒及辛辣食物，多饮白开水。

三诊　1983 年 8 月 25 日，治疗后咽部肿痛及刺痒、口干、沙哑等症状基本消失，大便质软，一日一行，小便较清。咽部暗红色充血已消退，扁桃体正常。

【舌脉诊】　舌质淡红、苔薄白；脉平缓。

【处方】　防风 6g　穿心莲 10g　牛蒡子 12g　薄荷 10g　生地 10g　玄参 10g　麦冬 10g　双花 12g　丹皮 10g　桔梗 10g　花粉 10g　石膏 10g　甘草 10g

十五剂，一日一剂，水煎温服。

四诊　1983 年 9 月 12 日，已服药四十剂，咽部肿痛、口苦咽干及刺痛喉痒感均消失；大便爽，一日一行；小便正常。咽部黏膜呈淡红色，扁桃体正常大小。

【舌脉诊】　舌苔薄白，脉平缓。

病已痊愈。嘱戒烟酒、辛辣及一切生火之物。并给于中成药复方穿心莲片三片、牛黄消炎片两片，一日两次口服，以巩固其效。此病人经连续十余年随访未见复发。

按语　急、慢性咽炎，中医属紧喉风、慢喉风范围。该病病因多由热邪蕴于肺胃之经，复受风邪，风热之邪上拥咽喉而发生。如果治疗风热不去或迁延不愈，则成反复发作之势；慢喉风多由素体虚弱情志所伤，过食辛辣引起；一般认为属正虚邪实证。治疗上，紧喉风以疏风清热、清咽利膈为主；慢喉风以扶正祛邪、益气养阴为主。

第二章　头颈部病证

第一节　肉瘿（多发性甲状腺腺瘤）

周某，女，49岁，山东省安丘市人。

【主诉】　因颈部前方肿瘤切除术后复发，于2008年4月15日就诊。

患者于四年前颈部左侧前方无意中发现一肿物，初如指腹，与日俱增，至手术时已有鸡蛋黄大小（约3.5cm×3.5cm×3cm），无疼痛，不伴发热，也无声音嘶哑，能随吞咽上下活动。在本市人民医院就诊，诊断为甲状腺腺瘤，给予肿瘤切除手术。术后一度较好，但于两年后颈部前方两侧又均出现肿物，小者如黄豆（直径约0.5cm），大者如山楂（约4cm×3.5cm×3cm），共扪及4~5个肿物，因手术后肿瘤复发来诊。

【查体】　T 36.5℃，P 80次/min，R 20次/min，BP 125/82mmHg。

发育、营养好。神志清，一般情况好，双眼无震颤、突出，颈部前方有一横行两端向后上弯曲切口瘢痕，长约16cm。颈前局部凹凸不平，颈部两侧扪及数处实质性肿块，质地坚韧，边界清楚，压痛不著。嘱做吞咽动作，肿物能随吞咽而上下移动，大者约4.5cm×3.5cm×3cm，小者约0.5cm×0.5cm×0.5cm，颌下三角、颈前三角及锁骨上均未扪及肿大淋巴结。心脏各瓣膜无杂音。

【舌脉诊】　舌苔薄腻；脉弦滑。

【辅助检查】　同位素碘-131扫描显示："颈前多处温结节"。EKG示："大致正常心电图"。甲状腺功能测定：FT_3 6μmol/L，FT_4 11μmol/L，TSH 10.5mU/L，TT_4 80mmol/L。甲状腺B超检查报告："双侧甲状腺体积增大，左侧8cm×6cm×4cm，其内探及4.2cm×3.4cm×3.0cm实质性肿块及2.6cm×1.8cm×1.7cm等回声肿块各一处；右侧甲状腺7.5cm×5cm×3.5cm大小，其内分别探及2.5cm×2.1cm×2.0cm及1.9cm×1.7cm×1.4cm及0.5cm×0.3cm×0.5cm等回声肿块三处，肿块边界清楚。"

【西医诊断】　多发性甲状腺瘤。

【中医诊断】　肉瘿。

【辨证分析】　患者平素抑郁易怒，情志不畅致肝气郁结；肝失条达，气滞血瘀；或肝旺侮土，脾失健运，痰湿内生而成瘿瘤。虽经两年前手术切除，但由于病因未除，肉瘿再度复发。动员再次手术治疗，患者惧怕疼痛并拒绝手术，要求中医药治疗。

【处方】　逍遥散合海藻玉壶汤加减：

贝母6g　青皮10g　陈皮15g　半夏12g　海藻12g　昆布6g　海带6g　连翘12g　川芎10g　当归10g　白芍10g　柴胡10g　云苓10g　炒白术10g

十五剂，一日一剂，水煎温服。

二诊　2008年5月1日。服药后颈部双侧肿物较前缩小、变软。

【舌脉诊】　舌质淡白，脉象仍弦滑。

【处方】 柴胡10g 云苓10g 炒白术10g 半夏12g 陈皮12g 大贝12g 桔梗12g 海藻12g 山慈菇6g 皂刺10g 炮山甲6g（各包研冲） 连翘12g 赤芍10g

十五剂，一日一剂，水煎温服。

三诊 2008年5月19日。病人自述颈前肿块基本消失，心情也较前大为好转。扪诊患者原有颈前肿块均基本消失，唯左侧原来最大一肿块仍可扪及黄豆大小，舌苔脉象也均较前好转。效不更方，继原方兑药六剂。

四诊 2008年6月28日。病人服完药后停药一段时间，后自己触摸颈部觉肿块全无。诊察患者精神饱满，颈部前方原肿物全部消失。

【舌脉诊】 舌质红润，苔薄白；脉象平和。

两家市以上医院颈部B超检查均报告："双侧甲状腺回声正常。"

按语 肉瘿一证，西医称之甲状腺腺瘤或囊肿。临床多见于中年人，表现为颈前部单发或多发性肿物，呈半球状。表面光滑，按之不痛，可随吞咽而上下移动，而且生长缓慢，部分病例短期内迅速增大并疼痛，多系腺瘤囊内出血所致，极少合并甲亢表现或恶变。

中医认为：本证多由内因所致，由于忧思郁怒，影响到肝气疏泄，以致气机不畅，肝气郁结；肝木侮土，脾失健运水湿痰聚，均由此而生；气滞、痰饮、瘀血上注入喉，聚成肉瘿。

本证临床上可分气滞痰凝及气阴两虚诸型。此病例，平素抑郁易怒，情志不畅，舌淡白，脉弦滑。治疗采用理气解郁、化痰软坚。以疏肝解郁，软坚散结之逍遥散合海藻玉壶汤，复诊时见瘿瘤已有消退，随又加炮山甲、皂刺等活血化瘀之药，使药力倍增，尽获痊愈，效如抔鼓。

第二节 肉瘿（甲状腺腺瘤）并成年性甲状腺功能减退

刘某，女，26岁，未婚，商场售货员，山东省滨州市人。

【主诉】 因颈部前方结节状物，伴全身乏力、怕冷、头晕、眼花、失眠、多梦、食欲不振、月经量少、大便干燥半年。于1986年4月3日就诊。

患者于1985年10月觉颈前方有本人拇指大结节状物，初起时较平坦，质地坚硬，后长至半圆形，无痛感，也无声音嘶哑等表现。曾在当地医院诊断为甲状腺腺瘤并甲状腺功能减退，给予甲状腺素片等药物治疗，症状一度好转，但颈前肿块未见消失，且有增大，今来院治疗。

【查体】 T 35.5℃，P 60次/min，R 17次/min，BP 105/65mmHg。

发育尚好，体胖，神志清，表情淡漠，贫血面容，体重70.5kg，眼睑轻度浮肿，巩膜无黄染，睑结膜苍白，口咽正常，颈前方局部隆起，扪及4.5cm×3.5cm×3.5cm硬性肿物，边界清，无明显压痛，肿物可随吞咽上下移动，肿物周围及颈部两侧、颌下、锁骨上无淋巴结肿大。

胸部检查：双肺呼吸音清晰，心率60次/min，律整；心尖部闻及收缩期杂音Ⅱ级。

【辅助检查】 心电图：窦性心律，心动过缓。

甲状腺功能测定：TT_3 1.3mmol/L，TT_4 35.2mmol/L，TSH 3.3mU/L。

基础代谢率测定：-35%。

甲状腺B超检查报告："双侧甲状腺体积略小，左侧：3.5cm×3.0cm×2.5cm，右侧：3.7cm×3.8cm×3.0cm，边界清，回声稍强，但尚均匀。于峡部探及4.5cm×4.1cm×4.0cm团块，回声较周围组织略强，边界清楚。"

血常规检查：Hb 86g/L，RBC $2.9×10^{12}$/L，WBC $7.6×10^9$/L，PLT $125×10^9$/L，CT 2min，

BT 2.5 min。

【舌脉诊】　舌质淡，边有齿痕，舌苔白腻；脉濡缓无力。

【西医诊断】　①甲状腺腺瘤；②并成年性甲状腺功能减退；③贫血。

【中医诊断】　肉瘿。

【辨证分析】　此病人肝郁及脾，肾阳不足，心脾两虚，气血两亏。治应温补肾阳，调补气血，辅以疏肝解郁，化结消瘿。

【处方】　人参12g　炒白术12g　当归12g　黄芪20g　肉桂10g　海藻12g　陈皮12g　连翘12g　柴胡6g　元肉12g　半夏12g　贝母10g　云苓12g　桔梗10g　酸枣仁12g

因路途较远，带药二十剂，一日一剂，水煎服。

二诊　1986年4月25日。服上方二十剂后，头晕、乏力、失眠、多梦及大便干燥、畏寒等症状均已减轻，食欲较前增加，双腿行走时感到有力，颈部肿块稍软。查病人面部、眼睑浮肿减轻，面部较前红润。

【舌脉诊】　舌质淡红，苔薄微黄；脉象较前和缓有力。

【处方】　夏枯草12g　黄芪20g　云苓12g　当归12g　半夏2g　陈皮12g　肉桂10g　熟附片5g（先煎）　人参10g　阿胶12g（各包烊化）　贝母10g　桔梗12g　远志10g　元肉12g　柴胡6g　山慈菇6g　海藻12g

兑二十剂，一日一剂，水煎温服。

三诊　1986年5月18日。病人自述自觉症状明显好转。面部眼睑浮肿已消，月经正常，大便一日一行，变软，原乏力、畏寒、怕冷等感觉已消失，饮食增加，颈部肿块仍有指腹大小，已软。查病人精神好，面部红润，贫血症状大有好转。

【舌脉诊】　舌质红泽，苔薄白，脉平和有力。

【辅助检查】　B超复查报告："甲状腺峡部腺瘤较前缩小，$2.2cm \times 1.7cm \times 1.5cm$，回声均匀。"

甲状腺功能测定复查：TT_3 2.1mol/L，TT_4 120.1mmol/L，FT_3 5.2 μmol/L，FT_4 21.5 μmol/L，TSH 3.5mU/L。

基础代谢率：-10%。

血常规检查主项：Hb 105g/L，RBC 3.2×10^{12}/L。

患者病情及各项检查均近康复。唯甲状腺肿块仍未全消，血红蛋白偏低，继续治疗，增加疗效。

【处方】　半夏12g　陈皮12g　黄芪15g　当归12g　皂刺12g　玄参12g　肉桂10g　贝母12g　海藻12g　桔梗12g　昆布12g　远志10g　云苓12g　山慈菇6g　白芷6g

十五剂，一日一剂，水煎温服。

四诊　1986年6月11日。病人自觉症状均已消失，精神体力均已恢复如前。颈部肿块扪之消失。

【辅助检查】　查血常规：Hb 125g/L，RBC 3.5×10^{12}/L，

【心电图】　心律正常。心率70次/min。

基础代谢率：+5%。

甲状腺功能测定均在正常范围。临床痊愈。

按语　肉瘿一症，西医谓之甲状腺腺瘤。中医认为：该病多由情志郁结；气滞、痰凝、瘀血，上行于喉而生。临床辨证分型以气滞、痰凝、气阴两虚为主；治疗也以理气解郁、化痰软坚与益气养阴、软坚散结为治则。

本病例头晕，乏力，畏寒，发冷；食欲不振；大便干燥；月经量少，贫血症状明显；心率缓慢；舌淡白，边有齿痕，苔腻，脉濡细缓无力，脉证合参，病因病机为气滞痰凝，气血两虚。

病证与肝、脾、心、肾有关，尤其是肾阳虚衰与气血亏虚为主要矛盾。中医认为："无阳则阴无以生；无阴则阳无以长"；"阳虚则生外寒"——肾为先天之本。肾阳虚衰累及脾阳，则脾的温熙失职，造成运化无力，血液生化无源，表现为气血亏虚；头晕、乏力、眼花、月经量少等症状。该病人西医诊断为甲状腺腺瘤，并成年性甲状腺腺功能减退，病史半年。属于继发性甲状功能减退。在治疗上首先要突出温补肾阳、气血双补；同时对甲状腺局部瘿瘤给以化痰软坚、活血散结疗法，全身与局部治疗结合，标本兼治；以及重点调理患者阴阳气血的治疗方法，是其该病例治愈之关键。

第三节　石瘿（西医疑似甲状腺癌）案

孙某，女，38岁，教师，山东省青岛市人。

【主诉】　患者于半年前觉颈前方有异样感，随扪及有结节样物，开始并未在意，仍继续工作。三个月后肿物渐增大，有时感有颈部胀痛，伴口咽干燥，急躁易怒，头晕不适，口苦，便干，渐渐说话声音嘶哑。自述到青岛医学院附属医院及台东医院就诊，给予B超检查，报告提示："双侧甲状腺增大，左侧15cm×13.5cm×12 cm；右侧17.5cm×15.5cm×13cm，腺体内回声不均质，边界不清晰。"1990年8月11日就诊。

【辅助检查】　同位素碘-131测定为"冷结节"。

腺体穿刺活检："有可疑癌细胞。"

甲状腺功能测定：FT$_3$ 6mmol/L，FT$_4$ 11mmol/L，TSH 8.5mU/L。

肺部CT检查：未见肺内占位性病变。

当地医院诊断疑似甲状腺癌。决定手术治疗，但告知手术预后难以确定。由于患者不接受手术，在家曾用土验偏方治疗疗效不著，故来诊。

【查体】　T 37.1℃，P 88次/min，R 20次/min，BP 110/70 mmHg。

发育好，营养中等，神志清，无惊愕面容及突眼征与震颤。面部略红，颈部前方明显凸凹不平，有相当于本人拳头大小肿块，并扪及数个硬性结节状物，活动度差，边界不清，触痛，吞咽时肿块活动度很小，说话声音沙哑。

【舌脉诊】　舌质红绛，舌边紫黯，苔黄燥；脉弦数涩。

【西医诊断】　疑似甲状腺癌。

【中医诊断】　石瘿。

【辨证分析】　该患者颈前肿块半年，伴颈部胀痛感；口咽干燥，急躁易怒，口苦、便干；渐伴声音沙哑三个月。结合B超、甲状腺穿刺活检、有"可疑癌细胞"；FT3、FT4. TSH排除甲状腺机能亢进诊断。初诊病人面色微红，舌质红绛，舌边紫黯，苔黄燥，脉弦数涩。脉诊合参，与石瘿之症相合。该病例痰热、肝火、痰浊、血瘀征象夹杂，属于痰火上扰；痰郁内结；郁热伤阴之症。

【处方】　仙方活命饮合龙胆泻肝汤加减化裁：

炮山甲15g　皂刺12g　龙胆草15g　生栀子15g　黄芩15g　没药10g　柴胡10g　玄参15g　麦冬15g　生地12g　车前子10g　大黄10g　大贝12g　蛇舌草30g　蜈蚣3条　当归12g　金银花20g　花粉12g　桔梗12g　蝉蜕12g　甘草10g

15 剂，一日一剂，水煎温服。

1990 年 8 月 18 日电话随访。服药一周后，病人感觉颈部较前舒适，主证较前减轻，嘱继续服药治疗，忌食海鲜及辛辣食物，适当运动。

二诊　1990 年 9 月 2 日。病人精神状态良好，说话声音沙哑有所好转，颈部肿物较前明显变小，质地触之变软。

【舌脉诊】　舌质黯变浅，舌苔红润；脉仍弦数涩。

【处方】　清半夏 12g　橘红 15g　龙胆草 15g　炮山甲 12g　大贝母 12g　皂刺 12g　玄参 12g　红花 10g　麦冬 12g　海藻 12g　柴胡 10g　夏枯草 12g　蛇舌草 30g　花粉 12g　没药 10g　大海 6g　蝉蜕 10g　蜈蚣 3 条

20 剂一日一剂，水煎温服。

三诊　1990 年 9 月 25 日。患者服药 35 剂后，颈前原如本人拳头大小肿块已消除过半。患者饮食好，大小便正常，颈部痛感消失，说话声音清晰洪亮。

舌边黯紫基本消失；舌苔薄黄湿润，脉象由弦数涩变为浮缓有力，主证好转。

【处方】　沙参 15g　麦冬 12g　皂刺 12g　炮山甲 10g　大贝 12g　清半夏 12g　全蝎 6g　陈皮 12g　玄参 12g　花粉 12g　桔梗 12g　夏枯草 12g　海藻 12g　山慈菇 6g　蛇舌草 20g

十五剂，一日一剂，水煎温服。

四诊　1990 年 10 月 12 日。患者病情进一步好转，精神饱满，语言有力，面色红润，颈前肿块仍可扪到，但较前变软，与正常组织相差无几，边缘清楚，颈部周围无淋巴结肿大，全身情况好。

甲状腺 B 超复查："左侧甲状腺 6.5cm×4.0cm×3.5cm；右侧 7.0cm×4.5cm×3.7cm，其内仍呈不均质回声表现，边界较前对照已清晰。"

方药同前：兑药二十剂，带药回家，一日一剂，水煎温服。

五诊　1990 年 11 月 6 日。共服药七十剂，颈前肿块消失。患者又回青岛市原检查过的两家医院 B 超复查，两家医院 B 超均报告为"甲状腺大小、回声正常"。病人全身良好，并恢复工作。

经连续十年随访及每年 B 超检查，甲状腺状况正常。

按语　石瘿一证，西医称之为甲状腺恶性肿瘤。因其颈前肿物坚硬如石，不可移动故名。

本病多因情志内伤，肝郁气滞、气郁痰凝或气滞血瘀，上逆于颈而成。

在治疗上，西医多采取手术治疗、放疗与化疗，疗效尚不够理想。中医辨证治疗以痰淤内结或郁热伤阴为多。本病例颈部肿块较大，病因病机较为复杂，气郁、肝火、痰聚、血瘀杂而合之，治疗遣方均应有所顾及。因此，在处方用药上，应用了外科圣方《仙方活命饮》，以活血、解毒、生肌并合以龙胆泻肝汤疏散肝郁之热；加以抗肿瘤的蛇舌草；散结之山慈菇；散肝经热毒、清音之蝉蜕；祛痰之半夏、陈皮、桔梗以及沙参、生地、麦冬润肺养阴之药物。使气郁得疏，肝火平息，痰聚消散，血瘀消除，病因及局部肿瘤消失而愈，避免了手术之苦。

第四节　瘿痈（急性化脓性甲状腺炎）案

隋某，女，84 岁，农民，山东诸城市人。

【主诉】　因感冒后颈部及耳后疼痛、寒战、高热、精神不振、纳差六天，于 1974 年 10 月 7 日就诊。

患者于十天前头痛发热，伴鼻塞、打喷嚏、咽部疼痛，初病时体温 37.6℃，在家肌内注射复方氨基比林 3ml，口服治感冒药物稍有好转，于四天后出现寒战、高热、精神不振，不思饮食，且颈前方及耳后疼痛不适，测体温 41℃，子女送其到市医院就诊，诊为"颈前软组织脓肿"，并嘱需手术治疗。因年老体弱，患者及家人均不同意手术，邀余诊治。

【查体】 T 40℃，P 100 次/min，R 20 次/min，BP 115/75mmHg。

神志尚清，精神委靡不振，嗜睡，全身皮肤无出血斑点及黄疸，颈部肿胀，局部皮肤及皮下组织水肿，范围达胸骨上方及耳后。皮肤微红，局部压痛，有张力感。吞咽时疼痛加重，压迫肿胀部位有呼吸不畅感，双肺无啰音。心律整，100 次/min，无明显病理性杂音。

【舌脉诊】 舌质红，苔黄；脉浮数。

【辅助检查】 血常规：WBC $2.36×10^9$/L，N 0.09，L 0.3，E 0.005，Hb 115g/L，RBC $3.5×10^{12}$/L，PLT $200×10^9$/L，CT 2 min，BT 2.5 min。ESR：45 mm/h。

颈部 B 超检查报告："颈前软组织呈低回声表现，甲状腺增大，左侧 12.0cm×8.5cm×6.5cm，右侧 13.5cm×9.0cm×6.0cm。于双侧甲状腺前方探及 6.0cm×5.5cm×5.3cm 无回声暗区。"

报告结果："甲状腺化脓症。" 消毒后用 9 号空针穿刺：抽出黄色黏稠脓液 6ml。

【西医诊断】 ①急性化脓性甲状腺炎；②甲状腺脓肿。

【中医诊断】 瘿痈。

【辨证分析】 外感风邪，寒从热化，积热上壅，致气血凝滞，热腐化脓，而成瘿痈。

辨证：风热痰凝、热毒壅滞，治当疏散风热，兼或清热解毒。

【处方】 牛蒡解肌汤合五味消毒饮加减：

蒲公英20g　紫花地丁20g　野菊花15g　牛蒡子12g　天葵子10g　夏枯草15g　金银花20g　山栀子10g　荆芥10g　薄荷10g　连翘15g　甘草10g

五剂，一日一剂，水煎温服。

二诊　1974 年 10 月 10 日。服药三剂后，颈部疼痛减轻，局部肿胀范围缩小。但颈前发红明显，局部灼热，扪之有波动。给予局部消毒，再次用 12 号无菌空针于颈前穿刺，抽出较稠脓液约 40ml，抽毕注入无水乙醇加利多卡因共 8ml，继续服用中药治疗。次日电话随访，家人述患者病情大为好转，体温降至 37.5℃，颈部肿胀疼痛基本消失。饮食增加，精神佳，二便如常。

三诊　1974 年 10 月 12 日。服药五剂并抽脓后，体温已正常，颈部肿胀近乎消失，查颈前局部仍有轻度压痛。

【舌脉诊】 舌质稍红，苔薄黄；脉浮缓。

【处方】 双花15g　没药6g　当归10g　蒲公英15g　地丁12g　连翘12g　薄荷6g　夏枯草10g　牛蒡子10g　野菊花15g　甘草10g

五剂，一日一剂，水煎温服。

四诊　1974 年 10 月 18 日。患者体温正常，颈部肿胀及疼痛完全消失。触诊已无痛感。

【舌脉诊】 舌质淡红，苔微黄；脉平和。

【辅助检查】 颈部 B 超复查："甲状腺回声均质，原颈前无回声区消失。"

血常规：WBC $7.6×10^9$/L，N 0.76。

病已临床痊愈。

按语 瘿痈一症，西医称之为急性甲状腺炎，或甲状腺脓肿。中医认为，本病多由风温、风火所致。痰热蕴结致气血凝滞，上行于颈而成。病势轻者颈前两侧灼热，红肿疼痛，重者则可成脓或破溃。

本病例年老体弱，对手术及疼痛耐受力极差，患者及家属又不同意手术。患者寒战、高热、嗜睡等全身症状明显，辅助检查等提示全身及局部热毒征象严重。在辨证论治上，如果单纯疏散风热，化痰散结，显然会避重就轻，药不胜邪。只有疏散风热与清热解毒并重，方为恰当。故施以五味消毒饮合牛蒡解肌汤加减。尤其在一诊服药后三天，鉴于颈部存在局限性脓肿表现，再次给予粗针穿刺，抽尽脓液并注入无水乙醇加利多卡因8ml后，体温一下降至近于正常，全身及局部症状、体征大为改善，取得了极好的治疗效果。

第五节　较大腮腺混合瘤手术案

桑某，男，33岁，某市人事局干部，山东省潍坊市人。

【主诉】　因右侧腮面部肿瘤手术后复发半年，二次手术遇到困难，于2010年10月6日就诊。

患者于三年前在北京部队工作期间，无意中扪及右腮面部一硬性肿物。自述初起时如普通蛋黄大小，肿物渐大，后于2010年3月在某市三甲医院施行手术治疗，并做活组织检查，报告为"腮腺混合瘤组织"。术后半年，肿瘤复发并迅速肿大，且长至比本人拳头还大。患者感腮部隐隐胀痛，局部皮肤微肿，伴口内发酸，唾液比前减少，口干，颈部不适，侧转加重。到另一医院再次手术，因切开后发现肿瘤组织与周围粘连较重，肿块与诸多神经粘连，分离困难，遂用无菌辅料覆盖切口，嘱到上级医院手术，后辗转我院诊治。

【查体】　T 37.1℃，P 80次/min，R 20次/min，BP 125/80 mmHg。

青年，男，身高186 cm，体重75 kg，神志清，发育、营养好。右侧腮面部耳垂前下方有约10cm×9cm×9cm较大肿瘤，肿瘤及耳垂后下方有长约8cm新鲜切口，表面组织轻度水肿及渗血，敷料部分湿透，切口之上方肿块扪之质地坚硬，触痛，边界欠清，活动度小，口腔内检查，右侧腮腺口处稍红肿。

【诊断】　右腮腺混合瘤。

【手术经过】　沿外院原切开之耳后切口上端，起自耳前颧弓下缘耳前2cm "S" 形切开，接于原切口上，使成耳前耳后 "S" 形切口，以便于肿瘤暴露。见肿瘤表面有面神经覆盖，分离切除肿瘤确有困难。于原切口基础上逐层分离，解剖达腮腺包囊，并暴露腮腺。仔细止血后，将耳垂上牵，将腮腺自软骨膜处游离直至暴露外耳道骨部；再将腮腺下牵，在相当于乳突前沿距表面1.5cm处疏松软组织中找到自茎乳孔走出的面神经主干，以及向前走行的神经分支，予以保护、分离腮腺上部后，将腮腺下极自附于胸锁乳突肌的筋膜从后向前游离，并做好面神经颈支、颊支、颧支的分离与保护。用7号黑丝线缝于腮腺做牵引，将腺体肿瘤与神经充分分离，仔细将全部腮腺与肿瘤切除。腮腺管做双重结扎，切口内置橡皮条引流。逐层缝合切口，手术顺利。术后两天拔除引流，切口Ⅰ期愈合。术后随访两年，并经北京多家医院复诊，一切正常。

【体会】　腮腺手术，由于解剖关系复杂，局部神经分布广泛，血运丰富，加之发生肿瘤后局部解剖关系相对发生变异，因此，多数外科医生往往担心术中神经损伤，造成术后面肌麻痹综合症而感到顾虑和棘手。如何避免神经损伤，又顺利完成手术，笔者有以下体会：

（1）术前详细查体，充分了解肿瘤的大小、范围、性质、活动度、以及与周围组织的关系。决定切口的位置、大小、长度，以能够充分暴露和切除肿瘤组织，又不至于造成过多的损伤和瘢痕为原则；颌面腮腺部切口尽量选择于下方，以免影响病人的美观；较大腮腺肿瘤则选择环耳下 "S" 形切口，以利于手术时腮腺的暴露与切除（如本例）。

（2）手术时要按解剖层次切开，避免用力过猛切开过深，切开组织时造成局部神经的损伤。腮腺上后方深层一般为耳大神经，该神经来自颈丛二、三颈神经，与颈外静脉平行走行，分布以下颌角、腮腺、乳突、耳外皮肤；面神经自颞骨岩部的内耳门经面神经管出茎乳孔后进入腮腺。切开时如不注意，斜形切口上端最易造成神经损伤。笔者建议，切开时皮下组织层既不要切的太深；切口上端可逐渐分离，暴露出神经后予以保护；再切开其他组织，这样会更加稳妥。

（3）为避免神经损伤，在分离和切除肿瘤过程中，应尽量使用钝性剥离，少用锐性剪切，如果肿瘤过大，可以用小拉钩，将保护的神经组织向前上方牵引，使神经与肿瘤完整充分的分离后，从神经的后下方切除肿瘤，腮腺管做好结扎，较大的创面下应放置引流物，以利于切口的按期愈合。

第六节　颈部巨大动脉血管瘤手术案

高某，男，16 岁，学生，山东省诸城市相州镇人。

【主诉】　因颈部左侧肿瘤 6 年，于 1993 年 3 月 5 日就诊。

患者于 10 岁时于颈左前方无意中发现一隆起包块，肿块初起时约如蛋黄大小（约 3cm×3cm×3cm），后随年龄增长而变大，无局部疼痛、发热及头痛，有时感局部发胀，至就诊时，肿块已长至 25×20×19cm 大小，头偏向右肩部，并有张力及博动感。感有呼吸不畅，家长述患儿比同龄孩子矮小，疑是颈部肿瘤影响所致。曾去本市人民医院检查，建议患者去地区人民医院治疗，地区人民医院诊断为"颈部动脉血管瘤"，建议去北京大医院手术，后碾转我院治疗。

【查体】　T 36.6℃，P 80 次/min，R 18 次/min，BP 105/65 mmHg。

患者神志清，发育中等，体重 37kg，身高 150 cm，营养一般，全身皮肤弹性尚好，各浅表淋巴结无肿大。头向右侧偏歪，腮面几近贴于右肩上方。于颈前左侧见一 35cm×30cm×25 cm 巨大肿块，肿块质地韧，有张力及博感，无波动，肿块局部皮肤无红肿、热、痛及压痛，压迫肿块患者诉头部发胀，且呼吸不畅。

【辅助检查】　血常规：Hb 125g/L，WBC 7.6×10⁹/L，N 0.76，L 0.2，M 0.008，E 0.01，BT 1.5min，CT 2min，PLT 150×10⁹/L，RBC 3.5×10¹²/L，血型"A 型"。

颈部 B 超检查报告："颈部左前方上至颌下，下至锁骨上方探及约 32×30×25cm 低、无回声相间团块，肿块内呈迁曲样表现，并见多处动脉血流信号。"

颈部 X 片提示："颈椎各组成骨未见破坏表现，颈椎向右侧偏曲，部分椎间隙变宽"。

【诊断】　颈部左前方巨大动脉血管瘤。

【手术经过】　该患者于 1993 年 3 月 7 日在我院施行手术治疗。手术前预先建立两条输液管道，并备血 400ml，在复合麻醉、气管插管下，取颈前肿块上方横行切口，长约 35cm。切开皮肤、皮下组织，仔细沿肿块外围进行锐性剥离，对各皮下血管分别结扎止血，并结扎颈前静脉。切开颈前筋膜，当分离肿瘤下方时，见肿瘤压迫甲状腺与气管，为避免损伤甲状腺动静脉引发出血，手术中给予解剖保护。肿瘤内后方压迫之气管已变薄，分离过程中患者出现呛咳现象，为避免刺激，曾一度暂停手术操作数分钟，保护创口。稍后又继续分离，由助手用温盐水从一侧压迫肿块，以充分暴露手术野，方便手术进行。由于肿块巨大手术创口相对较小，一肿瘤血供动脉撕裂，血流喷射达两米高，立即用无菌干棉垫压迫止血，将撕裂动脉予以钳夹、结扎。清理手术野后继续手术，在分离至瘤体根蒂时，发现巨大血管瘤之血供来自左侧经总动脉，且于颈内、颈外动脉分叉处发出。将血管瘤之动脉根部双重结扎，移除病变血管瘤组织，将瘤体成功切除。清理创面出血，放置引流管后，按层次予以缝合切口，无菌包扎，术后给以输液、抗感染药物，9 天后拆线，痊愈出院。

手术后患者颈部恢复正常，头不再偏歪。四年后随访，患者一切如常，身体发育良好，身高达185cm。

【体会】

（1）临床医师对各种肿块患者的病情要做充分的了解；要具备相应的解剖学知识，才能诊断明确，治有措施。

（2）头颈部手术，由于局部血运丰富、易出血，手术前要做好充分的准备，备血和建立良好的输液管道十分必要；再者是手术难度高、风险大，术中一定要胆大、心细、遇事不慌；要耐心、细心，关键部位处理更应仔细，不可盲目急躁；一旦发生大的出血，要镇定应对，边压迫边止血，避免在没看清出血部位的情况下就慌乱钳夹，造成更多的出血与危险。

（3）临床医师要勇于担风险。遇到高难度、高风险的手术，要研究措施，勇闯难关，知难而进．只要手术前充分缜密的准备，手术中认真、细心、小心，就能避免并发症的发生，顺利完成手术。

第三章 乳腺病证

第一节 乳痈（产后乳腺炎）

顾某，女，27 岁，企业职工，山东诸城市人。

【主诉】 因产后 23 天，右侧乳房肿胀、疼痛伴发热八天，于 1979 年 6 月 3 日就诊。

患者于就诊前 23 天，顺产一女婴。产后两天即有乳汁排出，量正常。产后 15 天起右侧乳房疼痛、局部发硬，伴全身发冷、发热，在家测体温 38.5 ℃，食欲不振，口苦、乏力、便干；静脉点滴青霉素 800 万 U/日，四天，乳房仍肿痛，故来诊。

【查体】 T 38℃，热痛病容，面红，右侧乳房肿大，扪及 9 cm×7 cm×6 cm 硬块，局部微红，压之疼痛。

【辅助检查】 血常规检查：WBC $1.87×10^9$/L，N 0.87，L 0.25，B 0.01，E 0.03，M 0.05，RBC $3.5×10^{12}$/L，Hb 120g/L，BT 2min，CT 3min，PLT $170×10^9$/L。

乳腺 B 超检查报告："左乳房正常回声。右侧乳腺增大，乳腺内探及 8cm×6cm×6cm 低回声区，边界欠清，有压痛。"

【舌脉诊】 舌质红，苔黄；脉洪数。

【西医诊断】 急性乳腺炎（右）。

【中医诊断】 乳痈（热毒炽盛证）。

【治则】 清热解毒、托里透脓。

【处方】 双花20g 蒲公英20g 石膏15g 连翘12g 炮山甲10g（研冲分服） 皂刺12g 黄芪12g 当归10g 人参6g 白芷6g 升麻1.5g 青皮1.5g 甘草10g

六剂，一日一剂，水煎温服。

二诊 1979 年 6 月 10 日，患者述服药后，乳房疼痛及肿胀明显好转，原乳房硬块比前变软，压痛及发热减轻，查体温 37.8℃。

【舌脉诊】 舌质淡红，苔薄黄；脉洪大。

【处方】 炮山甲10g（研冲服） 皂刺12g 川芎12g 牛蒡子10g 双花15g 蒲公英15g 白芷6g 黄芪12g 当归12g 人参6g 连翘12g 升麻3g 甘草10g 赤芍10g 花粉 10g

十剂，一日一剂，水煎温服。

三诊 1979 年 6 月 20 日，治疗后患侧乳房疼痛、肿胀及发冷、发热均消失，饮食及二便如常。查体温 36.8℃，乳房内硬块已消失，局部变软。

【舌脉诊】 舌质淡红，苔薄白；脉和缓。

【辅助检查】 血常规复查：在正常范围。

B 超检查："右侧乳腺内，低回声区消失，呈正常回声。"病已痊愈。

按语 乳痈证，西医为乳腺急性化脓性炎症。病因方面，中医认为：本证多因感受外邪、毒热内侵；或乳汁淤积，郁久化热；或肝郁胃热，乳络壅滞，热结成痈。

在治疗上，早期治疗以疏通乳络为主；中期热甚，应清热解毒，托里透脓；晚期正虚毒恋，可益气和营、托毒治疗，力求保守获愈。对毒热症状明显，体温过高，乳房肿胀严重，扪之有波动或经B超检查发现乳房内有大的液性暗区及穿刺获得较多脓液者，应及时给予切开引流治疗。

第二节 乳癖（乳腺囊性增生症）案例1

赵某，女，36岁，教师，山东省济南市人。

【主诉】 因乳房内肿块并疼痛，来经前加重；伴易怒、烦躁、口苦、便干半年余，于1994年4月6日就诊。

患者平素易怒，爱生气，近半年来经常出现烦躁、郁闷，来经前加重；伴双侧乳房内疼痛及硬块；肿块大者如板栗，小者如黄豆大小，触之疼痛，活动；月经后乳房肿块及疼痛即明显减轻，但仍能扪及；伴口干苦，便干，小便黄；月经量稍多，色黯红；并有少腹胀痛。

【查体】 体温正常，血压115/75mmHg。

心肺肝脾未见明显异常发现，双侧乳腺内扪及大小不等块状不规则以扁平为主肿块6～7处，活动尚好，触痛，肿块表面皮肤无红肿及"橘皮"状改变，双侧腋窝及乳腺周围均未扪及肿大淋巴结。

胸部平片：心及双肺未见异常发现。

乳腺钼靶X线摄片提示："双乳腺腺体内见多发性肿块，边界清楚；肿块与血管走向未见异常及占位性表现"。

彩色多普勒检查报告："双侧乳房内探及大小不等低回声及等回声团块，边界清，边缘规则；伴局部压痛。"

【舌脉诊】 舌质红，苔黄腻；脉弦滑。

【西医诊断】 双侧乳腺囊性增生症。

【中医诊断】 乳癖（肝郁痰凝证）。

【治则】 疏肝解郁；化痰散结。

【处方】 柴胡12g 当归12g 炒白芍12g 云苓12g 瓜蒌12g 大贝12g 牡蛎12g 炒白术12g 山慈姑6g 红花12g 川芎10g 丹参12g 泽兰6g 南星6g 栀子12g 夏枯草12g 元胡12g 郁金12g 川楝子12g 制没药6g 甘草10g

十剂，一日一剂，水煎温服。

二诊 1994年4月17日。患者述服药后乳房疼痛明显减轻，乳腺肿块较前缩小变软；触痛减轻；原心烦、郁闷、口干、便干也感好转；到市医院B超复查报告："双侧乳房内仍探及大小不等等回声肿块数处"

【舌脉诊】 舌质红，苔薄黄腻；脉仍弦滑。

病情虽较前好转，但考虑治疗时间尚短，继续服药。

【处方】 柴胡12g 当归12g 酒白芍12g 云苓12g 瓜蒌12g 大贝12g 郁金12g 夏枯草12g 栀子12g 半夏12g 陈皮12g 南星10g 炒白术12g 元胡12g 山慈姑6g 丹参12g 红花12g 王不留行12g 皂刺12g 桔梗12g 甘草10g

十五剂，一日一剂，水煎温服。

三诊 1994年5月5日，服药二十五剂后，患者自述乳房疼痛消失，扪之乳房内肿块也已消失，病人心情较前好转，烦闷减轻，饮食好，大便软，一日一行，小便清。

【舌脉诊】 舌质淡红，苔薄黄；脉稍弦滑。

病情已明显好转。

【处方】 当归12g 酒白芍12g 柴胡10g 云苓10g 半夏12g 陈皮12g 郁金12g 皂刺12g 桔梗12g 牡蛎12g 橘络12g 大贝10g 炒白术10g 夏枯草12g 泽兰6g 醋香附12g 甘草10g

十剂，一日一剂，水煎温服。

四诊 治疗后再复诊，病人诉乳房疼痛及肿块均已消失，扣之乳房肿块及压痛已消，乳腺组织软而均匀，各相界及腋窝内无淋巴结肿大，治疗后来月经一次，来经前乳房也未再胀痛，烦躁及郁闷已愈，饮食及二便如常。

【舌脉诊】 舌质淡红，苔薄白；脉象和缓。

按语 乳癖证，西医称之为"乳腺小叶增生症"或"乳腺囊性增生症"。是一种非炎性非肿瘤性乳腺良性增生性疾病。见于育龄期妇女，临床上多与情志波动和月经周期有关。有人统计：城市女性多于农村女性，病变以肿块与疼痛为主要临床表现，肿块大小不一，形状多样，质地韧感，边界清，有触痛，病理检查为良性增生病变。

中医认为：乳癖证多由于肝郁和脾虚以及血瘀、痰凝而成。肝主疏泄，脾主运化。肝气郁结，气机不畅，致脾失健运，气滞血瘀，痰凝乳络，遂成乳房内结块。故证见乳房胀痛不适，肿块大小不一，或多或寡，触之疼痛，且随月经周期变化而改变。本证属虚实相兼之证，肝郁、血瘀痰凝属实，脾亏为虚。在治疗上，肝郁脾虚为本，而气滞、血瘀、痰凝所致的乳房肿块为标；治标同时治本，标本必须同治。正如清·叶天士在《临证指南医案》中曰："至于气血虚实之治，古人总以一'通'字立法，已属尽善。此'通'字勿误认为攻下通利讲解，所谓通其气血则不痛是也，然必辨其在气分与血分之殊，在气分者但行其气，不必病轻药重，攻动其血，在血分者则必兼乎气治，所谓气行则血随之是也，若症之实者，气滞血凝，通其气而散其血而愈，症之虚者，气馁不能充运，血衰不能滋荣，治当养气补血，而兼寓通于补。"

第三节 乳癖（乳腺小叶增生症）案例 2

赵某，女，39岁，教师，山东省诸城市人。

【主诉】 因双侧乳腺肿块伴胀痛不适半年，于1987年4月16日就诊。

患者近半来双侧乳腺内出现十余处大小不等之肿块，小者如指腹，大者如蛋黄，能活动，触之疼痛，每逢生气和月经前胀痛明显；月经过后即有所减轻；无发冷发热。曾服过"乳癖消"及"乳宁颗粒"有所好转，但停药后即感加重，近一周来跑步活动身震动也感疼痛。今来诊。

【查体】 生命体征未见异常，发育营养好，神志清，心肺未闻及异常，双侧乳房内扣及十余个大小不等边界不清之肿块。小者如黄豆，大者如蛋黄，质地不硬，活动度大，有触痛。乳房与肿块未见红肿及橘皮样改变，双侧腋窝，双锁骨上未见肿大淋巴结。

【辅助检查】 血沉：ESR 20mm/h。

乳腺B超："双侧乳腺腺体内探及大小不等实质性肿物十余处，小者约1.5cm×1.2cm×1.0cm，大者约3.8cm×3.5cm×2.7cm，边界欠清"。

双侧乳腺钼靶拍片提示："双乳腺多发性良性肿块。"

双肺X线平片报告："双肺野清晰，未见异常发现。"

【舌脉诊】　舌质红，苔薄黄腻；脉弦滑。

【西医诊断】　双侧乳腺小叶增生症。

【中医诊断】　乳癖证（肝郁痰凝）。

【处方】　柴胡12g　郁金12g　当归12g　炒白术12g　炒白芍12g　半夏12g　陈皮12g　大贝12g　海藻10g　桔梗12g　瓜蒌12g　云苓12g　没药10g

十剂，一日一剂，水煎温服。

二诊　1987年4月27日，服药后双乳房内肿块均较前缩小，疼痛减轻。舌质淡红，苔薄黄微腻，脉仍弦滑。

【处方】　炮山甲10g　皂刺12g　柴胡10g　川贝12g　元胡12g　郁金12g　云苓12g　炒白术10g　当归12g　炒白芍12g　半夏12g　陈皮12g　海藻10g　王不留行10g　橘络12g　丝瓜络10g

十剂，一日一剂，水煎温服。

三诊　1987年5月11日，服药二十剂后患者自述乳腺内肿块已消失，期间来月经乳腺也未感觉有胀痛。

【舌脉诊】　舌质淡红，苔薄白；脉和缓。

病已痊愈。为巩固疗效，给予逍遥丸9g Bid po。

按语　乳癖一证，西医称乳腺小叶增生症。临床主要表现为单侧或双侧乳房疼痛并伴有肿块，肿块大小不一，边界不清，活动度好。好发于育龄期妇女，与月经周期及情志变化有密切关系。中医学认为：乳腺络属厥阴，本证多由于情志不畅，肝郁气滞，气血凝结乳络；忧思伤脾，脾失健运，痰湿内生，气滞血瘀痰凝形成癖块。治疗当疏肝解郁，化痰散结为主，处方以逍遥散或逍遥蒌贝散加减；对肿块较大疼痛较重的可加炮山甲、皂刺等活血通络较峻之药；并可加郁金、橘络、丝瓜络疏通乳络以增加疗效；对冲任失调者适当调摄冲任，可选二仙汤合四物汤加减化裁，灵活变通。

第四节　产后少乳（乳汁缺乏）案例1

赵某，26岁，农民，山东省诸城市人。

【主诉】　产后一周，乳汁极少，色淡清稀，乳房胀痛，于1973年10月6日就诊。

患者平素身体虚弱，易生气，饮食较少，大便稀薄，月经前后乳房胀痛，舌质淡，边有齿痕，苔薄黄，脉弦细。

【西医诊断】　产后少乳、乳汁缺乏。

【中医诊断】　肝郁脾虚、乳汁不通。

【处方】　柴胡10g　当归12g　党参12g　炒白术10g　云苓10g　炒白芍12g　丝瓜络12g　橘络12g　王不留行12g　皂刺10g　没药6g　通草10g　郁金10g　甘草10g

六剂，一日一剂，猪蹄汤水煎，温服。

二诊　1973年10月13日，服药后乳房胀痛减轻，乳汁较前增多，乳汁变浓。嘱增加营养饮食，配合乳房局部按摩。

【处方】　柴胡10g　党参10g　炒白术10g　当归12g　炒白芍12g　漏芦12g　青皮12g　橘络12g　通草10g　丝瓜络12g　天花粉12g　桔梗12g　王不留行12g　白芷10g　甘草10g

六剂，一日一剂，猪蹄汤水煎服。

三诊　1973年10月20日，治疗后乳汁较多，能满足婴儿哺吮需要，乳房胀痛消失，饮食也较前增加，二便正常，舌苔薄白，脉平缓。

第五节　产后少乳（产后无乳）案例2

鄢某，女，30岁，工人，山东省安丘市人。

二胎产后无乳，于1980年3月7日就诊·

患者平素身体较差，脾胃虚弱，食欲不振，怀孕后反应明显，饮食更少。产后八天一直无乳。挤捏也未见乳汁流出。乳房松软无胀感，查身体营养欠佳，轻度贫血貌，舌质淡，苔薄白，脉弦细。

【西医诊断】　产后无乳。

【中医诊断】　产后无乳、气血虚弱证。

治则：补气养血、生乳通乳。

【处方】　当归12g　黄芪15g　桔梗10g　人参12g　麦冬10g　通草10g　王不留行12g

六剂，一日一剂，猪蹄汤水煎服。

二诊　1980年3月24日，患者服药后已经有乳，但乳汁较稀淡，量不多，舌质淡，苔薄白，脉较前有力。

【处方】　人参12g　炒白术12g　黄芪15g　当归12g　麦冬10g　通草10g　丝瓜络12g　王不留行12g　桔梗10g　甘草10g

八剂，一日一剂，猪蹄汤水煎服。

三诊　1980年4月3日，患者述治疗后乳汁较前又有增多，且较前浓稠，已能满足婴儿吸吮。

按语　产后少乳、无乳为产后常见病症，临床归纳不外两方面原因。其一是情志内伤，肝气郁结不畅，致经脉瘀滞，乳汁不能通畅。治宜疏肝解郁，通络下乳；如肝木乘土则应疏肝兼以补脾药物治疗；其二是平素体弱，少食纳差，产时出血等原因致气血俱虚，乳汁生化无源，使成少乳、无乳，治疗应补气养血、生乳通乳。因此，产后少乳、无乳的辨证，与肝、脾、气、血有关。临床上应脉证合参，审辨端详。

第四章　肺系病证

第一节　咳喘证（慢性支气管炎）

宋某，男，46 岁，农民，山东省高密市人。

【主诉】　因咳嗽、憋气，伴痰鸣、咳吐白色稀痰，量多；恶风；自汗，易感冒；全身乏力；食少，便稀三年。于 2008 年 10 月 20 日就诊。

患者于近三年来因感冒后咳嗽未愈及平素吸烟致咳嗽、憋气。每年冬春季发作，咳嗽吐白色稀痰，量多；无咯血；伴恶风，易感冒；倦怠无力，食欲不振；大便稀，一日一至两次；每次咳嗽、憋气严重时即输液，应用抗生素及激素治疗，但病情反复不愈，且逐年加重，今来诊。

【查体】　患者语声低微，气短懒言；口唇尚无紫绀，颈静脉无怒张；心律整，心率 74 次/min，无杂音；双肺呼吸音粗糙，可闻及干性啰音。

【舌脉诊】　舌质淡，边有齿痕，苔薄白；脉细弱。

【辅助检查】　心电图提示："大致正常心电图。"

X 线胸部平片："双肺纹理增强，心影尚正常。"

【西医诊断】　慢性支气管炎。

【中医诊断】　咳喘；脾肺气虚证。

【治则】　补脾益肺；化痰止咳。

【处方】　党参 12g　炒白术 12g　云苓 10g　半夏 12g　陈皮 12g　山药 10g　黄芪 15g　五味子 10g　甘草 10g

十剂，一日一剂，水煎温服。

二诊　2008 年 11 月 1 日。咳嗽、憋气减轻；痰量较前减少；大便次数减少，质变软。

【舌脉诊】　舌质仍淡，苔白；脉细弱。

【处方】　防风 10g　黄芪 12g　炒白术 12g　半夏 12g　陈皮 12g　炒杏仁 12g　淮山药 12g　五味子 10g　木香 3g　甘草 10g

十二剂，一日一剂，水煎温服。

三诊　2008 年 11 月 13 日。服药治疗后病人病情进一步好转，咳嗽、憋气已基本消失；吐痰减少，身体感较前有力，食欲增加，大便已成形，一日一次。双肺痰鸣音消失。

【舌脉诊】　舌质淡，苔白；脉较前有力。

【处方】　黄芪 15g　炒白术 15g　防风 10g　炒山药 12g　清半夏 12g　陈皮 12g　桔梗 10g　炒杏仁 12g　五味子 10g　木香 3g　紫菀 12g　甘草 10g

十二剂，一日一剂，水煎温服。

四诊　2008 年 11 月 26 日。患者自述咳嗽、憋气均已以痊愈。食欲增加，体感有力，原畏风、自汗消失，查双肺呼吸音清晰，大便正常，一日一行。

【舌脉诊】　舌质红润，苔薄白；脉和缓有力。

　　按语　咳喘证，以咳嗽、憋气伴吐痰为主要临床表现。中医亦有按哮证、喘证之分者；西医可见于急、慢性支气管炎，支气管哮喘，支气管扩张，慢性阻塞性肺气肿，肺心病等肺部疾病。致病因素可分外感和内伤两类，临床辨证有虚、有实，或虚实夹杂。一般地讲，外感时间短暂，多表、多实，而内伤咳喘时间久远，多里、多虚。外感病因可有风、寒、湿、燥、火，而内伤多与肺、脾、肝、肾等脏关联。临床辨证需辨别脏腑虚实，遣方施药要注意寒、热、温、凉。

第二节　痰热郁肺证（慢性间质性肺炎）

张某，女，43 岁，农民，山东省临沂市河东区人。

【主诉】　因咳嗽、憋气、吐痰、身热、全身乏力；皮肤瘙痒，迁延不愈一年余，于 1995 年 2 月 10 日就诊。

　　患者从事冬春季塑料大棚种植多年，因出入大棚内外温差较大，1994 年 1 月 5 日感全身乏力，头痛，身痛，打喷嚏；伴有咳嗽，开始为干咳；并有颈及胸部皮肤发红，瘙痒；口服治疗感冒及抗炎、止咳药物，颈前局部皮肤涂激素软膏未见好转，四天后咳嗽憋气加重，全身乏力，伴有胸部钝痛；发热不著，无盗汗。到本市人民医院做 X 片及胸部 CT 检查，诊断为间质性肺炎，并有胸腔少量积液；血液检查类风湿因子阳性。住院治疗给予大量抗生素、激素，及环磷酰胺等药物治疗，咳嗽、憋气一直不愈。近半年来咳嗽呈阵发性，以夜间为重，痰量增多，黏腻黄稠，有腥臭味；伴有身热、口干、喜饮、便干、溲黄；在家应用中西药物效果不佳，故诊。

【查体】　T 36.5℃，一般情况好，体胖，面部赤红，颈胸局部皮肤发红，粗糙，有搔抓痕，咽部充血，扁桃体Ⅱ度肿大，双肺闻及干啰音及中小水泡音。

【舌脉诊】　舌质红，苔黄腻；脉滑数。

【西医诊断】　①慢性间质性肺炎；②扁桃体炎Ⅱ度并肿大；③颈胸局限性皮炎。

【中医诊断】　痰热郁肺证。

【治则】　清热化痰；肃肺止咳。

【处方】　桑白皮 15g　川贝母 12g（研冲）　瓜蒌 12g　炒杏仁 12g　黄芩 12g　栀子 12g　花粉 12g　知母 12g　石膏 15g　竹沥 15 毫升　款冬花 12g　土茯苓 12g　半夏 10g　牛蒡子 10g　双花 15g　薄荷 10g　桔梗 12g　蝉蜕 10g　甘草 10g

　　十剂，一日一剂，水煎温服。

　　二诊　1995 年 2 月 21 日。服药十剂后，咳嗽、憋气减轻；痰量减少，变稀；口干喜饮有所好转。

【舌脉诊】　舌质淡红，苔薄黄腻；脉仍滑数。

　　治仍以清热化痰、肃肺止咳为主。

【处方】　鱼腥草 20g　黄芩 12g　栀子 12g　桑白皮 12g　鲜竹沥 15 毫升　石膏 15g　川贝 12g　桔梗 12g　橘红 12g　瓜蒌 12g　知母 12g　麦冬 12g　紫菀 12g　炒杏仁 12g　鲜芦根 30g　土茯苓 12g　花粉 12g　牛蒡子 10g　蝉蜕 10g　薄荷 10g　甘草 10g

十五剂，一日一剂，水煎温服。

三诊　1995 年 3 月 8 日。患者述服药治疗后夜间阵发性咳嗽好转，皮肤瘙痒已止，咳痰量减少，质稀量转白，无胸背痛及发热，小便转清，大便一日一行，质软，口干、喜饮已消失。查体温正常，双肺啰音基本消失。

【舌脉诊】　舌质淡红，苔薄略黄腻；脉滑。病情好转。

【处方】　鱼腥草 20g　炒杏仁 12g　川贝 10g　桔梗 12g　瓜蒌 12g　鲜芦根 30g　花粉 12g　橘红 12g　桑白皮 12g　石膏 10g　知母 12g　款冬花 12g　紫菀 12g　连翘 12g　土茯苓 12g　甘草 10g

十二剂，一日一剂，水煎温服。

四诊　1995 年 3 月 23 日。病人述咳嗽、吐痰、乏力均已消失；未再发热、口干及其他不适；食欲好，二便如常。体温 36.5℃，双肺啰音消失；呼吸音转清晰。

【舌脉诊】　舌质淡红，苔薄白；脉平和。

肺部 X 线复查报告："双肺野清晰，原玻璃及条状增粗病灶消失。"

【辅助检查】　ESR：10mm/h。

RF（-）。

病情痊愈。

按语　间质性肺炎又称特发性弥漫性肺间质纤维化或致纤维化肺泡炎。临床上以进行性呼吸困难，全身乏力，下肺野湿啰音，无发热，以及 X 片双肺毛玻璃状，小结节病灶甚至条状病灶，类风湿因子阳性等为主要临床表现。中医认为：该证属咳嗽范畴，病因有外感与内伤，辨证有虚实之分。

本病案全身乏力，憋气，咳嗽呈阵发性，以夜间为重，诊断为间质性肺炎。应用抗生素、激素及环磷酰胺等治疗一年未愈。中医辨证为病久痰热郁肺证。由于痰热炽盛，故治疗上着重采用清热化痰、肃肺止咳的药物，首选双花、芩、栀、石膏、瓜蒌、知母、清肃肺热；杏仁、竹沥、贝母、半夏、桔梗、紫菀、冬花、化痰止咳；土茯苓、薄荷、蝉蜕、清散风热、解毒除湿、透疹止痒；提高机体免疫功能；芦根、花粉、生津止渴；甘草调和诸药。三诊时加减并重用鱼腥草，以增加清肺热之力。由于药证相吻，虽病情一年之久，仍较快获愈。

第三节　小青龙汤合玉屏风散治疗咳喘证

儿科常常遇到很多咳喘憋气或吐痰的患儿，每遇感冒或秋冬季节、气温降低即可发病，常需输液应用抗生素及激素，平喘剂而缓解，当再遇寒冷又可发病。这类患儿身体抵抗力低下，又经常期应用抗生素、激素，机体免疫力下降，细菌耐药性增强，再次用药需加大用药量方能奏效，这种反复多次用药往往在患儿体内形成双重性损害，即大量抗生素、激素的药物性损害；致自身免疫力下降的损害。抗生素轮番使用且效果不佳，常常令临床医师倍感棘手和无策。

笔者多年来对小儿慢性支气管炎、支气管哮喘患者应用小青龙汤合玉屏风散治疗，绝大多数患儿经治疗后未再复发，效果良好。兹介绍如下：

【处方】　干姜 5g　麻黄 5g　桂枝 3g　白芍 4g　半夏 5g　细辛 1g　防风 3g　炒白术 5g　黄芪 6g　炒杏仁 5g　五味子 4g　甘草 4g

以上处方用量适用于 7 岁左右小儿；年龄大或小可随之加减；上方剂以小青龙汤加玉屏风散，适用于外感风寒引起的咳嗽、憋气痰白者；特别是素体气虚，禀赋不足易于伤风遇冷则咳喘的小儿。

处方加减：如咳嗽、痰鸣，痰色发黄，身热面赤，便干溲黄，舌红、苔黄、脉浮数，属外感风热者，可与原方中减桂枝、细辛、麻黄，加桑叶、薄荷、石膏、橘红、桑皮、川贝；伴有口干、口渴者加麦冬、花粉、芦根、石膏；痰多、稀白者加半夏、陈皮、云苓、苍术；咳逆气急，胸闷、痰多加苏子、莱菔子实、白前；干咳短促，痰少黏白颧红、盗汗，舌红少苔，脉数者，加麦冬、沙参、百合、五味子。

案例1 孙某，男，7 岁，山东安丘市人。

【主诉】 因咳嗽、憋气、咳吐白痰三年，于 1989 年 3 月 6 日初诊。

患儿从三岁起每逢感冒必有咳嗽、憋气，伴咳吐白痰，遇寒加重，发病时呈端坐位，不能平卧。两肩耸立，鼻翼煽动，喉有痰鸣，头身出汗。曾到哮喘病医院等治疗未愈，查：喘憋貌，三凹征（+），双肺有哮鸣音。

【舌脉诊】 舌质淡，苔白滑；脉浮紧。

X 线肺部平片报告："双肺肺纹理增强，肺透明度略强，心影大小形态未见异常。"

【西医诊断】 喘息性支气管炎，支气管哮喘。

【中医辨证】 寒痰伏肺，肺气不宣。

【处方】 炙麻黄6g 桂枝3g 清半夏6g 细辛1.5g 防风4g 炒白术6g 黄芪5g 五味子4g 炒杏仁4g 干姜3g 炒白芍3g 苏子5g 甘草5g

六剂，一日一剂，水煎服。

二诊 1989 年 3 月 13 日，服药后咳喘明显减轻，痰量减少。

【查体】 双肺啰音减轻。

【舌脉诊】 舌质淡，苔白滑；脉仍浮紧。

【处方】 原方加陈皮6g 川贝3g（研冲）。

取药十剂，一日一剂，水煎服。

三诊 1989 年 3 月 24 日，治疗后复诊，咳嗽、憋气基本消失，查双肺仍闻及少许干啰音。

【舌脉诊】 舌质淡白，苔薄微黄，脉浮缓。

【处方】 黄芪5g 炒白术5g 防风3g 五味子3g 白果4g 炙麻黄4g 款冬花4g 清半夏4g 陈皮4g 桂枝3g 细辛1.5g 炒杏仁3g 川贝3g（研冲） 苏子3g 甘草5g

十剂，一日一剂，水煎温服。

四诊 1989 年 4 月 5 日。患儿共服药 26 剂，其父母述咳嗽、憋气均愈。饮食增加，二便正常。

【查体】 双肺啰音均已消失，心律整，无杂音。

【舌脉诊】 舌质淡红，苔薄白；脉和缓。

病已痊愈。此患儿治愈后，随访两年，未见复发。

案例2 郝某，女，5 岁，山东诸城市人。

【主诉】 发作性咳嗽，憋气伴痰鸣两年。于 1992 年 10 月 7 日初诊。

患儿于 3 岁起，因一次感冒后咳嗽、憋气，静脉滴注药物治疗数日病情好转，但未彻底治愈。嗣后留有咳嗽，每逢着凉即发，伴有痰鸣，夜间尤甚。每年数次至十余次复发，每次均使用抗生素及激素治疗，患儿身体出现肥胖，腹大懒动。双肺有干啰音，胸部平片示"双肺纹理增重"。

【舌脉诊】　舌质淡，苔白腻；脉濡滑。

【中医诊断】　痰湿蕴肺。

【西医诊断】　小儿慢性支气管炎。

【处方】　以基本方加减化裁。

防风3g　炒白术3g　黄芪4g　清半夏5g　炙麻黄3g　陈皮4g　白芥子3g　云苓3g　苍术3g
炒杏仁4g　川贝3g（各包、研冲）　桔梗4g　苏子3g　细辛1g　车前子3g（包煎）　甘草4g
七剂，一日一剂，水煎温服。

二诊　1992年10月18日。服药治疗后咳憋痰鸣均减轻，小便量多，食欲好。查：肺内啰音减少。

【舌脉诊】　舌质淡，苔白薄腻；脉濡滑。

效不更方，十剂，一日一剂，水煎温服。

三诊　1992年10月29日。咳嗽、憋气、痰鸣均已消失。听诊双肺啰音消失。

【舌脉诊】　舌质淡红，苔薄白；脉平缓。

病已痊愈。随访半年，未再复发。

第五章 心系病证

第一节 胸 痹 证

1. 冠状动脉供血不足、心绞痛案

韩某，男，48 岁，工人，山东省青州市人。

【主诉】 反复发作性胸痛、胸闷、呼吸不畅二十天，于 1993 年 7 月 16 日就诊。

患者平素情绪低落，抑郁不快，并嗜好烟酒，二十天前感有胸闷、胸痛、呼吸不畅。胸痛时放射至左肩背部，伴有手足发凉，出冷汗。发作时服单硝酸异山梨醇脂及硝酸甘油片，则疼痛缓解，配合服用丹参片及冠心苏合丸，病情有所好转，但仍未能痊愈，来诊。

【查体】 BP 145/90mmHg，神志清，痛苦病容，面色苍白，心率 65 次/min，律整，无杂音，双肺呼吸音清。

【舌脉诊】 舌质淡，苔薄白；脉沉紧。

【辅助检查】 心电图提示：胸导联及肢导联均有 T 波改变。

X 胸部平片：双肺未见异常表现。

【西医诊断】 冠状动脉供血不足，心绞痛。

【中医诊断】 胸痹，寒凝心脉证。

【治则】 温阳散寒，止痛通脉。

【处方】 桂枝 12g 附子 6g（先煎） 当归 12g 细辛 3g 瓜蒌 12g 薤白 12g 炙甘草 12g 荜拨 6g 枳实 10g 酒白芍 12g 三七 10g

六剂，一日一剂，水煎温服。

二诊 1993 年 7 月 22 日，服药六剂后，胸痛、胸闷感明显好转，手足稍温，仍有出汗、呼吸不畅，感胸口发堵；近日夜间少寐。

【舌脉诊】 舌质淡，苔薄白；脉沉细。

【辅助检查】 心电图复查提示：各导联 T 波仍呈缺血改变。

【处方】 附子 6g（先煎） 桂枝 12g 细辛 3g 荜拨 6g 当归 12g 川芎 12g 郁金 12g 丹参 15g 红花 15g 黄芪 15g 瓜蒌 12g 薤白 12g 枳实 12g 柏子仁 12g 云苓 12g 远志 12g 炙甘草 12g

十剂，一日一剂，水煎温服。

三诊 1993 年 8 月 2 日，睡眠较前好转；胸痛、胸闷明显减轻；手足发凉及冷汗已愈；食欲及大小便正常。

【舌脉诊】 舌质淡，苔薄白；脉寸尺迟缓无力。

【辅助检查】 心电图提示：T 波较前已明显改观。

【处方】　桂枝12g　细辛3g　附子6g（先煎）　干姜10g　薤白12g　枳实12g　淫羊藿12g　仙茅10g　郁金12g　丹参15g　黄芪15g　瓜蒌12g　红花12g　云苓12g　柏子仁12g　当归12g　元胡12g　炙甘草10g

十五剂，一日一剂，水煎温服。

四诊　已服药三十余剂，患者述胸痛、胸闷及呼吸不畅已愈。四肢已温，睡眠饮食及二便如常。

【舌脉诊】　舌质红润，苔薄黄；脉和缓有力。

【辅助检查】　心电图提示：T波恢复正常。

停服中药，改服中成药，心可舒片及地奥心血康等。并嘱戒烟酒，多运动，低脂、低盐饮食，随访一年，未见胸闷、胸痛发生。

按语　胸痹一证，临床须辨别标本虚实与病情轻重。"胸痛、胸闷，胸痛彻背；或喘息不得卧"为其主要临床征象。最重要的是要与"旦发夕死；夕发旦死"的"真心痛"（心肌梗死）相区别，以便正确的把握病情，合理施治。可结合西医的心电图、心肌酶及心多普勒检查，必要时结合冠状动脉造影，以明确冠状动脉供血状况，采用恰当的中西医治疗方法。

2. 冠心病、心绞痛并心律失常案

鞠某，男，65岁，退休干部，山东省诸城市人。

【主诉】　因胸痛、胸闷、头晕、乏力，伴咳嗽、气短，吐白色黏痰，反复发作三年，于1992年7月9日就诊。

患者平素有烟酒嗜好，近三年来时感胸部闷痛不适，间或呈针刺样痛，时间短则数秒，长则断续数分钟不等。伴咳嗽，吐白色黏痰，气短、头晕、乏力。曾多次去本市医院做胸片，心电图检查诊断为冠心病、慢性支气管炎，给予中西药物治疗，病情时轻时重，因迁延不愈来诊。

【查体】　T 36.7 ℃，P不齐（约68次/min）R 17次/min，BP 160/95 mmHg。

发育营养好，神志清；面色口唇紫黯；轻度桶状胸改变；呼吸动度差；双肺呼吸音低，闻及散在性干啰音；叩诊反响增强；心律不齐（约68次/min）；A2＝P2，主动脉第二音及肺动脉第二音亢进；腹部软，肝脾不大；双下肢无浮肿。

【舌脉诊】　舌质紫黯，有瘀斑，苔黄腻；脉弦滑结代。

【辅助检查】　双肺X平片提示："双肺纹理增重，透明度高，肋骨排列变平，左心室稍大"。

心电图提示："心律不齐，可见ST段及T波异常改变，并见肺性P波。"

【西医诊断】　①冠心病、心绞痛；②心律失常；③高血压；④慢支、肺气肿。

【中医诊断】　胸痹证。痰浊壅肺，心血瘀阻。

【处方】　丹参20g　瓜蒌12g　半夏12g　陈皮12g　红花15g　炒桃仁12g　川芎12g　当归12g　三七10g　炒杏仁12g　川贝10g　桔梗12g　郁金12g　太子参12g　五味子12g　黄精10g　钩藤12g　草决明10g　炙甘草12g

十剂，一日一剂，水煎温服。

二诊　1992年7月21日。患者自述服药后胸闷、胸痛已明显减轻，咳嗽及吐痰也有所好转。

【舌脉诊】　舌质紫黯及瘀斑转淡，苔薄白腻；脉滑涩结代，频律减少。

【处方】　鸡血藤12g　丹参20g　川芎12g　半夏12g　陈皮12g　桔梗12g　太子参12g　麦冬12g　五味子10g　炒杏仁12g　瓜蒌12g　郁金12g　钩藤12g　三七参10g　炙甘草12g

十五剂，一日一剂，水煎温服。

三诊　1992年8月17日。服药后胸痛、胸闷基本消失，感全身较前有力，咳嗽、吐痰也明显

好转，心律已规整，69 次/min，双肺啰音消失。

【舌脉诊】 舌质黯红，苔薄白；脉滑缓。

【辅助检查】 心电图检查提示："ST 段及 T 波、P 波均较前好转。"

【处方】 炒白术 12g 五味子 12g 太子参 12g 瓜蒌 12g 红花 12g 丹参 15g 鸡血藤 12g 郁金 12g 陈皮 10g 炒杏仁 12g 枳壳 12g 川芎 12g 当归 12g 石决明 12g 桔梗 12g 炙甘草 12g

十五剂，一日一剂，水煎温服。

四诊 1992 年 9 月 6 日。患者经治疗后胸痛、胸闷、咳嗽、气短、乏力、头晕等症状均消失。

【舌脉诊】 舌质黯红，瘀斑已消失；苔薄白，脉平和缓。

【辅助检查】 心电图提示：ST 段及 T 波均恢复正常。

此病人四诊后嘱间断服药治疗三年，并服用阿司匹林肠溶片 25～50mg Qn po，力戒烟酒，低脂、低盐、低糖饮食；每日坚持快步行走五公里，随访观察二十年，心律正常，未再发生心绞痛。

按语 本患者有烟酒嗜好史，胸痛、胸闷、头晕、乏力、伴咳嗽、吐痰三年。查血压偏高，面唇紫黯，心律不整，双肺呼吸音低，有干啰音。舌质紫黯，并有瘀斑。脉弦滑涩并结代。结合心电图、肺 X 线片，中医四诊合参为胸痹证，属于痰浊壅肺并心血瘀阻兼证。西医诊断为：冠心病、心绞痛，心律失常并慢支、肺气肿。属于心肺两脏均病，痰湿血瘀相兼。故治当宽胸豁痰，活血化瘀，通脉止痛，兼以平肝潜阳，稳定血压；补益心脾，益气养脉。

当主证去除后，为巩固疗效，则采用间断服药，力戒烟酒，适当锻炼，增强心肺功能，以防复发，远期疗效显著。

3. 冠心病、心绞痛案

王某，男，47 岁，商业工作者，浙江省义乌市人。

【主诉】 因胸闷不适，遇寒则重半年，突感左胸疼痛，痛彻左胸背，伴出汗，不得平卧两小时，于 1993 年 3 月 10 日就诊。

患者于半年前感有胸闷不适，胸背部发紧，逢天气寒冷则加重，此次回家探亲已数日，因旅途劳累，加之饮酒过多，两小时前突然左胸前疼痛，放射至左肩背部，伴有出汗，手足发凉，不敢平卧，气短。在家服丹参滴丸、单硝酸异山梨醇脂片等药，急诊。

【查体】 T 36.5℃，P 65 次/min，R 17 次/min，BP 135/75 mmHg。

发育营养好，体稍胖，神志清，痛苦病容，面色苍白，头部有汗，双手发凉，头颈部未见异常，心律整，65 次/min，心音较弱，各瓣膜未闻及杂音，双肺呼吸音正常，腹软，肝脾不大，四肢活动好。

【舌脉诊】 舌质淡，苔薄白；脉沉细。

【辅助检查】 胸部平片：双肺未见异常。

心电图报告提示："心律规整，66 次/min，ST 段弓背抬高，$V_1 \sim V_6$ T 波低平。"

【西医诊断】 冠心病，心绞痛。

【中医诊断】 胸痹证，阴寒凝滞，心脉痹阻，胸阳不振。

【处方】 桂枝 15g 细辛 4g 当归 15g 荜拨 10g 枳实 12g 瓜蒌 12g 红花 15g 丹参 15g 郁金 12g 元胡 12g 赤芍 12g 薤白 12g 甘草 10g 大枣 3 枚

七剂，一日一剂，水煎温服。

二诊 1993 年 3 月 18 日。服药七剂后，胸闷胸痛均已减轻，能平卧入睡，精神好，饮食、二便正常。

【舌脉诊】 舌质淡白，苔薄微黄，脉较前有力。

【处方】 桂枝15g 厚朴10g 细辛4g 荜拨10g 全蒌12g 薤白12g 郁金12g 川芎12g 丹参15g 当归12g 红花10g 枳实12g 金铃子12g 甘草10g 大枣3枚

十剂，一日一剂，水煎温服。

三诊 1993年3月29日，患者自述治疗后胸痛、胸闷等感觉均消失，其他不适未再发生，饮食、睡眠均正常。

【舌脉诊】 舌质淡，苔薄黄；脉平缓有力。

心电图检查：ST段及T波已恢复正常。

带药二十剂，回工作单位服用，以巩固疗效。

按语 胸痹一证，西医为冠心病、心绞痛。如果病情进一步发展，则成为心内科急症—心肌梗死，即所谓"旦发夕死，夕发旦死"之"真心痛"。

病因方面，该证多由于寒邪郁遏、饮食不节、嗜食肥甘、烟酒成瘾或情志所伤、忧思伤脾、脾失健运，聚湿成痰，壅阻脾阳或劳逸不当，劳倦内伤；肾阳虚衰致气滞寒凝；痰浊、血瘀或相互为患。在辨证上，应辨标本虚实，轻重缓急；在治疗上则应对症施药，标本兼治。笔者认为：不管哪种证型，在组方用药上，均不应忘记气与血的调理。因为气滞、痰湿、寒凝均可阻遏气机，心气、阴、阳诸虚，又可使心失所养，血脉不畅，而气滞、寒凝、血瘀，痰湿，血液运行不利则为该病的根本。因此，理气、活血、化瘀治法应与温阳、豁痰、滋阴、补气有机的结合与兼顾，本着"补而不留滞，通而不留瘀"的原则，使气血调和，血脉通利，则胸痹自愈。

第二节 心动悸（心动过速）

甄某，女，51岁，山东省安丘市景芝镇人。

【主诉】 因阵发性心动悸伴头晕、心烦；五心烦热；失眠口干；全身及四肢无力；出汗、恶心，反复发作三年。于1987年6月11日下午6时就诊。

患者近三年来时常因劳累及失眠后相继发生阵发性心悸、心慌、胸闷；伴有头晕，四肢无力，五心烦热，口干；每年发作次数不等，发作时不敢活动，伴出汗、恶心、有时干呕；在本镇卫生院做心电图及去外院心脏多普勒检查，诊断为阵发性心动过速，给予镇静剂、心得安及利多卡因静脉点滴，病情很快好转，但不久又复发作。

【查体】 T 36.5℃，脉沉细数，扪之不清，BP 105/65mmHg。

发育好，神志清，消瘦体质，闭目不语，甲状腺无肿大，双肺呼吸音清，心律规整，率180次/min，各瓣膜无杂音，压迫颈动脉窦及交替压迫眼球约三十秒后心率明显减慢。

【辅助检查】 心电图检查："QRS波群增宽，P–R间期延长，ST段压低。"

甲状腺机能测定：T_3、T_4、TSH均在正常范围。

【舌脉诊】 舌质淡红，少苔；脉细数不清。

【西医诊断】 阵发性室上性心动过速。

【中医诊断】 心动悸，心阴虚证。

【治则】 滋阴清心，宁心安神。

【处方】 生地12g 当归12g 柏子仁12g 天冬12g 麦冬12g 炒枣仁15g 云苓10g 丹参12g 玄参12g 太子参12g 桔梗10g 五味子10g 朱砂0.5g（研冲） 龙骨15g 黄连6g 炙甘草10g

十剂，一日一剂，水煎温服。

二诊　1987 年 6 月 22 日，患者述服药后心动悸渐平；头晕、乏力、口干等好转；五心烦热减轻，睡眠时间较前延长。精神转好，心率 88 次/min。

【舌脉诊】　舌质淡红，苔少；脉细数。

【处方】　太子参 15g　丹参 12g　玄参 12g　炒枣仁 15g　柏子仁 12g　云苓 12g　生地 12g　麦冬 12g　远志 12g　琥珀 2g　龙齿 12g　磁石 12g　五味子 10g　朱砂 0.5g　当归 12g　桔梗 10g　炙甘草 12g

十五剂，一日一剂，水煎温服。

三诊　1987 年 7 月 8 日，治疗后又发一次心悸，但较前已明显减轻，经平卧休息后好转。仍有失眠、口干、乏力、头晕及心中烦热等感觉；食欲尚好，大便干，一日一次；精神较前见好，心率 90 次/min，律整，无杂音。

【舌脉诊】　舌质淡红，少苔；脉较前有力。

【辅助检查】　心电图报告："窦性心律，QRS 间期；P-R 间期；ST 段均较前对照好转。"

【处方】　黄精 12g　何首乌 12g　生地 12g　天冬 12g　麦冬 12g　石菖蒲 10g　磁石 15g　牡蛎 15g　龙骨 15g　远志 12g　云苓 12g　炒枣仁 15g　朱砂 0.5g　五味子 10g　柏子仁 12g　当归 12g　太子参 12g　丹参 12g　甘草 10g

十二剂，一日一剂，水煎温服。

四诊　1987 年 7 月 23 日，自述治疗后心悸未再发生。原头晕、五心烦热、口干、及全身乏力已愈；夜间能安然入睡；食欲好，二便正常。心律整，心率 76 次/min，无杂音。

【舌脉诊】　舌质淡红，苔薄白；脉平和。

【辅助检查】　心电图报告："大致正常心电图。"

随访：此患者治疗后经连续十多年随访，未见病情复发。

按语　心动悸，西医学为心律失常。临床上主要包括有窦性、室性、室上性心动过速；心动过缓；房颤；频发性早搏；房室传导阻滞等。中医学认为："心为君主之官"，既主神明，又主血脉。主司人体精神活动与血液运行，外界因素及精神刺激，气虚、血虚、阳虚、阴虚、痰湿、血瘀等均可造成心动悸的发生。临床上应据病因辨证施药。笔者认为：心动悸一怔，中青年发生者，多与心神劳伤，功能性失常有关；而老年患者常合并高血压、冠心、肺心、肺冠心、风心、或心肌病等心脏器质性病变；治疗上应从器质改变与功能失常二方面入手，再按八纲辨证调理论治。

本病例心动悸发作三年，呈阵发性发作，发作时心率 180 次/min，伴头晕、恶心，全身及四肢无力，出汗，五心烦热，失眠，口干。舌脉诊查：舌红少苔，脉沉细数，数而不清，结合心电图检查证属心阴不足之心动悸。治疗应以滋补心阴、清虚热；宁心安神为重点。滋阴清热就是调整阴阳失衡的外部病理表现；宁心安神则是调整心脏交感与副交感神经的失调，抑制交感神经的过度兴奋而引发的心动过速。因为西医心脏生理解剖学的交感与副交感神经的生理功能与中医脏象学的心阴与心阳的功能是完全吻合和一致的。西医的交感与副交感，与中医阴与阳都是相互对立，又相互统一的。两对因素也只有对立和相互统一，才能保证心脏的正常与平衡，一方的偏盛与偏衰则导致心律的失常，心动悸也由此而产生。而"虚则补之"、"实则泻之"正是调理和治疗阴阳失衡之法则。

第三节 心动悸（心律不齐）

赵某，男，71 岁，农民，山东省诸城市人。

【主诉】 因心悸伴胸闷、胸痛、无力、动则加重一月，于 2010 年 7 月 6 日就诊。

患者以往有吸烟及饮酒嗜好，近一月来心悸伴胸闷，胸口发堵不畅；并阵发性胸部刺痛并感有下肢无力，上楼及爬山加重；饮食及睡眠无碍；二便如常。

【查体】 T 36.5℃，P 约 62 次/min，BP 150/90mmHg。

一般情况好，神志清，面唇色黯，颈静脉无怒张，心律不齐，约 62 次/min，各瓣膜无杂音，双肺呼吸音清，腹部软，肝脾不大，双下肢无浮肿。

【舌脉诊】 舌质紫黯；脉结代。

【辅助检查】 心电图报告提示："心律不齐，约 62 次/min，T 波呈缺血性改变。"

心脏多普勒检查报告："左心略大，各瓣膜未见器质性改变。"

血脂分析：血糖 6.27mmol/L，总胆固醇 6.42mmol/L，甘油三脂 1.73mmol/L。

【西医诊断】 ①冠心病、心绞痛；②心律失常；③高血压。

【中医诊断】 心动悸；心血瘀阻证。

【治则】 活血化瘀，止痛复脉。

【处方】 丹参15g 红花15g 川芎12g 当归12g 炒桃仁12g 桂枝12g 赤芍12g 黄芪15g 枳壳12g 川牛膝12g 钩藤12g 生地12g 龙骨15g 牡蛎15g 麦冬12g 炙甘草15g

十剂，一日一剂，水煎温服。

二诊 2010 年 7 月 17 日。服药十剂后，自觉心悸及胸闷、胸痛减轻；下肢较前有力，但仍不敢活动过急，动作稍快则仍胸闷。查血压：145/90 mmHg，听诊心律较前规整，异常心率减少。

【舌脉诊】 舌质仍黯；脉结代较前好转。

【处方】 当归12g 生地12g 炒桃仁12g 红花15g 川牛膝12g 川芎12g 丹参12g 绞股蓝10g 黄芪20g 麦冬12g 五味子10g 龙骨15g 石决明12g 钩藤12g 枳壳10g 炙甘草15g

二十剂，一日一剂，水煎温服。

三诊 2010 年 8 月 7 日，服药治疗月余。患者述心悸、胸闷、胸部刺痛及无力均明显好转。听诊偶有早搏。

【舌脉诊】 舌质黯，苔薄白；脉结代好转。

【辅助检查】 复查提示：偶发早搏，T 波较前好转，

【处方】 川芎12g 桂枝12g 川牛膝12g 丹参15g 红花15g 鸡血藤15g 黄精12g 麦冬12g 五味子10g 黄芪20g 生地12g 石决明12g 柏子仁12g 钩藤15g 郁金10g 龙骨15g 云苓12g 炙甘草12g

十五剂，一日一剂，水煎温服。

四诊 2010 年 8 月 23 日，服药四十五剂，患者述心悸、胸闷、胸痛及无力均已消失，原胸口发堵不畅已愈，饮食好，二便正常，感身体较前有力。

【查体】　BP：135/85mmHg，心律已整，65 次/min。

【舌脉诊】　舌质红润，苔薄白；脉平缓。

心电图报告提示："窦性心律，心律整，65 次/min；各波形正常。"

　　按语　"心动悸"，首见于汉代医圣张仲景《金匮要略》。为患者自觉心中悸动，惊惕不安，甚则不能自主的一种病证。西医学属于心律失常的范围，心脏功能性失常及器质性病变均可出现，临床上可有虚实之分。本心动悸病例属心血瘀阻证，笔者选血府逐瘀汤加减以活血化瘀；伍用生脉饮益气、养阴、复脉；配龙牡以安神、定悸；再加宁心、解郁、平肝、潜阳之品以养心并降压，主药相配，收到了标本兼治的功效。

第四节　心阳不振（房室传导阻滞）

　　柳某，女，65 岁，农民，山东省青岛市胶州人。

【主诉】　因胸闷、气短、怔忡不安；伴头晕无力，形寒肢冷两年。于 2001 年 3 月 17 日就诊。

　　患者于近两年来，时常感胸闷、气短，怔忡不安，于剧烈运动及劳动后加重，伴有头晕无力，形寒肢冷，下肢酸软，有时腰痛。在本地医院检查血压正常，心电图报告为房室传导阻滞，给予西药阿托品等药治疗，虽一时好转，但停药后又感如前，故前来诊治。

【查体】　T 36.5℃，P 54 次/min，R 18 次/min，BP 105/65 mmHg。

　　发育营养尚好，神志清，面色苍白，心律不整，约 50 次/min，伴有心音脱漏，3 ~ 5 次/min，第一心音增强，双肺呼吸音清，腹部软，肝脾不大，四肢活动如常，双下肢轻度浮肿。

【舌脉诊】　舌质淡，苔薄白；脉沉迟无力。

【辅助检查】　心电图报告提示：房室传导阻滞Ⅱ度。

【中医诊断】　心肾阳虚，心阳不振证。

【治则】　温补心阳，兼补肾阳，安神定忡。

【处方】　熟附子10g（先煎）　桂枝15g　人参15g　黄芪20g　炙麻黄10g　煅龙牡各15g　当归12g　淫羊藿12g　仙茅12g　麦冬12g　五味子12g　熟地12g　枸杞子12g　山萸肉12g　炙甘草12g

　　十剂，一日一剂，水煎温服。

　　二诊　2001 年 3 月 28 日。自述服药十剂后，胸闷及怔忡不安、气短减轻，头晕、无力及肢冷、腰膝酸软也有所好转，食欲好，二便如常。

【舌脉诊】　舌质淡，苔薄白；脉仍沉迟无力。

【处方】　人参12g　麦冬12g　五味子10g　桂枝12g　熟附子6g（先煎）　淫羊藿12g　黄芪20g　当归12g　煅龙牡各12g　熟地12g　丹参12g　山萸肉12g　枸杞子12g　炙甘草12g

　　十五剂，一日一剂，水煎温服。

　　三诊　2001 年 4 月 15 日。服药二十五剂后，患者胸闷不适及怔忡不安感已基本消失；头晕无力及腰膝酸软、形寒肢冷好转，身体感较前有力，活动后气短好转。面色较前红润，听诊心律偶有不齐，67 次/min，无杂音，双肺呼吸音清。

【舌脉诊】　舌质淡，苔白；脉较前有力，但双尺仍显无力。

【处方】　熟附子10g（先煎）　桂枝12g　当归12g　熟地12g　仙茅12g　仙灵脾12g　云苓12g　丹参15g　山萸肉12g　枸杞子12g　石菖蒲10g　煅龙牡各12g

二十剂，一日一剂，水煎温服。

四诊 2001年5月8日，服药已四十五剂。患者述怔忡不安及胸闷、气短均已消失；形寒肢冷及头晕无力等已愈；身体较前有力，能做日常家务劳动。饮食、二便正常。查：心率68次/min，律已规整，未闻及脱漏现象。双肺无啰音。

【舌脉诊】 舌质红润，苔薄白；脉和缓有力。

心电图报告提示："大致正常心电图。"

随访三年，未见复发。并一直从事家务劳动。

按语 房室传导阻滞，为心脏神经传导失常性疾病。其病因多由于心肌炎性病变、缺血、损伤以及先天等因素引起，临床以心率减慢或心率慢而不整，心脑及全身供血不足为主要临床表现，阻滞发生较重者可有"阿-斯综合征"发生。

中医学认为：心为十二官之主，主血脉，贯全身……。若因体质衰弱、七情所伤、饮食劳倦、感受外邪及损伤，即可致气血阴阳亏损。心神失养而心跳迟缓，惕惕动摇不安，并发生全身乏力、胸闷、气短、头晕等表现。

本例患者胸闷、气短、怔忡不安、面色苍白，形寒肢冷并腰膝酸软，舌质淡，苔白，脉沉迟无力，属心肾阳虚，心阳不振证。"阳虚则生外寒"，心阳虚弱阳气不振则胸闷气短，形寒肢冷，心中惕惕不安，肾阳虚则形寒肢冷伴有腰膝酸痛软。心为君火，肾为相火，两火相济心阳才会充足。心阳君火靠肾阳与相火温煦；肾阳相火则需在心阳君火正常、心血充足，血脉通顺的前提下，才能发挥正常作用。心阳、肾阳各司其职，相互配合，共同维系人体阳气的平衡。

该患者方药中以桂、附温振心阳；参、芪补气助阳；二仙（仙茅、仙灵脾）温补肾阳；炙麻黄助桂、附温通心阳；并能提高心率；煅龙骨、牡蛎重镇安神，以消怔忡；当归养心补血，与参芪气血双补；熟地、麦冬、枸杞子、山萸肉、五味子滋阴，取"阳得阴助，阴助阳长"；"擅补阴者必于阳中求阴；擅补阳者必于阴中求阳"之意；炙甘草益气养心，调和诸药。二诊时加用丹参以活血通脉，宁心养心；三诊又加石菖蒲一物，参开心散（《千金方》），温通心窍、益智宁神，直取怔忡，使阴阳气血和中有序，阳虚得复而愈。

第五节 不寐证（顽固性失眠）

齐某，男，38岁，企业副总，上海市杨浦区人。

【主诉】 因失眠、多梦；腰膝酸软，全身乏力，出汗，头晕耳鸣，心烦，口干伴脱发11年，于1998年10月3日就诊。

患者近11年来患有失眠，多梦，夜间难以入睡；睡则噩梦纷纭；少时一夜仅能睡三至四个小时；时常伴有夜间盗汗，次日头晕耳鸣，心烦口干，全身乏力，记忆力减退。在沪多家医院就诊，给予安神、补心、健脑之中西药物，病情反复不愈，现病已久远，症状愈重，头发脱落甚多，加之已婚多年未育，自感心力憔悴，对病情失去信心。

【查体】 T 36.7℃，P 86次/min，R 20次/min，BP 130/70mmHg。

发育营养尚好，神志清，精神不振；头发稀少，颈部（-），心肺未闻及异常，腹软，肝脾不大。

【舌脉诊】 舌质红，苔少；脉细数。

【西医诊断】 神经衰弱（顽固性失眠）

【中医诊断】 不寐证。心肾不交，水火不济。

【处方】 　生地12g　黄连12g　酸枣仁20g　远志10g　栀子12g　山药12g　山萸肉12g　云苓12g　丹皮12g　泽泻6g　肉桂3g　甘草10g

十剂，一日一剂，水煎温服。

二诊　1998年10月14日，服药十剂后，失眠多梦有所改善，恶梦减少，口干、心烦，盗汗、乏力也较前有所减轻。

【舌脉诊】 　舌质淡红；脉细数。

【处方】 　黄连10g　肉桂3g　生地12g　云苓12g　山药12g　萸肉10g　炒枣仁15g　远志10g　丹皮10g　柏子仁12g　五味子10g　甘草10g　生龙、牡各12g

十五剂，一日一剂，水煎温服。

三诊　1998年11月1日，自述服药治疗后能安然入睡，时间可达6小时左右，早上醒来感觉精神大好，头晕耳鸣及出汗乏力基本消失，心烦、口干等也有所减轻。

【舌脉诊】 　舌质淡红，苔薄白；脉较前有力。

【处方】 　麦冬10g　天冬12g　生地12g　山萸肉12g　丹皮10g　丹参10g　柏子仁12g　当归12g　云苓12g　黄连6g　合欢皮12g　炒枣仁15g　龙骨12g　女贞子12g　五味子12g　太子参12g　牡蛎12g　甘草10g

八剂，一日一剂，水煎温服。

四诊　服药三十三剂后病人睡眠已经正常，原头晕、耳鸣、乏力、心烦、腰酸、盗汗及记忆力减退等均消失，病人精神好，精力较前充沛。停用中药，给予补心丸，一日两次，每次9g；谷维素20mg，一日三次口服，以巩固疗效。

二年后随访，病人一切恢复正常，并育一男婴。

按语　失眠一证，西医属神经衰弱症，中医为不寐证。本证病因较多，肝火、痰热、肾亏、血虚、胃失和降等均为其原因。病机多为思虑过度，情志所伤，致心脾两虚；或肾阴亏虚，水火不济，心火亢盛，心神受扰，使神不内守或肝火扰心，痰火扰心，扰动神明，发为不寐。

《类证治裁·不寐》曰："阳气自动而之静，则寐；阴气自静而之动，则寤；不寐者，病在阳不交阴也。"

本例患者，失眠时间长达11年之久，失眠多梦，头晕耳鸣；乏力、盗汗；腰膝酸软；心烦口干。舌红、少苔，脉细数。脉证合参，属于心肾不交，水火不济，其病根本在于阴阳失调，故应用"壮水之主，以制阳光"之法则，以六味地黄汤滋补肾水；合交泰丸交通心肾；方中黄连清心火，肉桂少许引火归原，使水火相济，阴平阳秘，心火平熄而不寐消除。

第六章 胃肠病证

第一节 胃脘痛（慢性胃炎）

案例1 潘某，男，46岁，个体企业老板，山东安丘市人。

【主诉】 上腹部胀痛、遇寒则重，嗳气、食欲不佳乏力，便稀五年。于2007年3月2日就诊。

患者于近五年来时常上腹部胀痛，空腹时甚，进食后稍感减轻，伴有嗳气、食欲不振，偶有反酸，上腹痛遇寒及进食生冷食物时加重，便稀，1日1~2次。曾做过胃镜及X钡餐检查数次，均诊断为"慢性胃炎"，服中西治疗胃炎药物数十种，也均有效，但停药后即又复疼痛，因病情迁延不愈来诊。

【查体】 营养一般，面色萎黄，心肺未闻及异常，腹软，肝脾不大，上腹及左上腹部压痛。

【舌脉诊】 舌质淡，苔白；脉沉迟无力。

【辅助检查】 胃镜检查报告："胃体、胃窦黏膜充血、水肿，并见点状出血与轻度糜烂。"
化验检查：HBsAg（－），肝功能、肾功能、血脂分析均未见异常。

【西医诊断】 慢性肥厚性胃炎。

【中医诊断】 胃脘痛，脾胃虚寒证。

【治则】 健脾温胃、散寒止痛。

【处方】 炒白芍12g 肉桂12g 干姜10g 砂仁12g 乌药12g 炒香附12g 陈皮12g 海螵蛸15g 黄芪15g 炒白术12g 元胡12g 木香10g 炙甘草10g 大枣三枚

十剂，一日一剂，水煎温服。

二诊 2007年3月13日。服药十剂，患者述上腹胀痛，嗳气、泛酸均明显减轻；食欲较前增加；大便变稠，一日一行。上腹仍有压痛。

【舌脉诊】 舌质淡，苔薄白；脉沉迟，较前有力。

【处方】 砂仁12g 甘松12g 干姜12g 乌药12g 木香10g 党参12g 炒白术12g 黄芪12g 乌贼骨12g 炒鸡内金12g 炒白芍12g 陈皮12g 炙甘草6g 大枣三枚

十剂，一日一剂，水煎温服。

三诊 2007年3月24日。服药二十剂患者述上腹胀痛、泛酸、嗳气均消失；进食后觉上腹舒适，食欲好；因考虑病情刚好，未敢多食，唯恐前功尽弃；大便成形，一日一行；身体感较前有力。查上腹部轻微压痛，舌质淡红，苔薄微黄，脉平缓有力。病情基本痊愈，由于该病人病程较长，为固疗效，再进八剂。

【处方】 砂仁12g 乌药12g 甘松12g 炒吴茱萸10g 陈皮12g 乌贼骨12g 党参12g 黄芪12g 炒白术12g 炒白芍12g 木香6g 炙甘草6g 大枣三枚

一日一剂，水煎温服。

四诊 2007年4月4日。共服药二十八剂，患者上腹胀痛，泛酸、嗳气均愈。食欲好，循序渐增；二便如常。查：上腹压痛消失；舌质红润，苔薄黄，脉平缓有力。嘱平日注意饮食调节，忌生冷酸甘食物。随访一年，未见复发。正是：

> 胃痛多由饮食生，辛辣无度或生冷，
>
> 肥甘厚味与酒饮，过饥过饱伤其中。
>
> 外感寒热与湿邪，情志伤及肝脾因，
>
> 胀痛泛酸与嗳气，口苦干渴与胁痛，
>
> 呕吐便溏或黑便，[①]寒热阴血细辨审。
>
> 勿忘肝脾与血瘀，[②]辨证施药当相吻。

注释：①呕吐、便溏多为食积和脾胃不和所致；如果发生黑便应考虑到是否有出血或恶变之可能，必要时做纤维胃镜或上消化道钡餐检查，以明确诊断，有的放失。

②不要忘记胃与肝脾生理和病理的相互关系，以及胃脘痛也有血瘀证型，用药与辨证当有机结合。

案例2 别某，男，48岁汽车司机山东省安丘市人。

【主诉】 因上腹胀痛、嘈杂、嗳气、纳差四年，于1982年3月17日就诊。

患者于四年前因从事长途运输，饥饱冷热无常，后感上腹部胀痛，嘈杂，嗳气，伴有时反酸，食欲差，每遇冷及食辛辣酸甜食物后加重，遇温热则胀痛减轻，大便稀，少有成形。曾做过GI及胃镜检查诊断为胃炎。给予多种西药治疗，时好时犯，今来诊。

【查体】 BP 130/80mmHg。心肺未闻及异常，腹软，肝脾不大，上腹、左上腹部压痛。

【舌脉诊】 舌质淡，苔薄白；脉象弦紧，右关虚弱。

【辅助检查】 胃镜检查报告："胃体、胃窦黏膜充血糜烂水肿，幽门管通畅，十二指肠球部黏膜正常。"报告为"糜烂性胃炎"。

大便常规：潜血阴性。

心电图：正常

【西医诊断】 慢性糜烂性胃炎。

【中医诊断】 肝气犯胃兼脾胃虚寒证。

【处方】 甘松10g 桂枝10g 生姜10g 炒白芍12g 海螵蛸10g 元胡12g 砂仁12g 木香10g 柴胡10g 黄芪12g 炒白术10g 陈皮10g 香附10g 枳壳10g 郁金10g

六剂，一日一剂，水煎温服。

二诊 1982年3月25日，服药六剂后，上腹胀痛、嗳气、反酸等均减轻，食欲较前增加，大便较前变稠。有时进食后仍感隐隐作痛。

【舌脉诊】 舌质淡，苔薄微黄；脉象较前好转。

【处方】 柴胡10g 炒香附12g 只壳10g 陈皮12g 黄芪12g 炒白术12g 海螵蛸10g 甘松10g 砂仁12g 木香10g 鸡内金12g 炒白芍12g 郁金10g 桂枝6g 甘草10g

十剂，一日一剂，水煎温服。

三诊 1982年4月7日，服药治疗后病情较前又有好转，胀痛、嘈杂、嗳气、反酸等均消失；食欲增加；大便如常。

【舌脉诊】 舌质淡，苔薄黄；脉弦弱变平和有力。

为巩固疗效，再进五剂。

【处方】 党参12g 炒白术12g 柴胡10g 砂仁12g 生姜6g 炒鸡内金12g 只壳12g 炒白芍12g 木香6g 甘松10g 炒香附12g 郁金10g 陈皮12g 甘草6g 大枣三枚

一日一剂，水煎温服。

四诊 1982年4月15日，上腹胀痛、嘈杂、嗳气反酸等症状均消失；食欲好；大便一日一行，质正常。

【舌脉诊】 舌质淡红，苔薄黄；脉平和有力，病情痊愈。

按语 胃脘痛一证，病因繁多，或饮食内伤；或寒热，湿邪侵袭；或情志不畅，肝气犯胃等等。临床辨证有寒、热、虚、实之分，相关内脏主要为肝脾。肝主疏泄，疏泄脾胃之气机，若肝气郁结则气机不畅，横逆犯胃。脾主运化，喜燥恶湿，若脾气虚弱，则运化无力，食少纳呆，腹胀便稀，脾阳不振则虚寒内生，遇冷则痛。

本病例经胃镜等检查为慢性糜烂性胃炎，脉证合参为肝气犯胃兼脾胃虚寒证，两证相兼，故治应疏肝和胃，并温中散寒；处方以黄芪建中汤为主加减化裁。方中柴胡、郁金、陈皮、香附疏肝解郁理气；甘松、砂仁、桂、姜温中散寒；芪、术补益中气；白芍、木香、甘草缓急止痛；鸡内金、海螵蛸开胃治酸。疏和温补并重，治标与治本兼顾，药证相合而病愈。

第二节　泻泄（慢性肠炎）

陈某，女，42岁，医院护士，山东沂源县人。

【主诉】 因大便稀薄，完谷不化，黎明即泻，伴腰膝酸软，肢冷畏寒，身体渐瘦六年，于1989年3月7日就诊。

患者于近六年来患有腹泻，每于黎明时分大便，便出物为稀便，食物不化，但无败卵及腐臭味。伴有腰膝酸软；肢冷畏寒；腹部凉感，遇热则舒；身体逐年消瘦，曾在本市医院检查甲状腺功能正常，给予"抗炎、止泻"等药物治疗，未见好转。

【查体】 一般情况好，消瘦体质，心肺未闻及异常，腹部软，肝脾不大，腹部亦无包块及压痛。

【舌脉诊】 舌质淡，边有齿痕，苔薄白；脉沉迟细。

【辅助检查】 大便常规报告：RBC（－）潜血（－）WBC（＋）。

【西医诊断】 慢性肠炎。

【中医诊断】 泻泄，脾肾阳虚证。

【治则】 温肾健脾，固肠止泻。

【处方】 肉豆蔻12g 补骨脂12g 吴茱萸12g 炒白术15g 云苓12g 台党参15g 砂仁12g 炒薏米30g 五味子10g 甘草10g

十剂，一日一剂，水煎温服。

二诊 1989年3月18日。患者服药治疗后腹泻减轻，大便次数比前减少；便质转稠；畏寒肢冷及消化见好转；食欲增加；身体感较前有力。

【舌脉诊】 舌质红润，苔薄白；脉迟缓。

【处方】 党参15g 炒白术15g 炮姜12g 升麻6g 肉蔻15g 吴茱萸10g 补骨脂10g 云苓12g 砂仁12g 五味子10g 炒薏米20g 甘草6g

十剂，一日一剂，水煎温服。

三诊 1989年3月28日。服药二十剂，病人述每日清晨或隔日大便一次，质润便爽，泄泻已愈。原腰膝酸软、畏寒肢冷也已消失。体重有所增加，饮食好，身体较前有力。停服中药，为巩固疗效，改服四神丸与人参健脾丸，以善其后。

该患者治愈后随访三年，未见复发。

第三节　肠风下血（出血性肠炎）

鲁某，男，37岁，农民，山东省诸城市人。

【主诉】　因腹痛、肠鸣、血性腹泻；遇冷则重，脘闷食少；恶寒不适，身体消瘦三个月，于2008年4月5日就诊。

患者于三个月前因过量饮用冷啤酒，随后出现腹痛、腹泻、伴有肠鸣，初病时大便为水性，每因生冷食物即发，泻完则腹痛减轻，以后大便呈血性稀便，一日五至六次，伴脘闷、食少，恶寒不适，感全身乏力，体重明显减轻，在数家医院做过肠镜、大便常规等检查，诊断为"溃疡性结肠炎"，给予柳氮磺胺吡啶、头孢氨苄片、蒙脱石散及激素治疗，一度好转，但停药后很快即有复发，因反复不愈来诊。

【查体】　神志清，慢性病容，消瘦体质，营养不良，体重50.5kg。头颈部无异常，心肺无明显异常，腹部肝脾不大，脐周及左侧腹部压痛，未扪及包块。

【辅助检查】　大便常规：血性黏液便，潜血（++++），WBC（++）。

血常规：Hb 105g/L，RBC 3.2×10^{12}/L，WBC 6.7×10^9/L，N 0.67，L 0.23，E 0.02，B 0.009，PLT 230×10^9/L。

乙状检查镜检查报告："乙状结肠、降结肠、横结肠、广泛充血、水肿，见大小不等多处溃疡面并出血，未见占位性病变。"

【舌脉诊】　舌质淡，苔白腻；脉濡迟缓。

【西医诊断】　①慢性出血性肠炎；②贫血；③营养不良Ⅲ度。

【中医诊断】　肠风下血（寒湿内盛）。

【处方】　炒苍术12g　炒薏米20g　藿香12g　姜半夏12g　陈皮12g　腹皮10g　云苓12g　厚朴12g　炮姜12g　熟附子6g（先煎）　苏叶10g　白芷10g　地榆炭12g　侧柏炭12g　炒白芍12g　阿胶12g（烊化）　甘草10g

六剂，一日一剂，水煎温服。

二诊　2008年4月12日，患者述服药后腹痛、腹泻、便血均减轻，食欲增加。大便仍带黯红色血性黏液。

【舌脉诊】　舌淡、苔白；脉濡迟缓。

【处方】　取原方十剂，一日一剂，水煎温服。

三诊　2008年4月23日，腹痛、便血已停止。大便一日一次，仍稀，腹部满闷及恶寒减轻。

【舌脉诊】　舌质淡，苔白润；脉迟缓。

【处方】　肉桂10g　炮姜10g　熟附子6g（先煎）　半夏10g　防风12g　陈皮12g　炒苍术12g　炒薏米20g　云苓10g　炒白术10g　厚朴10g　白扁豆12g　地榆炭12g　阿胶12g（烊化）　佩兰10g　甘草6g

十剂，一日一剂，水煎温服。

四诊　2008年5月7日。患者大便一日一次，已成型，质地正常。腹痛、畏寒等均消失，食欲较前增加，感身体较前有力。

【舌脉诊】　舌质淡红，苔薄黄；脉象和缓。

【辅助检查】　大便常规：潜血（-），WBC（-）。

血常规：Hb 11.5g，WBC 6.7×10^9/L，N 0.68，L 0.23，E 0.02，B 0.01，RBC 3.2×10^{12}/L，BT 2min，CT 4 min，BPC 270×10^9/L。

结肠镜检查报告："原结肠内水肿、充血及溃疡均已消失。"病情痊愈。

按语　肠风下血证，西医以出血性肠炎居多。另外，病因尚有肿瘤、痢疾、肛裂、痔疮、肠内息肉等引起，应加以辨别。中医辨证应辨识寒、热、虚、实；区别远血、近血；可结合上消钡餐、钡灌肠、结肠镜、大便常规、血常规，必要时可行活组织检查，或B超、CT等辅助检查，以明确诊断，予以治疗。

本例患者，腹痛、畏寒，脘闷、食少，遇寒则重，便血量多，舌质淡，苔白腻，脉濡迟缓。临床辨证为寒湿内盛而便血，故治以温中化湿；理气止血。

方中藿、佩、苍术、白术、薏米、半夏、云苓、白扁豆化湿健脾；桂、附、炮姜温中散寒；陈皮、厚朴理气；地榆、侧柏炭、阿胶止血补血；白芍药养血之痛；防风升清止泻；甘草缓急补中、调和诸药，药证相符，当收药到病除之功。

第四节　便秘证（老年性顽固性便秘）

王某，女，74岁，农民，山东省安丘市人。

【主诉】　因便意频繁，大便干燥，口干渴，五心烦热，腰膝酸软并食欲不振四年，多方治疗无效，于1987年3月11日就诊。

患者近四年来，大便干燥，便出困难，常三四日一行。大便排出后仍感便意频繁，常常刚大便后又欲再便，但未见便出徒劳往返，虽常食水果、粗纤维食物，每晚喝蜂蜜等均无济于事，服过多种中西药物如蕃泻叶、果导片等治疗均短暂有效，经多家医院做肠镜数次并检验大便常规未见异常，因病情未彻底改善，前来就诊。

【查体】　T 36.5 ℃，P 86次/min，R19次/min，BP145/90mmHg。

老年女，神志清，一般情况好，无贫血貌，心肺未闻及明显异常，腹部软，肝脾不大。

【舌脉诊】　舌质红，少苔；脉细数。

【辅助检查】　腹部B超、心电图、大便常规、小便常规、血常规、血糖均未见异常。

【西医诊断】　老年性顽固性便秘。

【中医诊断】　阴虚便秘。

治则：滋阴清热；润肠通便。

【处方】　生地12g　玄参12g　沙参12g　麦冬12g　石斛10g　花粉12g　火麻仁12g　蒌仁12g　知母12g　丹皮12g　山药12g　山萸肉12g　怀牛膝12g　炒白芍12g　甘草10g

六剂，一日一剂，水煎温服。

二诊　1987年3月17日。患者述服药六剂后大便较前转软，便时不再费力，一日一行；五心烦热及口干渴也较前减轻；食欲增加。

【舌脉诊】　舌质红，苔薄；脉仍细数。

【处方】　当归15g　生地12g　麦冬12g　沙参12g　枸杞子12g　黄精10g　怀牛膝12g　火麻仁12g　瓜蒌仁12g　花粉12g　丹皮12g　栀子10g　炒白芍12g　玄参12g　石斛10g　木香3g

甘草 10g

十剂，一日一剂，水煎温服。

三诊 1987 年 3 月 28 日。服药十六剂，病人述大便一日一行，质软，便爽；自觉腹部舒适，食欲增加；原便后仍便意频繁感基本已去；口干渴及五心烦热已明显好转。

舌质淡红，苔薄白；脉较前有力。

【处方】 当归 12g　生地 10g　黄精 10g　枸杞子 12g　炒杜仲 12g　沙参 12g　炒白芍 12g　麦冬 10g　石斛 10g　火麻仁 12g　丹皮 12g　知母 12g　玄参 12g　栀子 10g　川续断 10g　怀牛膝 10g　炙甘草 10g

十剂，一日一剂，水煎温服。

四诊 1987 年 4 月 10 日。患者共服药二十六剂，询问大便已正常。便意频繁不适感消失；食欲好；口干渴及五心烦热、腰膝酸软已愈；每日室内外活动，精神愉悦饱满，病愈。

按语 老年性便秘，病因较多。多由年老体虚；运动量减少，食物运行迟缓；饮食不节，嗜食辛辣肥甘厚味，胃肠积热；或生冷不避，寒自内生，阴寒凝滞，传导失司；或情志所伤，忧思郁怒，气机不畅，通降失职所致。

便秘证临床辨证有虚实之别；虚证可包括有气虚、血虚、阴虚、阳虚证型；而实证可概括有热秘、寒秘、气秘之分；相关脏腑与肺、脾、肾、肝、胃等脏府失调有关；而阴、阳、气血、津液平衡则是治疗观察的主要指标。

本案例经四诊合参辨证为阴虚便秘，方中选用滋阴清热之生地、玄参、麦冬、沙参、栀子、丹皮、知母、白芍、石斛；润肠通便之火麻仁、瓜蒌仁；滋润肺肾之阴之黄精；活血、补血、润便之当归；另加杜仲、怀牛膝、川断、枸杞子等补肾之品；炙甘草补中调和主药；补肺肾皆取"肺与大肠相表里"、"肾司二阴"之意，使大肠传导与分泌功能正常，则便秘自愈。

第五节　脘痛证（肠梗阻）

郑某，男，工人，42 岁，山东省诸城市人。

【主诉】 因腹部阵发性疼痛，伴呕吐、腹胀、不大便，不排气两天，于 1974 年 3 月 15 日上午 10 时就诊并住院治疗。

患者于入院前两天，感脐周及下腹部疼痛，呈阵发性；伴有腹胀、恶心、呕吐三次，为胃内容物；发病后两天来未大便，也未排气，小便淡黄，量少，无发冷、发热，在本村卫生室给予静脉输液一天，因腹痛不减就诊。询问既往无外伤及腹痛史。

【查体】 T 37.1℃，P 84 次/min，R 21 次/min，BP 115/75mmHg。

患者神志清，精神不振，一般情况尚好，全身皮肤无黄染及出血斑点，头颈部未见异常，心肺听诊未见异常；腹部胀气，可见有肠型及蠕动波；脐周及下腹部压痛，无反跳痛及肌紧张；叩诊：脐周及下腹鼓音；听诊：肠鸣音亢进，并闻及"气过水声"。

【舌脉诊】 舌质淡红，苔薄腻；脉紧数。

腹部 X 线透视："脐周肠管胀气并见液气平面。"

【西医诊断】 机械性肠梗阻。

【中医诊断】 脘痛证。

治疗方法：中西医结合治疗。

【具体措施】 ①禁饮食；②胃肠减压；③静脉输液维持水电解质与酸碱平衡；④针刺穴位：

足三里、内关、合谷、中脘、天枢。中等刺激，留针 1~1.5 小时；⑤做好手术准备，必要时即时手术。

查房巡诊：3月15日下午4时，入院后6小时，经中西医保守治疗后，病人腹部疼痛减轻，肛门已有少量排气。继续禁食、静脉输液维持水电解质平衡；针刺足三里、合谷、腹结、大肠俞、中脘穴。中等刺激，留针 1~1.5 小时。从胃肠减压管注入中药。

【处方】 厚朴12g　大黄12g　芒硝10g（各包后下）　枳实12g　莱菔子15g　炒桃仁12g　赤芍12g　木香12g　甘草6g

三剂，一日一剂，水煎200ml，分两次从胃管注入。

二诊　1974年3月18日，住院三天。患者大便两次，为稀便，排气较多，腹痛已停止。

【查体】 腹部肠型、腹胀已消失，腹部软，已无明显压痛。听诊：肠鸣音略强。

【舌脉诊】 舌质淡红，苔薄；脉和缓。

患者腑气已通，病情好转。仍以通气散郁、恢复胃肠道功能为主要治则。

处理：停止胃肠减压，并进流汁饮食，继服中药以固疗效。

【处方】 炒莱菔子12g　炒桃仁12g　厚朴12g　枳实12g　木香12g　大黄10g　赤芍12g　当归12g　青皮12g　陈皮12g　甘草6g

四剂，一日一剂，水煎服。

三诊　1974年3月22日，自停胃肠减压、进流质饮食后，病人未感腹痛；无呕吐、腹胀；肛门排气正常；大便一日一次，稀，量不多。查：病人一般情况好，各生命征稳定；腹部软，不胀，无肠型、蠕动波；无压痛；痊愈出院。

后随访五年，未见发病。

按语　肠梗阻，祖国医学属于"脘痛"，"腹痛"证范畴。是外科急腹症之一，临床分型按起病缓急可分为急性肠梗阻与慢性肠梗阻；按是否有血运障碍分为单纯性肠梗阻与绞窄性肠梗阻；按梗阻部位高低可分为高位肠梗阻与低位肠梗阻；按病变部位梗阻程度可分为完全性肠梗阻与不完全性肠梗阻；按梗阻后肠动力状况可分为机械性肠梗阻与麻痹性肠梗阻。细致的分型是为了对病因、病理有详尽概括和了解；并能准确的掌握与判断病情变化及病变程度；以便在临床上正确的把握时机，取得最理想的治疗效果。

保守治疗与手术治疗，均有各自的理论依据和临床指征。采取哪种方法治疗，需要在临床上有机的结合，根据病人的具体情况，正确的选择和掌握，只要治疗措施得当，就能取得满意的疗效。

问题的关键在于什么情况下实行中西医结合治疗，并把握好病情归转，十分重要！以下几条，可供参考。

（1）临床上遇到肠梗阻病人，在观察患者无休克征象；生命征稳定；无严重腹膜炎表现；除病情外病人的体质、生活条件、工作环境与性质、家庭经济状况等均允许和可以施行保守者，可应用中西医结合方法治疗。

（2）以手术做后盾，保守治疗中密切观察病情变化。具体观察事项是：①生命征变化；②腹部压痛范围与程度；③有无腹胀，有无反跳痛；④有无包块：包块的大小、压痛、及软硬程度等。

（3）治疗后病情的归转：保守治疗的重点在于严密观察病情，经系统治疗后观察病人的病情是否好转，即生命征是否稳定；腹痛、腹胀、呕吐是否减轻；腹部压痛是否好转；排气、排便是否趋于正常等等。

治疗后出现两种情况：一是诸症状、体征明显好转，提示保守治疗有效。继续治疗直至痊愈；二是病情不见好转，或者加重，通常为观察24~36小时，病情不见好转者，即可考虑手术治疗。

观察时间的长短,以临床具体情况而定。

中西医结合治疗可归纳为两句话,即:"保守治疗到最大限度并成功,达最佳极致;手术治疗在非手术疗法无效时,而适逢其时"。这也是中西医结合治疗急腹症,提高治愈率,降低死亡率的关键所在。

第六节　肠痈(急性阑尾炎)

案例1　于某,男,40岁,农民,山东省高密市姜庄镇人。

【主诉】　因右下腹转移性疼痛伴发热、恶心两天,于1983年6月5日就诊。

患者于两天前感上腹及脐周围疼痛,呈持续性,伴有恶心,未呕吐;疼痛半天后,转至右下腹,且固定。腹部拒按;自腹痛后大便一次,质稍稀,无脓血;小便赤,伴有发热,体温在37.5℃。既往无腹痛史。

【查体】　T 37.6℃,P 80次/min,R 20次/min,BP 130/80 mmHg。

神志清,心肺无异常发现;腹部稍胀,无肠型及蠕动波;右下腹部压痛,轻度反跳痛,无包块,无明显腹部肌紧张。

【舌脉诊】　舌苔薄白,脉浮数。

【辅助检查】　血常规报告:WBC 11.6×10⁹/L,N 0.87,L 0.30,E 0.01,M 0.008,Hb 125g/L,RBC 3.52×10¹²/L,PLT 300×10⁹/L,CT 3 min,BT 2 min。

【西医诊断】　①急性阑尾炎;②局限性腹膜炎。

【中医诊断】　肠痈(瘀滞型)。

治则:清热解毒、行气活血。

【处方】　大血藤60g　川楝子15g　双花20g　粉丹皮12g　炒桃仁12g　元胡12g　木香10g(后下)　大黄10g　甘草6g

六剂,一日一剂,水煎温服。

二诊　1983年6月11日,服药后腹痛减轻,大便稍稀,能下地活动。

【查体】　体温37.3℃,腹部压痛范围缩小,反跳痛已不著,肌紧张不著,腹部炎症已趋局限。

【舌脉诊】　舌苔薄白,脉浮。

【处方】　冬瓜仁15g　炒桃仁12g　薏苡仁20g　双花15g　连翘12g　粉丹皮12g　木香10g　元胡10g　紫花地丁15g　大血藤15g　赤芍12g　甘草6g

八剂,一日一剂,水煎温服。

三诊　1983年6月20日,服药治疗后腹痛基本消失;进食后腹部无不适;大便一日一次,软;体温正常;右下腹仍有轻度压痛。

【舌脉诊】　舌质淡红,苔薄白,脉平缓。

【处方】　双花15g　赤芍10g　大血藤15g　炒桃仁12g　薏苡仁15g　连翘12g　粉丹皮12g　木香10g　地丁12g　甘草6g

六剂,一日一剂,水煎温服。

四诊　1983年6月29日。共服药二十剂,患者腹痛已消失,饮食及二便正常,查体温36.5℃,腹部压痛消失。

复查血象:白细胞及中性均在正常范围。

病情痊愈。随访三年，未见复发。

案例2 蒋某，男，50岁，工人，山东省胶州市铺集减速机厂。

【主诉】 因转移性右下腹疼痛，伴恶心、呕吐三天，于1984年10月6日就诊。

患者于三天前上午在工厂做工时，突感上腹部疼痛，伴有恶心，呕吐一次，为胃内容物，当日在厂卫生所疑诊"急性胃炎"，给予静脉输液加庆大霉素32万单位，肌内注射胃复安20mg，疼痛稍减。但于当日下午腹痛转移至右下腹及脐周部，呈持续性，伴有发热，测体温在37.8℃，并继续输液、抗感染治疗，因腹痛未止来诊。

【查体】 T 38℃，P 80/min，R 20次/min，BP 115/75mmHg。

神志清，痛苦病容，一般情况尚好，心肺未闻及异常；腹部稍胀，无肠型；脐部及右下腹部压痛，有反跳痛及肌紧张；未扪及包块。

【舌脉诊】 舌质红，苔黄腻，脉洪数。

【辅助检查】 血常规检查：WBC 15.6×10^9/L，N 0.90，L 0.30，E 0.02，M 0.01，PLT 250×10^9/L，BT 2 min，CT 3 min。

腹部X透视："腹部轻度胀气，未见气液平面改变。"

【西医诊断】 ①急性阑尾炎；②局限性腹膜炎。

【中医诊断】 肠痈（成脓型）。

治疗：中西医结合治疗。

西药：NS 500ml、头孢氨苄6g。

甲硝唑250ml。

5% GNS 500ml、维生素C 2.0g、维生素B_6 200mmg。

5% SB 250ml。

静脉注射，一日一次。

【处方】 大黄12g 粉丹皮12g 冬瓜仁15g 炒桃仁12g 川楝子12g 双花20g 大血藤20g 连翘15g 薏苡仁30g 甘草10g 赤芍12g 芒硝6g（各包后下） 木香10g

四剂，一日一剂，水煎温服。

针刺取穴：足三里、阑尾、曲池、内庭、天枢。泻法，强刺激，留针1~2小时，一日两次。

二诊 1984年10月10日。中西医结合治疗四天，病人腹部疼痛、腹胀明显减轻；便软，一日两次。查：体温下降至37.5℃，腹部压痛减轻，压痛范围局限在右下腹，仍有轻度反跳痛。

【舌脉诊】 舌质红，苔黄腻；脉洪大。

治疗：

（1）西药，应用同前。

（2）中药处方：双花20g 连翘15g 蒲公英20g 黄芩12g 大黄10g（后下） 芒硝6g（各包后下） 红藤50g 薏苡仁20g 炒桃仁12g 冬瓜仁15g 粉丹皮12g 川楝子12g 木香10g

六剂，一日一剂，水煎温服。

针刺：足三里、阑尾、曲池、内庭、天枢。泻法，强刺激，留针1~2小时，一日两次。

三诊 1984年10月16日。住院治疗十天，病人腹痛、腹胀基本消失。饮食增加，大便稀，一日2~3次。查：体温37.3℃，腹部压痛减轻，反跳痛、肌紧张消失。

舌质红，苔薄黄，脉洪。

【处方】 双花20g 连翘15g 地丁20g 蒲公英20g 黄芩12g 薏苡仁30g 大黄10g 木香10g 粉丹皮12g 川楝子12g 红藤50g 甘草10g

八剂，一日一剂，水煎温服。

针刺取穴：足三里、阑尾、内庭、天枢，泻法，中等刺激，留针 1 小时，一日两次。

四诊　1984 年 10 月 25 日。中西医结合治疗后，患者腹痛、腹胀已消失；食欲尚好；二便如常。

【查体】　体温 37℃，腹部压痛、反跳痛均消失。

【舌脉诊】　舌质淡红，苔薄微黄；脉平缓。

复查血象：WBC $7.6×10^9$/L，N 10.78。

办理出院回家，带中药内服。

【处方】　连翘 15g　地丁 15g　蒲公英 20g　大黄 10g　薏苡仁 20g　红藤 15g　粉丹皮 12g　赤芍 12g　甘草 10g

十剂，一日一剂，水煎服。

二诊　患者治疗后经 2 个月、半年、一年、两年追踪随访与复诊，未见病情复发。

第七章　肝胆系病证

第一节　胁痛（急性胆囊炎）

张某，男，工人，39 岁，山东省日照市石臼港人。

【主诉】　右侧胁痛拌食欲不振、恶心、口干、便干四天，在家静脉输液未见好转，于 2004 年 10 月 5 日就诊。

患者以往身体健康，无腹痛史。四天前因饮酒并过量食用油腻食物，之后即感右胁部及右上腹部疼痛，呈持续性；有时放射至右肩背部；伴发冷，微热；食欲不振、恶心、口苦、大便干燥；在家诊断为胃炎，治疗后效果不著，疼痛加重就医。

【查体】　T37.5℃，P 80 次/min，R 20 次/min，BP 130 /75mmHg。

发育营养好，神志清；全身皮肤、黏膜无黄染；头颈无异常；心肺未闻及异常；腹部稍胀，肝脾不大，右卜腹压痛，墨菲氏征阳性。

【舌脉诊】　舌质红，苔薄黄；脉滑数。

【辅助检查】　外科血常规：Hb 135g/L，RBC 3.35×10^{12}/L，WBC 13.2×10^{9}/L，N 0.85，L 0.3，M 0.01%，E 0.02%，BT 3 min，CT 3.5min。

腹部B超检查报告："右肝斜径12.5cm；左肝前后径6.2cm，上下径7.8cm；被膜光滑，内部回声中小光点，均匀；肝动脉，门、腔静脉，总胆管口径均在正常范围；胆囊增大，壁厚1.1cm，毛糙；胰、脾、双肾未见明显异常。"

【西医诊断】　急性胆囊炎。

【中医诊断】　胁痛，肝胆湿热证。

【处方】　黄芩 12g　栀子 12g　龙胆草 10g　柴胡 12g　郁金 12g　清半夏 12g　枳壳 12g　元胡 12g　川楝子 12g　木香 10g　泽泻 10g　大黄 10g　甘草 10g

六剂，一日一剂，水煎温服。

嘱忌饮酒及食辛辣油腻食物。

二诊　2004 年 10 月 12 日。患者述服药后胁部及右上腹疼痛、恶心明显减轻；发冷、发热、口苦好转；大便转软。

【舌脉诊】　舌质仍红，苔薄黄腻；脉滑。

【处方】　虎杖 12g　龙胆草 10g　柴胡 10g　栀子 12g　黄芩 12g　郁金 12g　生地 12g　车前子 12g（包煎）　清半夏 12g　枳壳 12g　大黄 10g（后下）　木香 10g　川楝子 12g　甘草 10g

八剂，一日一剂，水煎温服。

三诊　2004 年 10 月 21 日。服药十四剂，患者自述右胁及右上腹部疼痛及发热、口苦、恶心均消失；食欲较前增加；大便爽，一日一至两次；小便转清。查：T 36.7℃，右上腹压痛消失，墨菲征（-）。

【舌脉诊】 舌质淡红，苔薄微腻；脉平缓。

B超复查提示："胆囊正常大小，壁厚0.3cm，黏膜光滑。"

血象复查：白细胞及中性粒细胞均在正常范围。

治疗后随访三年，未见病情复发。

第二节 鼓胀（乙肝肝硬化腹水并昏迷）

苑某，男，50岁，农民，山东日照市莒县人。

【主诉】 患者有癫痫病史三十四年；食欲不振、腹胀，恶心、消瘦、乏力六年，伴腹水半年；嗜睡，鼻及牙龈出血三个月；烦躁、手颤、神识不清半月，于1997年3月28日就诊。

患者近六年来，患有食欲不振，腹胀，恶心，腿懒，乏力，且身体消瘦，去本地乡镇医院及县医院诊断为乙型肝炎，给予中西药物治疗，病情一直未愈。近半年来腹部进一步胀大，消瘦加重，到医院B超检查为肝硬变腹水，近3个月来鼻及牙龈频繁出血，精神萎靡，蜷曲嗜睡，间或有鼾声，时而烦躁手颤，呼出气息有酸臭味，小便短少色黄。曾去县医院治疗，近半月来病情加重，神识不清，嗜睡；因小便很少，腹水不减，利尿药无效；昏迷加深，不省人事；在县医院住院45天，下病危通知。后辗转来我院治疗。

既往史：自16岁起，患有癫痫病，时常突然昏倒，不省人事，双手紧握，口吐白沫，醒后记忆力减退，平素反应迟钝。

家族史：无癫痫病发生。

【查体】 T 37℃，P 80次/min，R 20次/min，BP 105/70mmHg。

发育尚好，营养不良，体重53kg；神志恍惚，呈昏睡态，呼吸有酸臭味；全身皮肤暗黄色，巩膜黄染；颈软；心肺未闻及异常；腹部胀大，可见腹壁静脉曲张；蛙式腹，腹水征阳性。

【辅助检查】 肝功能检查：总蛋白50g/L，白蛋白39g/L，球蛋白3.0g/L，总胆红素25μmol/L，ALT 100U/L，AST 80U/L（37℃），ALP 190U/L，GPT 195U/L，G OT 55U/L。

Hbsag 阳性。

CO_2-CP 21.5mmol/L。

B超检查报告："肝脏体积缩小，被膜增厚，呈锯齿状。左肝前后径4cm，上下径5.5cm；右肝斜径8.7cm，内部回声粗，呈中粗亮点。门静脉16.5mm 左肝静脉12mm 右支12.5mm 胆囊肿大，双边征（+），壁厚0.6cm；脾厚12.5cm。下腹部探及腹水暗区约20cm。

血常规检查 Hb 105g/L，RBC $3.2×10^{12}$/L，WBC $6.7×10^9$/L，N 0.76，L 0.30，E 0.02%，M 0.075，B 0.04，BT 3 min，CT 7 min。

【舌脉诊】 舌质红，苔黄腻；脉弦滑数。

【中医诊断】 鼓胀证。

【西医诊断】 ①乙型肝炎，肝硬化并腹水；②肝性脑病（肝昏迷）。

病机分析：久病体虚，痰热水湿互结，正虚邪盛；痰热上扰，蒙蔽心窍；证见神识昏迷，间有烦躁，口臭，尿少。

【舌脉诊】 舌红、苔黄腻；脉弦滑数。

治则：清热利湿，豁痰开窍，熄风泄浊。

【处方】 石菖蒲12g 茵陈30g 郁金12g 胆南星10g 清半夏12g 车前子12g（包煎）大腹皮12g 木通10g 栀子12g 滑石15g 云苓12g 远志12g 制鳖甲10g 茅根20g 板蓝根

30g　石决明 12g　甘草 10g

十剂，一日一剂，水煎温服。

另服安宫牛黄丸，一日 2 次，一次 1 丸。

西药应用：静脉输液，高糖，能量，大剂量维生素 C，维生素 K，维生素 B_6，28.75% 谷氨酸钠 80ml 静脉注射，每日 1 次。5% SB 250ml，速尿 40mg 静脉注射，每日 1 次；口服联苯双脂 10 粒，每日 3 次，γ-氨硌酸 2 片，每日 3 次。

西医每日查房，多次巡视病房。

二诊　1997 年 4 月 9 日。经中西医结合治疗十余天后，病人神志较前清醒；尿量增多；腹水减少；饮食也较前增加。

【舌脉诊】　舌质红及苔黄腻变浅，脉仍弦滑。

继续中西结合治疗。

【处方】　茵陈 20g　栀子 15g　清半夏 12g　板蓝根 30g　白茅根 15g　车前子 10g　木通 10g　大腹皮 12g　石菖蒲 12g　制鳖甲 12g　赤小豆 30g　薏米 30g　郁金 12g　泽兰 10g　云苓 10g　甘草 10g

十五剂，一日一剂，水煎温服。

三诊　1997 年 4 月 25 日，病人神志已经清醒，能答其所问，能进食一般较软流质食物及果蔬，尿量较前增多，尿变淡黄色，巩膜皮肤黄疸减轻，腹水明显减少，肝功能检查已明显好转，腹部 B 超腹水暗区缩小。

【舌脉诊】　舌质淡红，苔薄黄稍腻；脉仍见弦滑。

【处方】　板蓝根 20g　谷精草 12g　贯众 12g　茵陈 20g　车前子 12g　栀子 12g　泽泻 10g　木通 10g　薏米 30g　滑石 12g　泽兰 10g　郁金 12g　大腹皮 15g　制鳖甲 12g（研冲）　甘草 10g　三七 6g　赤小豆 30g

一日一剂，水煎温服。

四诊　1997 年 5 月 29 日，住院治疗 2 个月。病人病情大为好转；神志清晰；食欲增加；黄疸已经消退；腹水也已消失。

腹部 B 超检查："左肝前后径 5.5cm，上下径 6.7cm，右肝斜径 10.5cm，内部回声亮点变细，均匀；门静脉 14.2mm，左肝静脉 10.5mm，右肝静脉支 10.7mm，胆囊壁厚 0.5cm，脾厚 8.7cm，未探及腹水。"

【舌脉诊】　舌质红，苔薄白稍腻；脉稍弦滑。

肝功检查均接近正常值水平。

病情基本稳定，好转出院。回家继续服用中西药物治疗，以软肝柔肝、恢复肝细胞功能、清除乙肝病毒为主。

【处方】　板蓝根 20g　贯仲 12g　大青叶 20g　泽兰 12g　柴胡 10g　郁金 12g　五味子 10g　制鳖甲 12g　炒白术 12g　当归 12g　炒白芍 12g　炒谷芽 12g　谷精草 12g　甘草 10g

一日一剂，水煎温服。

西药以口服为主：维生素 C、食母生、ATP、联苯双脂，γ-氨硌酸片等。

五诊　1997 年 10 月 3 日，经治疗半年复诊，患者精神好，饮食如常，肝功能检查已接近正常。

B 超检查肝脾恢复近如常人；乙肝表面抗原转为阴性。

治疗后随访：此患者经连续十多年复诊与随访，肝功正常，由多处医院乙肝表面抗原测定均报告为阴性，原癫痫病也很少复发。

按语 鼓胀一证，病因较多，但总不外乎外感、内伤二个方面。外感病因有病毒感染、血吸虫病；内伤多由酒食不节、暴怒伤肝、忧思伤脾、肝失疏泄；气滞血瘀，脉络淤阻；或脾失健运，水湿内停；气、血、水壅结而成。

本病例有癫痫病史二十余年，六年前查有乙型肝炎，几经治疗，病情迁延，续发鼓胀。

乙肝肝硬变并腹水，肝昏迷在西医属于危重症范围，治疗上多很棘手。该病人就诊时突出矛盾是肝功能衰竭与昏迷，本着急则治其标的原则，治疗上当以恢复肝功能为首选。以清热利湿，豁痰开窍，息风泄浊为主；并加服安宫牛黄丸，使其醒脑安神，待痰浊祛除，神志清醒，腹水减少，诸症好转。后期则给予健脾柔肝及病因治疗，使肝功尽快恢复，乙肝抗原转为阴性，收效甚好。

第三节 臌胀（乙肝，肝硬化并腹水）

案例1 牛某，男，49岁，农民，山东省安丘市临浯人。

【主诉】 因食欲不振，恶心，腹胀三年；伴消瘦，下肢浮肿，腹部膨大半年。于1986年4月4日就诊。

患者于近两年来感到恶心，腹胀，食欲不振；小便发黄；伴全身乏力，疲倦；到本市医院诊断为"乙型肝炎"经住院治疗后，好转出院，在家一直服用保肝药物。于半年前腹部逐渐胀大，身体也逐渐消瘦，双膝关节以下浮肿，小便量少，精神困倦，畏寒懒动，便稀，卧床不起，因病情加重来诊。

【查体】 T37℃，P72次/min，R18次/min，BP115/75mmHg。

发育好，营养不良；体重52.5kg；神志清；精神不振；颧骨突出，双眼窝下陷；巩膜轻度黄染；颈软；心肺未闻及异常；腹部胀大，高出肋缘，呈蛙式腹；腹壁静脉充盈，腹水征阳性，脾肋下4cm，双下肢有凹陷性水肿。

【辅助检查】 腹部B超报告："右肝斜径6.8cm，左肝前后径4.5cm；上下径5.5cm；肝脏体积明显缩小，呈镰刀型；肝被膜增厚，呈锯齿状；内部回声呈中粗光点；门静脉直径18mm，肝静脉左支13.7mm，右支直径13.2mm。胆囊壁厚0.45cm，脾厚15.5cm。膈下腹水暗区21cm，下腹腹水暗区33cm。"

肝功能检查：血清总蛋白4.5g/L，A 5.9g/L，G 2.1g/L；总胆红素21ummol/L，结合胆红素10 μmmol/L，ALT 260U/L（37℃），AST 155U/L（37℃），GPT 180U/L，GOT 155U/L，ALP 700U/L（37℃）。

血常规：Hb 115g/L，RBC 3.5×10^{12}/L，WBC 7×10^9/L，N 0.65，E 0.04，B 0.005，L 0.3，M 0.07，PLT 250×10^9/L，BT 4 min，CT 6 min。

尿胆素测定：（+），尿胆原（±）。

乙肝表面抗原（+）。

中医诊查：患者身体消削，腹大如鼓，下肢浮肿。

【舌脉诊】 舌质淡白，苔腻；脉缓。

病机辨证：寒湿困脾，脾阳不振，水湿内停。

【中医诊断】 臌胀。

【处方】 炒白术12g 苍术12g 熟附子6g（先煎） 干姜10g 云苓12g 苓皮12g 大腹皮12g 车前子12g（包煎） 党参12g 黄芪15g 泽泻12g 砂仁12g 肉桂6g 木香10g

陈皮 12g

一日一剂，水煎温服。

西药：静脉滴注高糖、能量合剂、氨基酸、维生素 C、维生素 B$_6$、维生素 K；口服氨苯蝶啶 50mg，每日 2 次，联苯双脂滴丸 10 粒，每日 2 次。

二诊　1986 年 4 月 16 日。询问病人及家属，述治疗一周后患者病情即有所好转。食欲较前增加；乏力、体倦减轻；精神明显好转；尿量增多；腹水减少。

【舌脉诊】　舌质仍淡白，苔白腻稍减；脉濡缓。

【处方】　熟附子 6g（先煎）　肉桂 10g　砂仁 12g　党参 12g　黄芪 15g　炒白术 12g　车前子 12g（包煎）　泽泻 10g　苍术 12g　厚朴 12g　大腹皮 15g　姜皮 12g　陈皮 12g　云苓皮 12g　制鳖甲 10g　甘草 10g

一日一剂，水煎温服。服一周，停三天再服。

内服西药：维生素 C、维生素 K、复方维生素 B、肌苷片等。

三诊　1986 年 5 月 6 日。中西医治疗月余，患者精神及食欲均好；营养状况改善；大便一日一行，干润适中；小便较前增多，腹水消退过半；自觉身体较前有力。

查舌质红润，苔薄腻；脉仍濡缓。

肝脏 B 超检查提示："肝脏体积仍小，回声均匀，呈中小光点。""脾厚 12.5cm，下腹腹水暗区 12cm"。

【处方】　肉蔻 12g　熟附子 6g（先煎）　炒苍术 12g　炒白术 12g　党参 12g　黄芪 15g　肉桂 10g　炒薏米 30g　车前子 12g（包煎）　五味子 10g　谷精草 10g　郁金 12g　大腹皮 15g　云苓皮 12g　陈皮 12g　赤小豆 30g　甘草 10g

一日一剂，水煎温服。

四诊　1986 年 6 月 10 日，治疗两个月。检查病人精神面色均好，黄疸已退，腹水及双腿浮肿均消失。复查肝功能好转；B 超复查肝脏体积增大；脾肿大缩小至直径 8.6cm；腹水暗区消失。患者二便如常。

【舌脉诊】　舌质红润，苔薄稍腻；脉和缓有力。

【处方】　郁金 12g　柴胡 10g　炒白术 12g　制鳖甲 10g（研冲）　谷精草 12g　贯众 12g　板蓝根 15g　厚朴 10g　炒苍术 12g　五味子 10g　炒白芍 10g　丹参 12g　炒薏米 30g　甘草 10g

一日一剂，水煎温服。服一周停三天再服。

内服西药：维生素 C、维生素 K、复合维生素 B、肌苷片等。

五诊　1986 年 10 月 6 日。经治疗半年，患者食欲正常；全身营养状况良好；腹部检查腹水征消失，双下肢无浮肿。

肝功能检查已近正常。

B 超提示：肝脏体积回声均较前良好改变；脾厚 6.5cm。

【舌脉诊】　舌质红润，苔薄润；脉和缓有力。

病已基本临床痊愈。四诊后采用间断用药，即用一周停三天，以休养胃气，增进食欲。

至治疗一年后多次检查肝功能恢复正常。

B 超观测报告："原增厚之肝被膜、硬变之肝脏恢复增长如常人，肝体积比前增大；肝被膜锯齿状表现消失，变为光滑，回声正常；肝内回声均匀。"

乙肝五项检查提示：经数家医院做乙肝表面抗原（HbsAg）均转为阴性。

本病例治愈后连续二十年随诊随访，病人一切正常，并能参加较重体力劳动。

按语　乙型肝炎、肝硬化并腹水（鼓胀证），临床治愈比较困难，而使病毒抗原转阴亦很费力。此例患者，肝功能破坏严重，腹水量多；消瘦，病人全身情况差；有畏寒，体倦，便稀，小便短少，舌淡白，苔腻，脉缓等表现。临床辨证属水湿困脾，脾阳不振，寒湿内停；治法上首当温补脾阳，健脾利水为主，待腹水与水肿消除后，则于方药中加用软肝柔肝、抗病毒以及补脾扶正、疏肝理气之品，使脾气健运，肝气条达，土木调和，疏运正常。

案例2 丁某，男，工人，山东省昌邑市人。

【主诉】 因乙肝病毒携带七年，腹胀、食欲不振，恶心、乏力半年；于2010年3月12日初诊。

患者于七年前查体时发现有乙肝病毒携带，肝功能正常，并一直在工厂从事劳动。近半年来，时感腿懒、乏力，食欲不振，伴恶心，身体消瘦，两个月前到本县医院检查肝功能异常，给于护肝药物治疗未愈，今就诊。

【查体】 神志清，消瘦体质，面色晦暗，颈及胸前有蜘蛛痣；心肺未闻及异常；蛙式腹，腹部胀大，腹水征（+），肝脾未扪及肿大；肝区轻度叩击痛。

【舌脉诊】 舌质黯紫，有瘀斑；苔腻，脉弦涩。

【辅助检查】 肝功能检查：GPT 160U，GOT 70U，TTT 18U，TFT（++），ZNTT 20U，CCFT（+++）。

乙肝五项检查报告：HbsAg（+）。

腹部B超报告："右肝斜径5.5cm，左肝前后径4cm，上下径4.5cm，被膜呈锯齿状增厚；肝内回声中粗光点，回声尚均匀；脾厚4.2cm；双肾大小形态、集合系统均未见异常；腹腔内见液性暗区，最大者3.5cm。"

【西医诊断】 乙肝、肝硬变并腹水。

【中医诊断】 鼓胀，瘀结水留证。

治则：活血化瘀，疏肝利水。

【处方】 柴胡10g 三棱12g 莪术12g 当归12g 川芎12g 炒桃仁12g 泽兰10g 郁金12g 制鳖甲12g 大腹皮12g 苓皮12g 贯众12g 炒薏米20g 炒苍术12g 炒山楂12g 炒麦芽12g 泽泻10g

十剂，一日一剂，水煎温服。

二诊 2010年3月23日。服药后患者感腹部较前舒适，腹胀、恶心减轻；小便量增多；色淡黄，大便一日一行，食欲稍增。

【舌脉诊】 舌质黯紫，苔腻；瘀斑仍见，脉弦涩。

加用西药：20%GS、维生素C、维生素B$_6$、ATP、CO-A、肌苷等静脉滴注，一日一次。联苯双脂滴丸10粒，一日三次口服。

【处方】 板蓝根20g 贯众12g 制鳖甲12g 谷精草12g 柴胡12g 当归12g 三棱12g 莪术12g 泽兰10g 郁金12g 焦山楂12g 云苓12g 大腹皮12g 炒白术12g 炒苍术12g 炒薏米20g 泽泻10g 甘草10g

二十剂，一日一剂，水煎温服。

三诊 2010年4月15日，服药三十剂，自觉症状愈减；食欲增加；腹胀及恶心基本消失；二便如常。

【舌脉诊】 舌质稍黯，苔薄白；脉弦。

【处方】 板蓝根20g 贯众12g 五味子10g 谷精草12g 三棱12g 当归12g 制鳖甲12g 郁金12g 炒山楂12g 炒白术12g 炒苍术12g 云苓12g 炒薏米20g 腹皮12g 苓皮12g

木香 3g　甘草 10g

一日一剂，水煎温服。

四诊　2010 年 4 月 20 日，中西医治疗三个月，患者身体状况较前改善；食欲增加；原腹胀及食欲不振、恶心等均愈；自觉腹围变小。

【舌脉诊】　舌质淡红，苔薄白；脉弦细。

肝功检查："GPT 60U，GOT 40U，TTT 12U，ZNTT 18U，TFT（-），CCFT（+）。

B 超报告："右肝斜径 6.5cm；左肝前后径 4.5cm，上下 5.0cm；肝被膜较前变薄，光滑；内部回声均匀，呈中小光点；胆囊大小、形态、壁厚正常；脾厚 3.9cm。"

【处方】　柴胡 10g　丹参 15g　当归 12g　三棱 12g　泽兰 10g　郁金 12g　制鳖甲 12g　板蓝根 15g　五味子 10g　贯众 12g　生地 12g　炒白术 12g　云苓 12g　枸杞子 12g　焦山楂 12g　炒谷芽 12g　苓皮 12g　甘草 10g

一日一剂或隔日一剂，水煎温服。

五诊　2010 年 9 月 17 日。中西药治疗半年有余，患者述身体有力；食欲好；精神饱满；原腹胀不适均消失；二便如常。

【舌脉诊】　舌质红润，苔薄白；脉和缓有力。

复查肝功能各指标正常。

经三处医院乙肝五项检查报告：HbsAg（-）。

腹部 B 超报告："右肝斜径 7cm；左肝前后径 4.7cm，上下径 5.6cm，肝被膜光滑，肝内回声均匀；胆囊壁光滑，壁厚正常；脾厚 4.2cm；腹腔内未见液性暗区。"

病情痊愈。后经服维生素 C、肝泰乐等药物治疗巩固疗效，经五年随访，患者身体状况正常，肝功能及乙肝五项均正常（乙肝表面抗原阴性）。

第四节　重度肝胆管瘘并极度营养不良手术案例

患者，赵某，女，45 岁，农场工人，河北省唐山市人。

【主诉】　因肝胆手术后腹部瘘管不愈，全身衰弱，卧床不起，于 1993 年 6 月 16 日入院治疗。

患者因左右肝胆管内多发性结石，于 1991 年 10 月在唐山市人民医院行左肝切除、胆囊切除；胆总管切开取石并引流手术。手术后 12 天拆线时，腹部切口见有胆汁样物流出，（原总胆管 "T" 形管仍见部分引流物引出），随在医院给予支持疗法，输血、血浆、氨基酸、并给于抗感染药物，治疗后切口胆汁样物排出减少。但两个月后 "T" 型管引流仍不能拔除（夹管后病人即寒战、发热、腹痛、腹胀，体温高达 38～40℃），尤其患者长期卧床出现厌食，体质每愈况下，只好带管出院回家，回家后每日从 "T" 管引流的胆汁在 400～700ml，遂于 1992 年 2 月到天津人民医院就诊，并给有第二次手术。手术切除部分肝组织及结石并再次放置 "T" 型管引流、腹腔引流。术后半月，再次试图夹管并拔管，但夹管后又出现寒战，高热，腹痛，腹胀等不适，术后拔管又未成功。住院两月再次带管回家休养，因 "T" 型管引流物很多，造成身体过度消耗，加之手术中失血，术后厌食，二次手术后病人体质比第一次术后更差。经静脉营养治疗后身体稍见恢复，病人家属仍不甘心，并于 1992 年 12 月到北京协和医院肝胆外科求治，施行第三次手术。据当时手术记录记载：手术清理探查肝胆管，切除腹腔粘连等组织，再度放置 "T" 形管及腹腔引流，给予多种药物及支持疗法，输血等，但于术后两周欲夹管拔出 "T" 形管时，多次试夹管又出现与前二次在唐山、天津医院相同的情况。病人因发冷发热、腹痛不适而拔管宣告失败。在北京协和医院住院 2 个月后，病人"T"管不能拔除，只好再度带管回家。接连三次手术创伤，病人已经体力不支，卧床不起。虽经数次输血和胃肠外营养治疗，但每日从"T"形管及"T"形管周围流出近 1000ml 液体，且伴有臭味，病人身体仍十分虚弱，加之三次手术近数十万的费用，病人及家属对治疗已经失去信心。后经在山东的亲戚推荐介绍，用担架抬上火车，舍近求远前来诊治。

【查体】 T 37.3 ℃，P 80 次/min，R 19 次/min，BP 105/70mmHg。

患者贫血貌，面色㿠白，全身消瘦，体重 35.6kg。全身皮肤无黄疸及出血斑点，浅表淋巴结无肿大，头颈部未见异常；心律整，无杂音，双肺无啰音；腹部有敷料覆盖，掀开后见右上腹部有长约 20cm 长腹直肌旁切口瘢痕，切口外侧上方右肋沿下有直径 1.5cm 引流管引出。沿引流管周围有脓性物流出。给予切口周围清洁换药，再次试夹管 3 小时。结果，病人又出现腹部不适，且引流管周围流出胆汁样物，约 150ml 之多。给予腹部 B 超检查提示："左肝缺如，未探及胆囊，右肝斜经 18.5cm，肝内胆管部分扩张，并探及数处强光团回声，最大直径 1.2cm，胆总管壁增厚。"

北京协和医院术后经"T"管造影并经 CT 显示："肝下胆管外漏，总胆管下端显示欠清，造影剂沿 T 形管周围流于腹壁皮下。"

【辅助检查】 外科血常规检查："Hb 90g/L，WBC 8.6×10^9/L，N 0.82，L 0.2，E 0.02，M 0.075，RBC 3.50×10^{12}/L，CT 2min，BT 3.5min。

血清 K$^+$ 2.7mmeq，Na$^+$ 110mmeq，Ca 9mmeq，CO$_2$–CP 45 容积%。

EKG："大致正常心电图。"

入院诊断：①重度胆胆管漏。②左肝、胆囊切除术后。③右肝胆管结石。④贫血。⑤重度营养不良。⑥水电解质紊乱、低血钾、酸中毒。

综合病历分析说明，病人经京、津、唐医院三次手术，均告失败。究其原因主要是：

第一，病人全身情况极差；腹腔内"T"形管周围及总胆管组织不愈合；总胆管下端抑或有粘连、水肿致外漏发生。且每经历一次手术患者全身情况就愈衰弱，营养不良、腹腔内局部组织营养障碍，创口就难以愈合；手术次数越多，胆管局部损伤就越严重；因而造成局部瘢痕也越多；愈合的几率越低。

第二，术式选择有误。因为，在总胆管下端不畅的情况下，进行单纯的胆管局部修补，其结果往往是失败的。尽管三次住院手术均给予输血和支持疗法，但对于连续三年内三次手术而言，支持疗法如同杯水车薪。

因此，如不手术改变长期外漏，病人体质会越来越差，大量营养丢失；感染与消耗；病人终将衰竭死亡。但是，如此衰竭的体质又难以耐受第四次手术，再次手术面临很大风险；即使手术也只能成功，不能失败。

入院后本着尽快纠正全身营养不良、纠正水与电介质紊乱、低钾、酸中毒、感染等。十日后于 1993 年 6 月 26 日行胃肠减压，在硬膜外麻醉下再次实行剖腹探查手术。手术沿原切口进入，切除腹壁瘢痕组织，沿"T"形管清除平行于旁侧的瘘管周围组织，直达右肝底部。手术见肝门处网膜孔周围组织增生粘连严重，黑色粗线头密布其中，组织坚韧，用新组织剪剪除都颇感吃力。经仔细解剖、切除清理，发现总胆管"T"形管旁有长约 10.5cm 瘘管，与"T"形管并行，后弯曲达腹壁下，瘘管周围组织增生并包绕，见多量缝线线结，予以分离切除后，拔除"T"形管，吸净总胆管溢出的胆汁，用胆道探条向下探查，遇到阻力并勉强通过至十二指肠内。于右肝内胆管内取出直径 0.2~0.5 cm 结石两块，用导尿管插入并用生理盐水冲洗胆总管上、下端，冲洗胆总管后，斟酌下一步手术方案，设想如果再行前三次一样的手术方法（修补胆总管及瘘道，"T"

形管和腹腔引流，或总胆管十二指肠吻合术），手术仍不能成功。随当机决定，施行空肠与总胆管与瘘口吻合手术。

经分离空肠系膜后将空肠断端封闭，在盲端侧壁与总胆管及瘘管处做严密吻合两层，将原"T"管切口与瘘管全吻合于吻合口内，与空肠切口通畅对应，使胆总管与空肠、空肠与空肠呈"Y"形吻合。术毕清理腹腔，清点器械及手术物品，于右侧网膜孔处置引流管一条，缝合腹壁。术后继续胃肠减压，禁饮食，输液、抗感染，继续应用支持疗法，使用血浆蛋白与全血。术后病人 T、P、R、BP 稳定，三天后拔除腹腔引流，四天拔除胃肠减压，手术后十二天拆除腹壁切口缝线，自停止胃肠减压后进流质饮食，并递增质量。观察进食后腹部无不良感觉，且饮食渐增，体力渐趋恢复，共住院 25 天，痊愈出院。

病人治愈后，医护人员及患者全家皆无比喜悦。为表示对医护人员谢意，病家随赠一锦旗。

术后历经 2 个月、半年、三年、五年、十五年随访与复诊，患者身体恢复一切正常。两年后体重已由手术前 35.6 kg 增加到 63 kg，并能从事一切家务劳动。

按语 本病例三年余经京、津、唐三家医院三次手术均未治愈，且总胆管瘘愈加严重；以至于发生严重的营养不良与身体衰弱；已达病入膏肓的境地。究其主要原因，为对该病例选择的手术方法不当。在病人全身情况不良，组织难以愈合的情况下，一次又一次的修复瘘道，其结果往往是失败。因为，任何部位，也无论施行什么手术，局部组织的愈合力十分重要。该病例尽管每次手术前后均给予输血及支持疗法，但总胆管瘘道处组织仍血运不佳，组织脆弱。重蹈覆辙的反复修补就难以成功。而在总结以上教训的基础上，笔者采用的总胆管与空肠"Y"形吻合术，使总胆管充分得以引流，且无外瘘发生之忧，手术方一举成功。

第五节　罕见胆总管下端阻塞致巨胆管扩张症误诊肝坏死案

患者，管某，女，48 岁，农民，山东青岛市胶南县人。

【主诉】　因反复右上腹部隐痛、腹胀、恶心、食欲不振 5 年；伴黄疸、昏迷、病情加重 2 月余；于 1975 年 3 月 26 日转来院诊治。

患者于 5 年前，反复发作右上腹、右季肋部隐痛，低热，伴有腹胀，食欲不振，恶心，到所在乡镇卫生院服过中西药物治疗未见好转。来院前 2 个月，因黄疸加深，嗜睡，病情加重转县医院治疗，县医院病历提示，入院时 T 38℃，P 84 次/min，R 21 次/min，BP102/65 mmHg。患者营养不良，身高 165 cm，体重 50.5 kg，神识模糊，全身消瘦伴皮肤深度黄染，皮肤弹性差，无出血斑点，浅表淋巴结未见肿大。巩膜深黄，双瞳孔等大，对光反射好，呼吸有酸臭味；舌苔黄腻；颈软；心律整，84 次/min，无杂音，心音稍弱，A2＝P2；双肺呼吸音粗糙；腹部膨隆，并腹水症（+++），上腹部、右上腹部有压痛，轻度反跳痛，右侧肝区有叩击痛，听诊肠鸣音弱，双下肢见轻度凹陷性水肿。

【辅助检查】　血常规：Hb 105g/L，WBC $1.08×10^9$/L，N 0.85，L 0.25，E 0.04，M 0.05，B 0.005，PLT $180×10^9$/L，RBC $2.9×10^{12}$/L。

肝功能检查：TTT30U，ZNTT 40U，TFT（+++），48 h CCFT（+++），SGPT 120U，SGOT 70U，IⅠ 105 U。

胆红素试验：直接胆红素强阳性，间接胆红素阳性。

CO_2-CP　45 容积％。

尿常规：尿胆原 7.5mg/24h。

大便常规：潜血（-）。

腹部 A 超："右上腹见混合回声信号"。

EKG："窦性心律，心率 86 次/min，大致正常心电图"。

抽取腹水常规检查：未发现癌细胞。

县医院诊断：①慢性肝炎并肝硬化腹水；②肝衰竭、肝昏迷；③腹水并感染。

患者在当地医院给予护肝治疗，大量维生素 C、维生素 K、ATP、肌苷、18-氨基酸、谷氨酸钠、碱性药物、利尿剂及抗生素等。1 周后病情曾有所好转，体温趋于正常，神志较前清醒，复查肝功能等各项指标也略有好转。但入院后病人一直未进食，2 周后病情又加重，体温升高，神志模糊，嗜睡不醒，腹水较前增多，多次给于血浆蛋白及输血等支持疗法，病情始终不见好转，共住院 45 天，因昏迷加深，因病情危重，下病危通知。1975 年 3 月 25 日病人出院回家，并做了后事准备。

病人回家后次日，家人辗转邀余到病人家中初诊，见患者已身穿寿衣，平卧炕上，四肢僵直，神志不清，呼吸极微，只等咽气后做敛丧之事。

【查体】 病人神识不清，呼吸微弱，尚有一息；能扪及脉搏微跳，压迫眶上神经稍有反应。病人全身深度黄疸，体质消瘦，腹部膨大，腹水征（+++），双下肢浮肿；仔细进行腹部触诊，并避开腹水可扪及肿大之肝脏，约肋下 8cm，剑突下 6 cm，质地韧。脾脏肋下 3 cm。仔细翻阅原有病历，所去医院诊断为肝坏死、肝硬化（即肝萎缩），病人体征与诊断难以符合。再从病人的病史调查，患者一直有发热，并时有发冷、腹部阵痛，虽无阵发性剧烈疼痛，但仍具备"夏-科三联征"征象；各种辅助检查虽似是肝细胞性黄疸，但仔细分析，仍可以用阻塞性黄疸并有肝细胞损害解释。经反复斟酌鉴别分析认为：该病人原诊断错误。住院期间的内科一系列处理措施虽然正确，但因病人存在外科情况是其主要矛盾。因此，外科情况不解决，病人就不能治愈，由此引起的一切症状与体征均属于总胆管梗阻所致。但此时病人已到濒死边缘，全身衰竭，治疗的最佳时机已经错过，治疗是否成功没有把握。如果给予治疗，特别是手术治疗，将存有很大风险，但有获愈的希望；如果放弃治疗，病人当然连一点希望也没有，而等待患者的只能是死亡。

医者的责任感与病人家属、孩子祈求的目光让我们树立信心，下定决心，全力抢救，力求挽救病人的生命。

1975 年 3 月 26 日，用担架将病人重新抬到医院。入院后进行院内各科会诊，诊断意见存在分歧。内科医师认为：原市医院的诊断正确，处理得当，病情危重是必然的事情，没必要也没有希望再治疗；外科医师们则认为存有外科情况，但病情危重，对治疗保留意见，对手术不置可否；治疗意见难成一致。笔者则坚信，诊断依据充分，诊断成立，可予剖腹探查，更无须再做其他检查。

即时病人体温 35.2 ℃，脉搏 65 次/min，呼吸 20 次/min，微弱，血压 60 mmHg。病人处于呼吸、循环衰竭、休克之际。患者入院后取立即建立两条输液管道，快速静脉输液；吸氧、导尿、胃肠减压，纠正酸中毒，调整血浆渗透压，提升血压，纠正贫血等。经重症监护特护治疗一天，各生命征治标趋于好转，血压升至 85/40 mmHg，尿量 500 ml/24 h，呼吸较前增强，脉搏较前有力。做术前准备，备血 600 ml，备皮，术前用药，于 1975 年 3 月 27 日 16 时，在硬膜外麻醉下，行剖腹探查手术。

取右上腹腹直肌切口，长约 25 cm，保护皮肤并逐渐开腹，切开腹膜后，大量深黄色腹腔液体溢出，立即给于吸引，共吸出深黄色腹水 6500 ml。用温盐水纱布拭尽腹腔渗液；探查见肝脏较大，右肝下 8 cm，剑下 6 cm，胆囊肿大，肝下方肝门处纵行方向发现一紫褐色结肠状物，长约 13 cm，直径 6 cm，圆柱形，比患者本人结肠还粗。检查患者升、横、降结肠均在正常位置，且呈瘪闭状，无内容物，与肿物无关。有着若干年手术经验的外科医师们均未曾见过腹腔内有过类似的器官组织，犹如多了一个囊性器官，不知何物！再行探查，见此纵行囊状物张力很大，并有波动感。随用 9 号空针对肿物进行穿刺，抽出褐色样液体约 30ml，与胆汁相似。即在肿物前壁用 4 号缝线各做牵引缝合一针，于两缝线间用尖刀纵行切开一 3 cm 长切口，切开后立即有大量褐色液体溢入腹腔，用电动吸引器吸引液体 1800 ml，并于切口内取出纯白色陶瓷样结石物 45 块，最大者 3cm×3cm×2cm，最小者直径 0.2～0.5 cm，总重量达 305g，且结石之多，颜色之白，前所未见。

用取石钳将所有结石取净，吸净所有溢出之液体，才发现比本人结肠还粗的肿物，原来是扩张的总胆管。如此极度扩张的胆总管实属罕见。经按压肝脏排尽淤积在肝内的胆汁，此时肿大的肝脏已明显回缩。用胆道探子探查总胆管下端不能通过，总胆管下口因长期炎症与结石原因基本梗阻闭塞，术中决定采用总胆管与十二指肠侧侧吻合术，留有吻合口约 3 cm，以保证术后通畅，经用生理盐水反复冲洗总胆管上下端，行两层吻合。并于网膜孔及右上腹部各放置腹腔引流一条，清理腹腔积液，清洗腹腔，清点器械、物品，逐层关腹。

术中输血 400 ml，术后仍用双管输液，应用吸氧、胃肠减压、导尿、抗生素、维生素 K_3、纠正水电解质紊乱；保肝；使用碱性药物；恢复和治疗肝昏迷药物等。病人全身共用 7 条管道，分别于术后视病情分别予以拔除。术后 7 天病人神志开始清晰，已能讲话，并进流质食物；两周拆除腹壁缝线；20 天已能下床活动。复查生命征各项恢复正常。黄疸消退，各项检验指标趋于正常和好转，痊愈出院。

治疗体会：

第一，该病例病史五年，上腹、右上腹隐痛不适，伴食欲不振、恶心、发冷发热、黄疸。到当地县医院住院 45 天之久，住院期间检查肝功能有损害，且黄疸之深，并伴神识不清，住院医师首先想到是：①慢性肝炎、肝硬化并腹水。②肝昏迷（肝坏死或肝萎缩）。③腹水继发感染。因为，病史与诸多症状均基本吻合，诊断可以成立。但仔细分析病历，病人有发冷、发热、黄疸、腹痛（尽管此病人无阵发性右上腹绞痛），可明显具备"夏-科三联征"征象。

第二，遇到如此深度黄疸的病人，胆红素直接反应与间接反应均阳性，要认真进行分析。虽然伴有严重肝功能损害，但也应想到胆道阻塞性疾病，而不能只片面的认为是肝细胞性黄疸所致。

第三，病人大量腹水时，腹部触诊虽然困难，但更要仔细详尽。因为，过多量的腹水往往会掩盖内脏的真实情况，产生触诊失误而造成误诊。本患者就是在认真查体，避开腹水，扪到肿大的肝脏，才断定原所治医院诊断是错误而得以明确诊断的。

第四，临床医师要培养和养成多动脑、勤动手的好习惯，不要过分依赖医疗仪器和辅助检查。在临症时多从理论与实践的结合上去调查研究，要亲自掌握第一手客观资料，由表及里，去伪存真，认真分析、仔细揣摩，才能达到诊断准确，治疗无误。

第五，最后，笔者通过从死亡线上抢救成功的本病例，来提提"大医精诚"、"医者仁心"。要以良好的医德、仁慈的情怀、真诚的情感、严谨的作风、高超的医技服务于病人。要提高和加强医师的责任心，痛病人之痛，急病人之急，想病人所需；要勇于承担风险；不怕风险，在医患关系不尽人意的现代社会，见仁见智的相互沟通，建立医患间相互信任感；人与人之间懂的感恩十分必要；医院的医务人员要为提高医疗技术水平、提升医院在社会的信誉而努力，不失时机地抢救每一位患者；病人及家属也要尊重医护人员，积极地予以配合治疗。一切为了病人，共建良好的医患关系，是今后相当长的医疗实践中，需要我们大家共同去做的事情。这正是：

> 病入膏肓疑无术，柳暗花明又一村；
> 医道本是崎岖路，不畏险难苦登攀。
> 赤胆仁心敢担当，全力施救为病人；
> 不畏疑难战病魔，起死回生效斐然。

第六节　总胆管较大结石（胁痛、黄疸）治验案例

范某，男，51 岁，农民，山东诸城市城关镇吕兑村人。

【主诉】　因上腹、右上腹部反复发作性疼痛，伴间歇性黄疸 6 年；高热，黄疸，腹痛加重半月，于 1974 年 3 月 15 日上午就诊。

患者于 6 年前患上腹及右上腹疼痛，放射至右肩背部；伴有食欲不振，恶心，有时呕吐，吐出物为胃内容物；并有发冷、发热及黄疸；小便色黄，大便干燥；曾服过中西药物未愈。近半个月来腹部持续性伴阵发性痛；冷热加剧；黄疸加深；在家测体温 39.5℃。伴有精神不振，乏力，恶心，口渴，小便短赤，因病情加重来院就诊。

【查体】　T 39.6℃，P 90 次/min，R 23 次/min，BP 70/40mmHg。

发育尚好，营养欠佳；神志恍惚，脱水貌；呼吸深快；巩膜及全身皮肤黄染；全身皮肤弹性差；心肺未闻异常；腹胀，未见肠型及蠕动波；上腹及右上腹部压痛，局部肌紧张；深压反跳痛（+）；莫菲征（+）；并扣及肿大之胆囊。

【舌脉诊】　舌质红，苔黄燥，脉弦数。

【辅助检查】　尿三胆检查：尿胆原阳性

血清胆红素：15mg%

血常规：WBC $22×10^9$/L，N 0.90，L，0.35，E 0.04，B 0.01，PLT $300×10^9$/L，Hb 112g/L，BT 5min，CT 7min。

凡登白试验：直接反应阳性。

CO_2-CP：48 容积%

【中医诊断】　胁痛、黄疸。

【西医诊断】　①急性胆囊炎；②总胆管结石；③化脓性胆囊炎并局限性腹膜炎；④感染性休克；⑤脱水酸中毒。

中西医结合诊断：胆囊炎胆石症（成脓型）。

西医治疗措施：①病重医嘱；②特级护理；③静脉输液；④抗感染药物；⑤激素；⑥纠正脱水与酸中毒；⑦静脉滴注维生素 K；⑧应用间羟胺等纠正休克；⑨肌内注射阿托品，口服硫酸镁；⑩并做好手术准备。

中医治疗措施：清热解毒，利胆排石，止痛。

【处方】　金钱草 30g　郁金 15g　金铃子 12g　木香 12g　蒲公英 30g　茵陈 30g　生栀子 12g　黄芩 12g　滑石 20g　鸡内金 15g　元胡索 12g　大黄 15g　芒硝 12g（后下）　柴胡 12g　甘草 10g

5 剂，一日一剂，水煎温服。

配合针刺取穴：胆俞、日月、期门、足三里穴、强刺激，留针30分钟。

二诊 1974年3月16日8小时查房：经中西医结合治疗一天后，血压升高至100/60mmHg，神志较前好转，体温仍39.5℃，腹痛未有减轻。

病情分析：胆道内结石阻塞及感染仍然没有解除。继续服用中药，针刺上述诸穴，继续输液，抗感染，纠正休克，脱水与酸中毒；应用泼尼松龙400mg/d，严密观察患者T、P、R、BP及病人神志和腹部情况。

三诊 1974年3月18日，服中药三剂并经综合治疗3天，于下午2时许病人腹部剧痛后嘎然停止，随后查体温37.5℃，血压稳定在105/70mmHg，病人神志正常，腹部压痛明显减轻。综合症状体征判断为结石已经排出，次日清晨大便后，嘱家属将病人大便予以淘洗，从中淘出3.1cm×2.4cm×2.4cm黄褐色结石一块。结石体积之大实属少见。嗣后继续住院并服药治疗，又经数日后多次淘洗大便未再见结石排除。共住院10天，观察患者生命体征正常，腹痛及腹部压痛消失，黄疸基本消退，于1974年3月25日痊愈出院。

按语 20世纪70年代初，尚无B超，CT等诊断仪器，遇到类似本例的急腹症病人，诊断主要靠病史、临床症状、体征综合分析。

该病例反复发作性上腹、右上腹痛6年，伴有间歇性黄疸，病情加重半个月，高热、黄疸、绞痛、夏-科三联征象明显，因此断定总胆管结石无疑。由于患者感染症状明显，同时又合并脱水、酸中毒及休克，故于住院后在以手术为后盾的前提下，首先采用中西医结合保守治疗。以补充血容量纠正酸中毒与休克，边应用中药清热解毒，利胆排石，并配合针刺，终使结石排出，病情痊愈，使患者免受手术之痛。

从以往解剖理论上讲，总胆管直径为0.8cm左右，所以总胆管内结石如果超过1cm则被视为难以排出，本病例排出的结石之大实属罕见。个人认为该病人患结石时间较长，又为单枚结石；结石在总胆管下端，如同瓶塞，长时间梗阻并间歇性压力使胆总管逐渐扩张增粗；在胆汁滞留，胆道压力极度增高的情况下加上中药利胆排石作用，使总胆管收缩扩张，Oddi胆胰壶腹括约肌开放，结石得以排出，实属预料与情理之中。

因此，笔者建议，对临床上遇到的较大总胆管结石患者，不要认为结石超过总胆管直径就难以排出，而一律手术；可征求家属意见，在有手术条件的医院先行中药排石为主的中西医结合治疗，尽量使患者免受手术之苦。

第七节 创伤性肝脾破裂抢救体会

创伤性肝脾破裂属于普外科急腹症之一，病情急，变化快，如不及时抢救，往往危及生命。

在具备相当抢救条件的县以上医院，只要做到抢救及时，治愈率很高。但是，在县以下医院，尤其是交通不便的偏远地区，遇到此类大出血的病人，在无血源的情况下，抢救工作则变为棘手。如何在条件差的基层医院开展对此类急腹症的抢救，提高治愈率，降低死亡率，是过去、现在乃至将来仍需重视和讨论的问题。

如果把创伤性肝脾破裂患者的抢救成功率设定为若干条件，那自然是：

（1）外伤后肝脾损伤的程度；

（2）单位时间内出血量大小与休克的严重程度；

（3）外伤后有效救治时间的早晚；

（4）治疗措施是否妥当；

（5）拟或有其他并发症与影响治愈率的因素等。

笔者认为，硬件设施好、治疗及时、固然救治成功率高；而关键是医疗条件不好的情况下如何变劣势为优势，充分利用现有条件争分夺秒的抢救病人至关重要。

笔者在基层医院抢救过若干例肝脾破裂出血患者，并有一些粗浅的体会，现总结如下。

第一，腹部外伤后肝脾破裂出血多发生于交通事故、建筑工地、劳动现场及地震等自然灾害中。外伤分类有闭合性与开放性；有单一脏器损伤，也有多脏器的复合性损伤；如胸腹联合伤。有实质脏器（肝脾破裂）并空腔脏器损伤；内脏损伤合并颅脑损伤；泌尿系统损伤及多部位骨折等。

此类外伤的临床特点是病人入院时间紧促，病情危重，病势的严重程度对抢救工作的要求高，医务人员面临的考验大。

第二，创伤性肝脾破裂多为钝性伤，两脏器均可发生被膜下破裂与真性破裂，其中真性破裂多见。病势的轻重取决于创伤的程度、出血量的多少以及是否合并其他脏器的损伤等。真性破裂的病例多合并低血容量性休克，伤者神识模糊，对病史陈述困难，临床医师必须具有综合分析与判断能力。仔细详尽的查体十分必要，可以有效的杜绝漏诊的发生。

第三，不能因片面的强调全面查体而延误治疗时机。因为在腹部外伤肝脾破裂病人的抢救中，"时间就是生命"。早半个小时的抢救病人就可能存活，延误治疗就会丧失生命。在诊断与处理病人过程中，笔者的体会是：在接诊与诊断中尽量减少不必要的环节，简化诊断程序，缩短和节约诊断时间，以赢得更多的救治机会。诸如能够 B 超检查即可确诊的病人省去 CT 检查，十分危重的病人可连 B 超检查也可省略，只行腹部穿刺证实腹腔出血即立即剖腹探查。尽快修复破损的肝脏和脾脏，做好腹腔血收集与回输，尽快提高血容量，恢复心脑灌注，纠正休克与酸中毒等。

第四，对复合性损伤的患者，要抓主要矛盾。当肝脾破裂伴出血性休克，同时又合并颅脑损伤、骨折等情况时，在其他外伤允许情况下应立即手术，先行肝脾破裂的修复，迅速制止出血。应最大限度的收集腹腔积血，在保证无菌和无污染的前提下，自体输入。如肝脾破裂同时合并颅内急性出血，如巨大颅内血肿、硬膜外血肿影响生命中枢时，可与颅脑外科医师一道手术处理。其他脏器损伤允许择期择机处理的即按病情急重，分别先后予以处理，其抢救原则是"先救命，后治病"。

在手术过程中，一定要保证病人的血压、脉搏、呼吸等生命征的相对稳定，才能保障手术的顺利进行与成功。

笔者的经验是，从接诊起就要立即建立良好的输液通道，在所有抢救的病例中，我们均采用双管输液与输血。在未开腹前和手术准备过程中，以输入晶体胶体液为主，迅速扩充血容量，保证全身组织灌注，给麻醉及顺利手术创造条件。给氧与纠正酸碱平衡也十分必要，尽量将收缩压提高到 80mmHg 以上，并立即在有效麻醉下施行剖腹探查手术；进入腹腔后，应保护好腹腔，及时将收集血用 8 层盐水湿纱布过滤后，收入配有枸橼酸钠的溶液中，并轻轻摇动均匀，立即静脉滴注。但是，如果伴有腹腔空腔器官破裂，胃肠、胆囊等内容物污染腹腔，腹腔血收集回输则列为禁忌。

第五，在双管输液，回输自体血的同时，手术人员应尽快查看肝脾破裂的程度、部位，选择缝合与修补止血，抑或肝脏部分切除、脾脏切除术；对外伤后被膜下脾破裂患者，如果面积较大，尽管看不清被膜裂口；或者虽有破裂，但出血已经停止者，也应及时进行脾切除手术，不能图有侥幸心理，等待观望，以免再度发生出血的危险。

第六，特别需要提示和引起临床医师注意的是：有些闭合性肝脾破裂病人，尽管外来作用力不大，局部外伤迹象不明显，但是损伤的程度却很严重。笔者于 1985 年冬季遇到一名 11 岁儿童身着厚棉衣在教室内打闹嬉戏，被一同学推到，腹部趴于倒放的坐凳腿上，造成脾脏破裂，接诊时只行腹腔穿刺证实实质性脏器破裂后，即直接送进手术室，手术发现脾脏严重破碎，腹腔积血量达 1500ml，经回收过滤后重新输入。由于手术及时，术前未做其他检查即行手术，为治疗赢得了时间，挽回了患儿的生命。

1990 年 10 月又遇到一骑自行车倒地被车把撞破肝脏的患者，该患者伤后自己走两公里路到医院，查腹部外观无损伤表现，但很快发生休克，血压 60/40mmHg，经 B 超及穿刺证实肝脏破裂后，立即送手术室紧急手术，止血修复肝脏，术中回收腹腔积血 2000ml，后痊愈出院。

更多病例还是发生在建筑工地与交通事故中，自 1972 年至 2011 年，近四十年间，共救治肝脾破裂患者 22 例。其中肝破裂 9 例，脾破裂 13 例；男 15 例，女 7 例；年龄最大者 63 岁，最小者 11 岁；除两例因合并严重胸外伤、颅脑外伤手术后死亡外，其余 20 例均手术抢救成功。

第七，再是谈谈有关术中的问题：兵书云："用兵贵在神速"，手术过程中也应如此。手术者在手术过程中必须聚精会神，思路清晰，动作敏捷。肝脾破裂患者由于出血量大，手术视野不清，因此要求助手要尽快回收积血，帮助手术医师看清和查明出血部位，了解损伤程度，尽快止血。只有有效的止血，才能保证手术成功。反复出血，血压下降，有效血容量继续丢失与不足，是造成患者死亡的主要原因。

笔者在 22 例肝脾破裂损伤并出血性休克患者的抢救中，曾有三例手术中因反复出血而呼吸停止，经压迫止血，正压给氧，小量呼吸兴奋剂及快速输液、输血而呼吸恢复，最后随出血控制而抢救成功。

第八章 胰腺病证

脘腹痛（急性胰腺炎）

陈某，男，41岁，农民，山东省胶州市人。

【主诉】 因腹部剧烈疼痛，连及腰部伴紧束感，呕吐半天，于1978年7月3日上午9时初诊。

患者于就诊前一天晚饭时因大量饮酒并饱餐，半夜即觉上中腹部呈刀割样疼痛，伴呕吐三次，为胃内容物。腹痛时腰部呈紧束感，腹部稍胀，但能排气。在家给予静脉输液，应用庆大霉素，肌内注射阿托品，因疼痛不减来诊。

【查体】 T37.5℃，P80次/min，R 20次/min，BP110/70mmHg。

神志清，痛苦表情；心肺未闻及异常；腹部胀，未见肠型及蠕动波；上腹部压痛、反跳痛、肌紧张；叩诊：肝浊音界存在；听诊：肠鸣音弱。

【舌脉诊】 舌质红，苔黄腻；脉弦数。

腹部X线透视："腹部肠管胀气，未见隔下游离气体。"

血象检查：Hb 120g/L，RBC 3.5×10^{12}/L，WBC 1.08×10^{9}/L，N 0.87，CO_2–CP 49 容积%。

血胰淀粉酶：286U（温氏法）

【西医诊断】 ①急性胰腺炎；②腹膜炎。

【中医诊断】 脘腹痛；中焦湿热。

治则：清热、抗炎、止痛，中西医结合治疗。

西医治疗措施：禁饮食、胃肠减压；止痛药物；静脉输液，维持水电解质平衡；给于碱性药物纠正酸碱平衡；10% 葡萄糖酸钙10ml。

中医治疗：针刺足三里、中脘、内关、下巨虚等穴。

【处方】 柴胡12g 龙胆草12g 黄连12g 苍术10g 元胡12g 川楝子12g 木香10g 蒲公英20g 栀子15g 大黄12g（后下） 芒硝12g（后下）

六剂，一日一剂，水煎温服。

二诊 每日中西医查房，并随时巡视病人。中西医综合治疗后，次日病情即见好转。患者各生命征平稳，腹痛减轻，腹部压痛及腹胀也明显减轻。经治疗六天病情已趋向稳定，测血胰淀粉酶74温氏U；血 WBC 8.7×10^{9}/L，N 0.8。

【舌脉诊】 舌质红，苔薄黄腻减轻；脉滑数。

继续禁食、输液、维持体液及酸碱平衡。

【处方】 黄连12g 茵陈15g 连翘12g 龙胆草12g 苍术12g 元胡12g 炒白芍12g 蒲公英15g 栀子12g 木香10g 枳实12g 大黄12g（后下） 芒硝12g（后下） 甘草10g

八剂，一日一剂，水煎后从胃管注入。

三诊　入院两周，禁食胃肠减压十天。停止胃肠减压后，病人排气、排便状况良好，腹胀、腹痛基本消失，但仍有压痛。减少输液量，进少量流质饮食及中药。查：病人体温正常。

【舌脉诊】　舌质淡红，苔薄黄；脉濡缓。

复查血胰淀粉酶 52 温氏 U，血 WBC 7.8×10^9/L，N 0.67，CO_2-CP 60 容积%。

【处方】　蒲公英 15g　龙胆草 12g　大黄 6g　炒白芍 12g　木香 10g　栀子 12g　黄芩 12g　陈皮 12g　云苓 12g　元胡 12g　炒枳壳 10g　炒苍术 12g　炒薏米 20g　甘草 10g

十剂，一日一剂，水煎温服。

住院二十四天，经中西医结合治疗后，病人腹痛、腹胀、恶心、呕吐等均痊愈。病人一般情况好，各生命征正常，复查血象及血胰淀粉酶恢复正常，办理出院。

嘱平素注意饮食卫生，忌食辛辣、油腻、肥甘，随访三年未见病情复发。

第九章　肾膀胱病证

第一节　淋证（慢性泌尿系感染）

谭某，女，36岁，职工，山东高密市人。

【主诉】　因尿频、尿急、尿痛、血尿，伴发冷、发热，反复发作三年，加重四天，于1977年3月16日就诊。

患者于近三年来，反复发作尿频、尿急、尿痛，多于劳累、天气炎热、出汗较多及饮水较少时发作。有时伴有腰及下腹部坠痛，发冷发热。就诊前四天冷热尤甚，小便灼痛，全程血尿，下腹坠痛，在家静脉滴注庆大霉素，口服呋喃妥因片后尿痛稍减。因反复发作来诊。

【查体】　T 38℃，热病容，痛苦表情，面赤。

【舌脉诊】　舌苔黄腻，脉滑数。

尿常规检查：RBC（+++），WBC（++），上皮细胞（+）。

血常规检查：WBC $18.6×10^9/L$，N 0.87，L 0.25，E 0.015，B 0.01，M 0.04，Hb 120 g/L，RBC $3.5×10^{12}/L$，PLT $150×10^9/L$，BT 3 min，CT 4 min。

B超检查："双肾大小形态正常，集合系统无分离扩张，肾髓质回声增强，膀胱壁黏膜见粗糙"。

【西医诊断】　慢性泌尿系感染（肾盂炎、膀胱炎）。

【中医诊断】　淋证（热淋、血淋）。

治则：清热利湿，止血通淋。

【处方】　蒲公英20g　栀子12g　萹蓄12g　瞿麦12g　生地12g　丹皮12g　旱莲草12g　小蓟15g　白茅根20g　三七10g　滑石12g　木通10g　甘草梢12g

十剂，一日一剂，水煎温服。

二诊　1997年3月26日，患者自述，服药后尿频、尿急、血尿均好转，发冷发热，腰腹痛减轻，体温正常。

【舌脉诊】　舌质淡红，苔薄黄，脉濡缓。

复查尿常规：RBC（+-），WBC（+），上皮细胞（+）。

血常规：WBC $9.2×10^9/L$，N 0.76，L 0.25，E 0.017，B 0.01，M 0.03，RBC $3.5×10^{12}/L$，PLT $150×10^9/L$，BT 3min，CT 4min。

【处方】　蒲公英15g　栀子12g　生地12g　萹蓄12g　淡竹叶6g　滑石15g　白茅根20g　炒地榆12g　木通10g　旱莲草12g　大黄6g　瞿麦12g　丹皮10g　小蓟15g　甘草梢12g

十五剂，一日一剂，水煎温服。

三诊　1997年4月10日。治疗后发冷、发热，腰腹疼痛及尿频、尿急、尿痛，血尿等症状均消失。查体温正常；血、尿常规化验均在正常范围。

【舌脉诊】　舌质淡红，苔薄白，脉和缓。

病已痊愈，嘱患者平日多饮水，勤洗澡，注意个人卫生。治愈后随访两年，未见复发。

按语　淋有六证，即热、血、石、气、膏、劳之淋。

西医包括肾盂炎、膀胱炎、前列腺炎、尿道炎、肾结核、乳糜尿等均在此六证范围。本案例为湿热下注膀胱，热灼脉络，迫血妄行，使成热、血之淋。故证见发热，面赤，溲红，灼热，尿痛，舌红，苔黄，脉滑数。治以清热、利湿、止血、通淋。方以小蓟饮子加减化裁：方中蒲公英、栀子、萹蓄、瞿麦、大黄、竹叶、木通清热解毒、利尿通淋泻火；生地、丹皮、旱莲草清热、滋阴、凉血；茅根、小蓟、三七、炒地榆凉血止血；滑石利尿通淋；甘草梢调诸药、缓急止痛，男茎痛更是适宜；诸药相配，热淋、血淋自除。

第二节　砂石淋（双肾结石）案例1

赵某，男，53岁，企业主，山东省诸城市人。

【主诉】　因腰痛、尿痛、尿急、尿频伴血尿，口干三天，于1997年12月5日就诊。

患者平日偶感有腰痛，未予重视，三天前腰痛加重，伴尿频、尿急、尿痛、血尿、口干渴、大便干，并有发冷、发热感，随来诊。

【查体】　T 37.5℃，P 80次/min，R 20次/min，BP 130/70mmHg。

发育营养好，神志清，痛苦貌，头颈未见异常，心肺未闻及异常，腹部软，肝脾不大，未及到包快。双肾区轻度叩击痛。

【舌脉诊】　舌质红，苔黄腻，脉弦数。

尿常规检查：WBC（++），RBC（+++），蛋白（-）。

双肾B超："右肾大小形态未见明显异常，肾盂内探及0.3cm×0.2cm×0.3cm强光团，伴后声影，集合系统正常；左肾肾盂近输尿管处探及0.6cm×0.4cm×0.3cm强光团，伴后声影，左肾肾盂扩张；膀胱充盈欠佳，未见明显异常"。

【西医诊断】　①双肾结石；②泌尿系感染。

【中医诊断】　砂石淋，湿热蕴结证。

【处方】　海金沙30g　石韦12g　冬葵子12g　川牛膝12g　金钱草20g　瞿麦15g　三七10g　小蓟15g　萹蓄15g　蒲公英30g　栀子12g　滑石15g　车前子12g（包煎）　生地12g　甘草10g

七剂，一日一剂，水煎温服。

二诊　1997年12月13日。服药后尿量增多，尿痛及血尿、冷热感均有减轻，仍腰痛。

【舌脉诊】　舌质红，苔薄黄腻，脉仍弦数。

B超复查报告："双肾结石已经下移至上部输尿管，左侧肾盂仍见扩张"。

继续服用中药，并于服药后再服双氢克尿噻片50mg，10%氯化钾合剂10ml Tid po.服中药后多饮水，并于3~4小时后做跳跃运动。

【处方】　海金沙30g　王不留行12g　鸡内金15g　金钱草20g　车前子12g（包煎）　川牛膝12g　冬葵子12g　生地12g　小蓟15g　栀子12g　蒲公英20g　甘草梢10g　滑石15g

八剂，一日一剂，水煎温服。

三诊 1997 年 12 月 24 日。患者服药十五剂后，于两天前先后在尿痛后分别尿出结石两枚。最大者直径 0.6cm，小者直径 0.3cm，与原 B 超所查结石相符。

查病人一般情况好，舌质淡红，苔薄微黄，脉象已和缓。

B 超复查报告："双肾强光团已消失，左肾集合系统分离扩张已较前恢复"。

病情痊愈。

第三节　砂石淋（肾结石并肾盂极度扩张）案例 2

刘某，女，45 岁，农民，山东省诸城市人。

【主诉】 因腰部胀痛，尿频，排尿减少；全身疲乏无力，面黄浮肿；右侧腹部肿块半年，于 1992 年 7 月 15 日就诊。

患者于四年前因腰痛、尿频，到本市医院诊断为左肾结石，给予激光碎石治疗，排出绿豆大小结石数块，后经 B 超复查双肾正常。半年前右侧腰腹部又发生胀痛，疼痛时放射至右下腹部，伴尿频、尿量减少；全身疲乏无力，畏寒肢冷，面黄浮肿；食欲不振。同时右腰部扪到一肿块，自述如"婴儿头"大小，无发冷发热，大便稍稀。来诊。

【查体】 T 37.2℃，P 80 次/min，R 20 次/min，BP 134/75mmHg。

发育好，神志清，呈慢性病容，面色虚浮㿠白，头颈部未见异常，心肺未闻及异常，右上腹及右腰部扪及约 30cm×25cm×25cm 大小包块，包块有张力感，边界清，规则，轻度压痛。

尿常规检查：蛋白（-），WBC（+），RBC（+）。

肾图及功能检查提示："右肾功能不良；左肾功能良好"。

腹部超检查："肝、胆、脾、胰大小形态及内部回声未见明显异常；左肾大小形态及内部回声未见明显异常，皮髓质回声清晰，集合系统无分离扩张；右肾原形态及皮髓质消失，探及一 28cm×23cm×21.5cm 囊性无回声区，在囊性包块右下方输尿管位置探及 0.9cm×0.4cm×0.4cm 强光团，伴后声影，上部输尿管扩张"。

【舌脉诊】 舌质淡，苔薄白，脉沉细无力。

【西医诊断】 ①右输尿管结石，②右肾盂重度扩张并积水，③右肾功能不良。

【中医诊断】 砂石淋，石淋日久，肾气不足，肾阳虚衰。

【处方】 熟地 12g　山药 12g　海金沙 30g（包煎）　川牛膝 12g　肉桂 12g　熟附子 10g（先煎）　车前子 12g（包煎）　冬葵子 10g　山萸肉 12g　黄芪 15g　丹皮 12g　滑石 10g　瞿麦 12g　甘草梢 12g

六剂，一日一剂，水煎温服。

并嘱每次服中药后服双氢克尿噻 50mg，10% 氯化钾 10ml 一日三次。服中药三小时后做跳跃运动，每次半小时，一日两次。

二诊 1992 年 7 月 22 日。述服药后腰痛加重，小便增多，B 超复查提示：有肾积水较前稍少，右输尿管结石有下移表现。

【舌脉诊】 舌苔、质，脉象如前。

【处方】 海金沙 30g（包煎）　川牛膝 12g　滑石 15g　冬葵子 12g　鸡内金 15g　炮山甲 6g（研冲）　淫羊藿 12g　肉桂 10g　熟附子 10g（先煎）　车前子 12g（包煎）　熟地 12g　山药 12g　山萸肉 12g　甘草梢 12g

十剂，一日一剂，水煎温服。

三诊　1992 年 8 月 5 日。病人服药十二剂时，小便排出 0.9cm×0.4cm×0.4cm 枣核状结石一枚。结石坚硬，表面毛糙。

B 超复查报告："原右输尿管强光团消失，右肾积水及囊变明显缩小"。

肾图及功能检查报告：右肾功能较前恢复。

中医复诊：舌质淡红，脉象较前有力。

此病例经服中药排出结石后，又服用金匮肾气丸数月，后经数次复诊及 B 超检查，于排石后八个月，右侧巨大肾盂积水全消，病变肾脏大小形态恢复正常。

第四节　砂石淋（肾结石）案例 3

赵某，男，58 岁，电工，山东省诸城市人。

【主诉】　因右侧腰腹部持续性疼痛，阵发性加剧，伴尿痛、尿急半天，于 1992 年 7 月 2 日就诊。

患者平素偶感腰部发胀不适，半天前突感右侧腰部疼痛，放射至右下腹，呈持续性，阵发性加剧，伴有恶心、尿急、尿痛，无发热，在本厂卫生室肌内注射阿托品 2mg 后来诊。

【查体】　痛苦病容，弯腰按腹，头汗，呻吟不止。一般情况好，心肺未闻及异常；腹部软，无反跳痛及肌紧张；无肝脾肿大及腹部肿块；右侧腰腹部压痛，右肾区叩击痛（+）。

【舌脉诊】　舌质淡，苔薄黄，脉弦紧。

B 超报告："左肾大小形态及内部回声未见明显异常；右侧肾盂轻度扩张，其内探及 0.8cm×0.7cm×0.5cm 强光团，伴后声影"。

尿常规检查：WBC（−），RBC（++），上皮细胞（+），蛋白（−）。

【西医诊断】　右肾结石并肾盂扩张。

【中医诊断】　砂石淋，湿热蕴结证。

【处方】　萹蓄 15g　瞿麦 12g　川牛膝 12g　海金沙 30g（包煎或冲服）　车前子 12g（包煎）　木通 10g　滑石 15g　冬葵子 12g　王不留行 12g　炒白芍 12g　石韦 15g　小蓟 15g　元胡 12g　甘草 10g

六剂，一日一剂，水煎温服。

另用甘遂 3g　甘草 1.5g 共研末，水调糊状，外敷神阙穴。

二诊　1992 年 7 月 9 日，服药六剂后患者尿意频繁，右侧腰腹部阵痛时作，辗转不安，扣腰走动，身有汗出。

【舌脉诊】　舌质红，苔薄黄，脉弦紧。

B 超双肾及输尿管复查报告："右肾盂扩张，右输尿管在平髂动脉处探及 0.8cm×0.7cm×0.5cm 大小强光团伴后声影；上部输尿管扩张；左肾及输尿管未见异常"。检查提示结石已达输尿管下段，继续服药。

【处方】　海金沙 30g（包煎或冲服）　滑石 15g　川牛膝 12g　冬葵子 12g　车前子 15g（包煎）　元胡 12g　萹蓄 15g　蒲公英 20g　石韦 10g　王不留行 12g　小蓟 10g　甘草梢 12g

八剂，一日一剂，水煎温服。

继用甘遂、甘草末水调糊状敷神阙穴。

三诊　1992 年 7 月 19 日，患者服药后，于四天前排尿时下腹及阴茎剧烈疼痛。之后，排出桑葚状结石一块，伴于血尿。结石大小与 B 超报告一致。结石排出后患者腰腹疼痛消失，但感尿道灼热疼痛。嘱多饮白开水，并嘱患者将所兑中药服完，以善其后。

该病例治疗结石排除后随访三年，未见症状复发。

第五节　不育（男不育症）

张某，男，32 岁，农民，山东省平度市人。

【主诉】　因婚后 6 年未育，于 2007 年 6 月 5 日就诊。

患者 26 岁结婚，婚后 6 年一直未育，其配偶身体正常。

患者平素腰膝酸软，乏力、头晕、耳鸣、手足心热；时有盗汗、口干；有时遗精、早泄；曾去地市医院检查为"精子量少，A 级为 0"。

给予中西药物治疗一直未育。

【查体】　发育良好，一般情况好；生殖器检查未见异常。

舌质谈红、苔少，脉沉细。

【辅助检查】　精液常规分析报告："精液量 1.5ml，液化时间 70 分钟，黏液长度 1.5m，pH 值 6.3，精子密度 15×10^6/ml，成活率 50%，A 级快速直线运动 0，B 级占 85%，正常精子形态 40%，白细胞 1×10^6/ml"。

【西医诊断】　不育症。

【中医诊断】　肾阴亏虚，精少不育。

治则：滋阴补肾、益肾填精。

【处方】　生地黄 12g　鹿、龟胶各 10g　山萸肉 12g　粉丹皮 12g　淮山药 12g　菟丝子 12g　枸杞子 12g　覆盆子 12g　五味子 6g　车前子 6g　地骨皮 12g　杭白芍 12g　生甘草 10g　何首乌 12g　沙苑蒺藜 12g　龙骨 12g　芡实 12g

十五剂，一日一剂，水煎温服。

二诊　2007 年 6 月 21 日，自述服药后腰痛膝软、头晕、手足心热及盗汗、口干均好转；遗精次数减少；感精神好，体力有增。

【舌脉诊】　舌红、少苔，脉仍沉细。

【处方】　生龙、牡各 12g　生地黄 12g　怀山药 12g　怀牛膝 12g　粉丹皮 12g　山萸肉 12g　何首乌 12g　杭白芍 12g　地骨皮 12g　龟、鹿胶各 12g　菟丝子 12g　枸杞子 12g　覆盆子 12g　五味子 6g　车前子 6g　生甘草 10g　炒杜仲 12g　沙苑子 12g

十五剂，一日一剂，水煎温服。

三诊　2007 年 7 月 8 日，治疗后头晕、乏力、腰膝酸软及盗汗、手足心热均好转，未再发生遗精与早泄。

【舌脉诊】　舌质红，苔薄白，脉较前稍大而有力。

【处方】　制鱼鳔 12g　何首乌 12g　沙苑蒺藜 12g　桑螵蛸 12g　生龙、牡各 12g　大生地 12g　菟丝子 12g　枸杞子 12g　覆盆子 12g　五味子 10g　山萸肉 10g　粉丹皮 10g　地骨皮 12g　怀牛膝 12g　龟、鹿胶各 10g　杭白芍 10g　芡实 12g　甘草 10g

二十剂，一日一剂，水煎温服。

四诊　2007 年 8 月 2 日，服药五十剂后，患者自述遗精、早泄已经治愈，腰膝酸软、头晕、乏力、口干、盗汗、五心烦热等感觉均消失。

【舌脉诊】 舌质淡红，苔薄白，脉双尺缓和有力。

精液常规分析复查："精液量2ml，液化时间50分钟，黏液长度2m，pH7.2，精子密度20×10^6/ml，成活率75%，A级精子，快速直线前进25%，A+B级65%，正常形态精子60%，白细胞（1~3）×10^6/ml。精液结果显示已正常。

随访：本病例于2009年10月10日随访，患者述其爱人已于半年前顺产一男婴，母婴均健康。

按语 男性不育，是指育龄夫妇同居1年以上，无避孕且女方身体正常情况下，而由男方原因致女方不孕者。

据资料统计，不孕不育20%~25%是由男方引起的。

中医学认为：不育症多与肾、肝、心、脾等脏有关，临床上可分为原发性与继发性两种。原发不育是由于禀赋不足，先天缺陷（如双侧隐睾）；以无精、死精、少精表现为主；继发性不育多由于睾丸、附睾炎症；肿瘤；结核；外伤；高温作业；接触毒品；药品作用损害；酗酒、吸烟；长期食用棉籽油棉酚作用；X线、核、电辐射；以及少动体胖等原因造成。

临证可见肾阴不足、肾阳不足、气滞肝郁、肝经湿热下注以及气血虚弱主证，可分别按气、血、阴、阳、虚实、进行辨证，随证遣药。

并嘱其正确的生活方式，远离有毒有害物质及辐射，有效而适当的体育锻炼，保持健康良好的身体素质，有利于正常生育和优生优育。

第六节 全无子（女不孕）案例1

尤某，女，38岁，职工，山东省淄博市桓台县人。

【主诉】 婚后十四年未孕，于2003年8月6日就诊。

患者平素心烦易怒，月经先后不定期，来经时腰腹疼痛，呈针刺状，固定不移；经血量中等，色黑有块，伴有乳房胀痛，经过即消失。结婚已十四年，一直未孕。曾在本地及济南不孕不育医院就医治疗，诊断为双侧输卵管粘连不通，给予造影、通气、药物治疗等未果，今来诊。

月经史：$13\dfrac{4\sim6}{26\sim30}$2003年7月30日。

婚育史：24岁结婚，孕0产0。

【查体】 一般情况好，心肺未闻及异常；腹部软，肝脾不大，下腹部双侧轻度压痛，无包块。

【舌脉诊】 舌质黯，苔薄黄，脉弦紧。

B超及X线双侧输卵管造影均提示"子宫发育良好，双侧输卵管不通"。

【西医诊断】 ①原发性不孕症；②双侧输卵管不通。

【中医诊断】 全无子，气滞血瘀证。

治则：理气化瘀，通络助孕。

【处方】 柴胡10g 郁金12g 泽兰6g 红花12g 炒白芍12g 炒桃仁12g 当归12g 川芎12g 熟地12g 栀子12g 炒白术12g 丹皮12g 橘络12g 元胡12g 川楝子10g 甘草10g

十二剂，一日一剂，水煎温服。

二诊 2003年9月10日。自上月服药十二剂后，来经一次，量中等，经色转红，血块减少，腰腹疼痛基本消失，乳房胀痛及心烦等均有所减轻。

【舌脉诊】 舌质淡红，苔薄黄，脉弦。

【处方】 柴胡10g 当归12g 炒白芍12g 炒白术12g 丹皮12g 栀子12g 丹参10g 红花10g 炒桃仁10g 郁金12g 元胡12g 川楝子12g 生地12g 熟地12g 山萸肉12g 橘络12g 王不留行12g 甘草10g

十剂，一日一剂，水煎温服。

三诊 2003年10月12日。服药治疗两个疗程。患者述心烦及乳房胀痛基本消失，腰腹疼痛已止，月经仅有少量血块，量中等，饮食及二便正常。

【舌脉诊】 舌质红润，苔薄白，脉稍弦。

【处方】 当归12g 柴胡10g 郁金12g 红花10g 赤芍12g 丹皮12g 炒白术12g 橘络12g 王不留行12g 山萸肉12g 生地12g 熟地12g 炒杜仲12g 菟丝子12g 淮山药12g 益母草12g 青皮10g 甘草10g

十剂，一日一剂，水煎温服。

四诊 2003年11月15日。经服药治疗3个月后，患者述腰腹痛、乳房胀痛、心烦等均消失；月经色、量正常；饮食及二便正常；主证均已消失。

2004年12月10日随访：患者顺利产一女婴，母婴均健康。

按语 本全无子案例，婚后十四年未孕，西医诊断为原发性不孕症。系因双输卵管粘连所致。究其原因，粘连不通多由炎症、外伤、人流等引起，而中医则认为与肝郁、肾虚或气滞血瘀有关。先天发育不良、外感、内伤均可使肾及冲任失养，功能失调，孕育不能。而治疗亦应从肝、脾、肾入手。调理围绕气、血二字，勿忘"肾藏精，主生长发育"、"脾胃后天之本，气血化生之源"及"女子以肝为先天"之古训，临症时"四诊"合参。必要时结合检查孕激素水平、阴超查看卵巢排卵情况、检查输卵管是否通畅等，以及了解子宫大小，月经周期正常如否等，中西医结合起来诊断和处理，效果会更好。

该病例证属气滞血瘀；治疗选理气化瘀、通络助孕。方中柴胡、郁金、白芍疏肝解郁；丹参、红花、桃仁、泽兰、坤草活血化瘀调经；元胡、川楝子、橘络、王不留行理气，通络，止痛；生熟地、白术、淮山药、山萸肉、菟丝子、沙苑子补肝肾，固冲任；丹皮、栀子、清热，凉血；甘草调和诸药。诸药相配，直达病处，故疾病虽久，效果斐然。

第七节 全无子（原发性不孕症）案例2

赵某，女、39岁，农民，山东省五莲县街头镇人。

【主诉】 因结婚后十五年未孕，于1997年9月12日就诊。

患者24岁结婚，结婚后十五年一直未孕，曾到济南市多家医院治疗未果。婚后4年收养一女婴，至今已11岁，梦想自己有孩子的愿望一直未能实现。月经史$14\frac{5}{25}$，末次月经1997年8月22日。患者平素月经量少，来经时手足发凉，腰膝酸软无力，下腹隐痛，有时潮热、耳鸣，纳差。

【查体】 生命征无异常；发育尚好，营养欠佳，体弱；心肺未闻及异常；腹部软，肝脾不大；腹部无压痛及包块。

B超检查报告："子宫正常大小，回声均匀，左侧卵巢3.8cm×2.8cm×2.8cm；右侧3.6cm×2.7cm×2.6cm，未见卵泡发育，双侧输卵管未见异常"。

【舌脉诊】 舌质淡，苔薄白，脉沉细。

【西医诊断】　原发性不孕症。

【中医诊断】　全无子，阴阳两虚证。

【处方】　熟附子6g（先煎）　肉桂10g　山药12g　山萸肉12g　淫羊藿12g　枸杞子12g　桑椹子12g　女贞子10g　丹皮10g　云苓10g　熟地12g　泽泻6g　甘草10g

十五剂，一日一剂，水煎温服。

二诊　1997年10月1日，服药后来经一次，量有所增加，腹痛减轻，其他不适也有所好转。

【舌脉诊】　舌淡，苔白，脉较前有力。

【处方】　熟附子6g（先煎）　桑椹子12g　菟丝子12g　女贞子10g　枸杞子12g　熟地12g　怀牛膝12g　淫羊藿12g　山萸肉10g　丹皮12g　肉桂10g　党参10g　甘草10g

十五剂，一日一剂，水煎温服。

三诊　1997年10月25日。服药三十剂，来经量较前增多，色正常；自述手足已温；腰膝酸软及潮热、耳鸣等均已好转。

【舌脉诊】　舌质红润，苔薄微黄，脉较前有力。

【处方】　肉桂10g　当归12g　党参10g　熟地12g　菟丝子12g　枸杞子12g　怀牛膝12g　淫羊藿12g　山萸肉12g　粉丹皮10g　女贞子10g　覆盆子12g　益母草12g　甘草10g

十剂，一日一剂，水煎温服。

鹿胎膏一日两次，每次6g，黄酒浸服。

四诊　1997年11月27日。服药后月经色量正常；原腰腹不适及手足发冷，潮热，耳鸣等症状均已痊愈。嘱其停用中药，仅服鹿胎膏一药。

1998年2月7日患者前来复诊。经B超复查确定已经怀孕，后足月顺产一男婴，母婴均健康。

按语　原发性不孕症，中医学称为"全无子"证。是指夫妇结婚后超过1年，未避孕情况下，男方正常而女方一直未受孕者。西医认为，该症系卵巢或垂体功能失常，卵泡发育不良无卵排除；或输卵管与子宫病变而影响受孕。中医学认为：该症由先天不足，冲任失养；或气滞血瘀；痰阻等引起。

本病例婚后十五年未孕，伴腰膝酸软；手足发冷；月经量少；有时潮热；耳鸣；纳差；舌苔薄白，脉沉细，脉症合参为肾阴阳均虚证。故治当阴阳双补，并随加调补气血与生精血之药，使阴阳气血调和；冲任脉畅通；月事正常而有子。

第八节　断绪（继发性不孕症）案例3

曹某，女，38岁，私企老板，山东淄博周村区人。

【主诉】　因久不受孕，伴腰腹疼痛，白带增多十余年，于1998年6月27日就诊。

患者于24岁时结婚，婚后一年足月顺产一女婴。月经史$13\frac{4}{25}$，色、量正常，孕3产1。11年前因宫外孕破裂出血行手术治疗右侧输卵管已经切除，随后再未受孕。并伴有腰部疼痛，白带增多，色黄，有异味，无瘙痒。曾在本市、省城及外地多家医院妇产科就医，诊断为："①盆腔炎；②左侧输卵管粘连堵塞（右侧缺如）；③继发性不育症"。给予输卵管通液术及中西药物治疗，腰腹疼痛有所好转。但十一年一直未孕，盼子心切，邀余诊治。

【查体】　T 37.1℃，P 72次/min，R 18次/min，BP 130/70mmHg。

发育、营养好，心肺未见异常，腹部软，肝脾不大，下腹部压痛，左侧尤甚，无包块。

【舌脉诊】 舌质红，苔黄腻，脉濡滑数。

【辅助检查】 B超检查："子宫体增大，双侧卵巢正常大小，左侧附件增厚、压痛；右侧输卵管缺如。未见盆腔积液及占位"。

妇科检查："阴道正常，有黄色分泌物，宫颈光滑，宫体偏大，左侧输卵管压痛"。

血常规检查报告："Hb 120g/L，WBC 8×10^9/L，N 0.81，E 0.04，B 0.01，RBC 3.52×10^{12}/L，PLT 300×10^9/L，BT 3 min，CT 4 min。

【西医诊断】 ①继发性不孕症；②盆腔炎；③左侧输卵管粘连、堵塞。

【中医诊断】 断绪，湿热郁结型。

【处方】 盐黄柏12g 苍术12g 炒薏米30g 蒲公英20g 椿白皮10g 败酱草15g 苦参15g 炒杜仲12g 炒桃仁10g 元胡索12g 陈皮10g 建莲子12g 芡实12g 怀牛膝10g 甘草10g

十剂，一日一剂，水煎温服。

【外洗药处方】 苦参30g 小叶桉30g 艾叶20g 硼砂30g（不入煎，溶化） 黄柏30g 苍术30g 蒲公英30g

水煎过滤后阴道冲洗，一日两次。

二诊 1998年7月10日，治疗后患者自述腹痛、腰痛均减轻；白带已明显减少，色淡，无异味。

【舌脉诊】 舌质淡红，苔微黄腻，脉仍见濡数。

【处方】 龙胆草12g 生地12g 盐黄柏12g 炒苍术12g 炒薏米30g 苦参10g 元胡索12g 炒芡实12g 陈皮10g 山药12g 怀牛膝12g 炒杜仲12g 金樱子12g 甘草10g

十剂，一日一剂，水煎温服。

并继续使用中药外洗，一日1~2次。

三诊 1998年7月22日。患者述腰腹疼痛及白带均已消失。查下腹无明显压痛。

【舌脉诊】 舌质淡，苔薄白，脉右关缓弱；双尺沉。

【处方】 生地12g 山药12g 山萸肉12g 炒白术12g 枸杞子12g 当归10g 云苓10g 炒杜仲12g 菟丝子12g 川断10g 怀牛膝12g 甘草10g

十五剂，一日一剂，水煎温服。

四诊 1998年8月22日。前后治疗已近两个月，患者述诸证已消失，但有恶心、食欲不振等感觉。查病人一般情况均好。

【舌脉诊】 舌质淡红，苔薄润，脉滑。

B超检查，报告："子宫体积增大，宫腔内有孕囊形成"。

病症已愈，且已有孕。随访，患者于九个月后顺产一男婴，母婴均健康。三年后再访，又生第三胎，第三胎为一女婴，母婴均健康。

按语 不孕不育症，中医学称之为"断绪"或"全无子"证。《内经》云："肾者，封藏之本，精之处也"。肾气充盛，生殖之精正常，才会"任脉通，太冲脉盛，月事以时下，故有子"。若肾阳虚衰，元阴亏耗或气滞血瘀、痰湿内阻、冲任不足，均可造成不孕。本例患者一胎后发生宫外孕破裂，手术切除一侧输卵管，另侧堵塞十一年不孕，在多家医院检查并告知不能再孕。经脉证合参为湿热郁结，经脉不通，故治宜清热化郁为主。当湿热及带下去除后，再加以补肾益精之品，使天癸复原，冲任调和，月事正常而孕育成功。

第九节　肾气不固（女小便失禁症）

张某，女，36 岁，物流业主，黑龙江省牡丹江人。

【主诉】　因小便失禁三年，治疗无效，于 1990 年 7 月 3 日就诊。

患者于三年前出现小便频数，开始时伴尿急，伴腰膝酸软、头晕耳鸣、形寒肢冷、月经色淡、白带增多。随后小便不能控制，经常因用力咳嗽及大声说笑即发生尿裤，以至影响正常的生活与社交活动。曾在本地医院给予多种方法治疗，效果不佳，后辗转赴鲁诊治。

婚育史：24 岁结婚，孕 3 产 2，无手术史。

【查体】　T 36.7℃，P 70 次/min，R 18 次/min，BP 120/80mmHg。

发育好，体质偏瘦，体重 56kg，神志清，面色㿠白，头颈无明显异常，心肺未闻及异常；腹部软，肝脾不大；四肢活动好；神经系统无异常发现。

【辅助检查】　腹部 B 超检查："双肾、输尿管、膀胱、子宫及附件均未见器质性病变"。

尿常规检查：蛋白（-），葡萄糖（-），WBC（-），尿胆原、酮体、潜血均阴性，比重 1.010，pH 为 6.5。

【舌脉诊】　舌质淡红，苔薄白，脉沉细。

【中医诊断】　肾阳虚衰，肾气不固。

【处方】　鹿茸 5g　熟附子 10g（先煎）　肉桂 10g　菟丝子 12g　补骨脂 10g　淫羊藿 12g　党参 12g　黄芪 15g　益智仁 12g　生龙、牡各 12g　芡实 12g　覆盆子 10g　桑螵蛸 12g　乌药 12g　甘草 10g

十剂，一日一剂，水煎温服。

二诊　1990 年 7 月 14 日，自述服药后小便较前好转，失禁有所减轻，腰酸减轻，白带量较前减少，身体感到较前有力。

【舌脉诊】　舌质淡红，苔薄白，脉仍沉细。

【处方】　熟地 12g　山药 12g　山萸肉 12g　肉桂 12g　黄芪 15g　党参 15g　五味子 10g　益智仁 12g　鹿茸 5g　淫羊藿 12g　桑螵蛸 12g　生龙、牡各 12g　芡实 12g　覆盆子 12g　甘草 10g

十五剂，一日一剂，水煎温服。

三诊　1990 年 8 月 2 日，服药二十五剂后，小便已能完全控制，未再发生失禁现象；白带已经停止，头晕、耳鸣及腰膝酸软，畏寒肢冷均已好转。

【舌脉诊】　舌质红润，苔薄微黄，脉和缓有力。

效不更方，带药十剂，回家续服，并嘱服完中药后再服金匮肾气丸、谷维素片 20mg，每日 3 次以巩固疗效。

1990 年 8 月 20 日电话随访，病人小便已恢复正常，其他不适也均痊愈。

按语　中医学中关于小便异常的病证有水肿、淋证、关格、癃闭四证。但有关小便失禁一症的阐述不多。

笔者观察临床上小便失禁症并不少见。本证多见于中老年女性，其病因多由劳伤过度、房事不节、多产多育、肾气虚损或久淋不愈，耗伤正气或妊娠产后脾肾气虚，膀胱感受外邪，少阴、太阳诸经受损，经气不固，不能固摄而发为本症。

西医对本症的治疗多采用手术方法，效果不佳。有的手术后虽短期有效，但往往多又复发。

本证在辨证上以虚证居多，临床常见脾虚气陷、中气不足、升举无力；肾虚不固、固摄失职，两者均可发生小便失禁之症。

在病机方面，中医学认为："脾为阳气生化之源"。阳虚是气虚的进一步发展，气虚往往伴有阳虚。

因此，在治疗上脾虚下陷、中气不足者应补益中气；兼有阳虚者温补脾阳；肾气亏损不固者当以培补肾气，兼或温补肾阳。

本例患者身体瘦弱，面色㿠白，头晕、耳鸣，腰膝酸软，形寒肢冷，白带量多，小便失禁，舌淡红，苔薄白，脉沉细。脉证合参，属肾阳虚衰、肾气不固证，故治当温补肾阳、固肾纳气为主；并兼以补益脾气，温补脾阳。使"中央土以灌四傍"，肾气足固摄有常，先后之天同治而病愈。

第十节　肝肾阴虚证（更年期综合征）

陆某，女，45岁，教师，山东省安丘市人。

【主诉】　因头晕、目眩、失眠、多梦、心烦、易怒，烦热、出汗半年余，于1988年2月3日就诊。

患者于半年来时常感头晕、目眩；有时耳鸣、腰膝酸软；伴失眠、多梦，记忆力减退；易怒、心烦、烦热；口干，出汗；月经量少，经期先后不定；曾去医院诊治给于中西药物，略有好转，但停药后即又加重，今来诊。

【查体】　T 37.1℃，P 76次/min，R 18次/min，BP 140/85 mmHg。

神志清，精神不振，一般情况尚好，心律整，无杂音，76次/min，双肺未闻及异常，腹部软，肝脾不大，未扪及腹部包块。

【舌脉诊】　舌质红，少苔；脉弦细。

【辅助检查】　心电图检查报告："EKg 正常范围"。

甲状腺功能检查："T_3 2.5umol/L，T_4 88 umol/L，FT_3 8.3μmol/L，FT_4 27.5 μmol/L，TSH 4.7 mU/L。

【西医诊断】　更年期综合征。

【中医诊断】　肝肾阴亏证。

治则：滋补肝肾、固养冲任。

【处方】　大生地12g　怀山药 12g　山萸肉12g　粉丹皮12g　云茯苓12g　枸杞子12g　生栀子12g　何首乌12g　麦门冬12g　杭白芍12g　生龙、牡各12g　生甘草10g　泽泻6g　盐黄柏12g　知母12g

十剂，一日一剂，水煎温服。

二诊　1988年2月14日，述服药后诸症均有减轻，头晕、耳鸣、烦热、出汗、口干、失眠等均好转。

【舌脉诊】　舌质仍红，少苔，脉弦细。

【处方】　女贞子12g　旱莲草12g　生地12g　何首乌12g　云茯苓12g　五味子10g　麦门冬12g　粉丹皮12g　杭白芍12g　山栀子10g　山萸肉12g　枸杞子12g　生龙、牡各12g　炒酸枣仁15g　知母10g　盐黄柏12g　生甘草10g　桑寄生12g　合欢皮12g　夜交藤12g　牛膝12g

十剂，一日一剂，水煎温服。

三诊　1988年2月25日，治疗后心烦、烦热、出汗、口干已消失。原头晕、目眩、耳鸣、及腰膝酸软等已痊愈；夜间睡眠已好，服药后来月经一次，量、色也已正常，饮食及二便正常。

按语　《内经》云："女子七岁，肾气盛，齿更发长；二七天癸至，任脉通，太冲脉盛，月事以时下，故有子；七七任脉虚，太冲脉衰少，天癸竭，地道不通，固形坏而无子也"。明确指出了性激素对冲任二脉以及对肾精和月经的影响。更年期综合症即是人体到一定年龄时天癸不足，任脉虚、太冲脉亏少的集中病理表现。

本病例，头晕、目眩、耳鸣、易怒、烦热、出汗、腰膝酸软，失眠、多梦，月经量少，且先后无定期；舌质红，苔少，脉弦细，均为肝肾阴虚、阴阳失调之像。故治当滋阴、补肝肾；扶阴平阳。方以六味地黄、知柏地黄汤为主，合二至丸，佐以滋阴降火、补肾填精、除烦敛汗之品，使肝肾之阴得补，冲任二脉调和，阴平阳秘，天癸复原，主证解除。

第十章 骨系病证

第一节 骨岩（骨肉瘤）

王某，男，民，48岁，农民，山东省安丘市景芝镇人。

【主诉】 因双膝关节肿大疼痛，不能行走四个月，于1995年6月3日就诊。

患者于四个月前，每于劳动一天后感到膝关节胀痛，有时亦呈针刺样，开始疼痛在一侧，后两侧均有疼痛，且逐渐加重，给予止痛药物有所减轻，但随后无效，双膝关节渐肿大，约为本人原正常时关节的三倍大小，宛如纺锤状。病人不能行走和下蹲，大便时只能倚在墙角站立大便。无发冷、发热，除双膝关节肿痛外，其它全身关节均无肿大疼痛。患者曾到地市医院及解放军军区医院就医并拍片检查，诊断为双股骨下端及胫骨上端骨肉瘤。决定施行双下肢截肢手术，由于病人不同意双腿截肢，后来我院就诊。

【查体】 T 37.1℃，P 72次/min，R 18次/min，BP 135/75mmHg。

发育好，营养欠佳，体重57kg，神志清，轻度贫血貌，头颈部无异常，心律整，双肺呼吸音清，腹部软，肝脾无肿大。双下肢活动受限，双膝关节肿大，形如陶罐。左侧周长65cm；右侧63.5cm，局部皮肤黯紫色，并见局部静脉血管扩张，肿大关节压痛，边界不清。伸屈功能丧失。

【舌脉诊】 舌质黯紫，有瘀斑，苔薄黄，脉弦涩。

X线拍片显示："双侧股骨下端及胫骨上端骨质肿大。骨腔中心及骨皮质破坏，有部分新骨形成，并见骨纹理破坏及不规则透明区"。

ESR：40mm/h。

ALP：350u/L。

肺部CT检查："未见肺内转移及病变"。

血RT：RBC $2.2×10^{12}$/L，WBC $6.7×10^9$/L，N 0.68，L 0.3，E 0.02，Hb 105g/L，BT 2min，CT 2.5 min。

【西医诊断】 双侧股骨下端，胫骨上端骨肉瘤。

【中医诊断】 骨岩，气滞血瘀型。

【辨证分析】 正气不足，毒邪侵袭，气滞血瘀；痰凝或湿热阴毒结聚于骨及关节而成岩变。

治则：去毒化瘀；活血通络。

【处方】 川牛膝50g 全蝎50g 土鳖虫50g 蜈蚣40条 红花100g 炮山甲50g 地龙50g 当归100g 黄芪100g 制没药50g 炒桃仁60g 炒薏米100g 防己30g 甘草60g

用法：上一剂，共为细末，每次服6g，一日两次，开水调服。

二诊 1995年7月10日。服药月余，自述服药一周后疼痛及肿胀即感减轻，双膝关节能逐渐伸曲活动，食欲较前也有增加。检查双膝关节肿胀比原先减半，关节局部皮肤黯紫较前变浅。

【舌脉诊】 舌质瘀斑减轻，舌苔薄白、脉仍弦涩。

【处方】 红花100g 川牛膝100g 炮山甲100g 皂刺100g 花粉100g 全蝎100g 蜈蚣40条 当归100g 土元100g 黄芪100g 没药60g 甘草80g

用法：上一剂，共为细末，一日两次，每次开水调服6g 。

三诊 1995年9月15日。服药治疗三个月后，患者双膝关节肿大已消失至近正常大小；能下蹲、涉水过河、骑自行车和从事一些体力活动。

X摄片检查报告："双侧股骨下端及胫骨上端骨肿大均消退，原骨质破坏区消失，不规则透明区消失，关节间隙变清晰"。

血RT：Hb 125g/L，RBC 3.5×10^{12}/L，WBC 6.8×10^9/L，N 0.76，L 0.3，E 0.02。

ALP：150U/L。

ESR：18 mm/h。

临床已基本痊愈，继续服药，以巩固疗效。经连续17年随访，病人临床症状均消失，双膝关节恢复正常。能长途骑自行车，从事冬暖大棚生产劳动。

按语 骨肉瘤，属骨恶性肿瘤。中医称之为骨岩。由于多发肺及全身转移，死亡率很高。据文献统计，五年生存率仅为5.15%。

本病例双膝关节肿大疼痛，关节僵直不能下蹲，经两处地市以上医院确诊为股骨、胫骨近膝关节处恶性骨肉瘤。虽然肺CT检查未见转移，但病人膝关节肿胀严重，约比原正常关节大三倍，且影响正常生活与劳动。该患者中医辨证为骨岩，气滞血瘀证。同时存在体质虚弱，贫血等气血不足的表现，属本虚标实证。故在治疗中采用扶正与祛邪并用，以四虫丸攻毒、活血、通络，并伍用补气、养血，祛湿、消肿之药研末冲服。用药简便，却收到了临床治愈的效果。

第二节 跟 痛

跟痛，病虽然小，但却是常见病、多发病。本病多发生于中老年人群，尤以60岁以上者居多。其病因与中老年骨质疏松、退行性病变、低钙、老年性糖尿骨质改变有关，以骨质增生甚至骨刺形成为主要病理改变。由于跟骨承受身体重力较大的关系，临床上可表现为下床时足跟部疼痛，不敢着地，伴有麻木，常需适当活动或带痛行走数步至数十步方能正常行走。有的则表现为不能远距离步行，但非间歇跛行，也无小腿疼痛及足趾发凉变色，足背动脉博动正常，此可与血管病鉴别。

中医学认为：本证多因感受风寒、湿热之邪，外邪侵袭骨骼、经络；气血阻遏，经气不舒，而发生麻木疼痛。或因久行久立，劳骨伤筋；或因先天不足，肾精亏乏，髓海空虚，筋脉失养，功能失常，久之，跟骨在外力作用下发生形态改变。

传统的治疗方法一是补钙、增加胶原蛋白含量，促进胶原多肽和钙的结合与形成。二是当骨刺形成严重时则手术切除治疗。封闭疗法只能暂时缓解临床症状。

多年来，笔者在临床上遇到很多跟痛病人，除严重的跟骨刺影响行走者给于手术治疗外，均采用自制验方保守治疗，每每收效，且绝大多数病人获得痊愈。兹作介绍，供参考。

【处方】 全当归50g 威灵仙50g 鸡血藤50g 骨碎补50g 鹿衔草50g 制没药30g 红花30g 桑根木500～1500g 鲜牛骨500至2000g

用法：将上药与砍碎之桑根木及锤碎之大牛骨一起放入容器中（可用大号铝铁锅），加水将药及桑木、牛骨浸没，加热煮沸约两个小时后，将患侧足跟熏蒸和泡洗，水温下降再加温，每日 1~2 次，每次熏洗时间 1~2 小时或更长。泡洗过的药液如果干净，不必倒掉，可加热后放置，反复用数日后再弃。

注：桑根木为桑树根或桑树根基部分的桑木，如无，也可用桑树干或桑枝。使用前用刀劈碎。

鲜牛骨：以选用牛腿长骨为佳，用前用锤敲成碎块。

以上外用方法，方法简便，病人乐于接受。笔者治疗跟痛患者若干，疗效显著，不妨一试。

第十一章　周围血管病证

第一节　脱骨疽（血栓闭塞性脉管炎）

鄢某，男，69岁，农民，辽宁省沈阳市苏家屯区八一镇人。

【主诉】　因双下肢及足趾发凉，疼痛，进行性间歇性跛行一年。伴小腿肿胀，足趾紫红色2个月，于1996年6月3日就诊。

患者于一年前感觉右侧小腿及足趾发凉并疼痛，并时而出现腿酸麻及抽筋，走路及久站时加重，稍加休息疼痛即可减轻；再次行走则又出现疼痛；足底有麻木感，随后左侧足趾也发生疼痛，发凉；用热水泡脚后有所减轻；去当地医院检查诊断为"双下肢脉管炎"，给予中西医药物治疗，病情未见好转，双足发冷疼痛不减。两个月前足背肿胀并开始变紫，指甲增厚变暗，小腿胀痛麻木，夜间尤甚，不能入寐。今舍近求远，自辽辗转来鲁就诊。

【查体】　T 37.2℃，P 68次/min，R 18次/min，BP 165/95mmHg。

神志清，体微胖，头颅未见异常；心率整68次/min，A₂>P₂；心各瓣膜无杂音；腹部软，肝脾不大；双下肢膝关节以下肿胀，足趾肿胀明显，呈紫红色，甲床变暗，足背发凉，足背动脉博动微弱。

下肢血管多普勒检查："腘动脉，足背动脉血管腔变细，血流减慢，并有广泛血栓斑块形成"。

血脂分析：空腹血糖9.63mmol/L　血脂1.9mmol/L　胆固醇6.8mmol/L

心电图提示："左心室稍大，心肌供血不足"。

【舌脉诊】　舌质黯红，有瘀斑点；苔薄白，脉迟弦涩。

【西医诊断】　①双下肢血栓闭塞性脉管炎；②高血压；③冠心病；④糖尿病。

【中医诊断】　脱骨疽（血脉瘀阻证）。

【病因病机】　寒湿侵袭，气血凝滞，经脉阻塞。

【处方】　炮山甲10g（研冲）　地龙12g　红花15g　当归20g　川芎15g　制乳香10g　制没药10g　生地15g　炒桃仁12g　赤芍12g　川牛夕10g　花粉12g　石斛10g　钩藤12g　菊花12g　甘草10g

十剂，一日一剂，水煎温服。

西药：0.9% NS 250ml+脉络宁注射液30ml，静脉滴注，一日一次。

盐酸二甲双胍片0.25g Tid po；硝苯地平缓释片10mg每日2次，口服；曲克芦丁片3片每日3次，口服；烟酸肌醇脂片2片每日3次，口服。

嘱做床边下肢运动。

二诊　1996年6月14日，中西药治疗十天后，患者自述双下肢肿胀、疼痛减轻；夜间能够短时间入睡。

【查体】 BP 140/90mmHg，双小腿肿胀较前消退，双足趾黯红颜色变淡。舌质黯红，有瘀斑。

【舌脉诊】 苔薄白，脉仍迟弦涩。

血糖检测：6.3mmol/L。

【处方】 鸡血藤20g 当归20g 川芎15g 红花15g 炒桃仁12g 赤芍药12g 制没药10 g 生地15 g 川牛膝12g 地龙12g 丹参20 g 炮山甲10g （研冲）

十剂，一日一剂，水煎温服。

静脉续滴脉络宁30ml/日，五天后停用，仍继续口服原来西药。

三诊 1996年7月1日，患者述治疗后双小腿及足趾冷痛均减轻，查原小腿肿胀消退至踝关节，足背及足趾紫红色变浅，外观血运好转；趺阳脉搏动较前变强。

【舌脉诊】 舌质淡红，仍有瘀点，苔薄白，脉弦稍迟缓。

【处方】 毛冬青30g 鸡血藤30g 三七参10g 红花15g 当归20g 炮山甲10g 地龙12g 炒白术10g 川牛膝12g 制没药10 g 生地12 g 川芎12g 甘草10g 赤芍药12g

十五剂，一日一剂，水煎温服。

四诊 1996年7月16日。服药四十剂，患者病情大为好转，疼痛基本消失，夜间能够入眠，双足肿胀消退，足背皮肤温度、颜色基本正常；双侧足背动脉搏动均明显有力。

【舌脉诊】 舌质淡红，苔薄微黄，脉和缓有力。

血压正常范围，血糖测定6.0 mmol/L，病情好转。带药回家继服，并嘱患者注意肢体保暖，做下肢康复运动。

1996年8月20日，电话随访，病人回家后先后又继续服药二十剂，下肢双足疼痛凉感均消失；患肢、趾皮肤颜色正常，较长距离走路也未再疼痛。经连续三年随访，患肢肢体已恢复正常。

按语 血栓闭塞性脉管炎（又称Buerger病）。中医学称为脱骨疽或称"十指零落"。《灵枢·痈疽》曰："发于足趾，名脱痈，其状赤黑，死不治……"。

该证多由脾气不足，肾阳虚衰，复受寒冷、寒湿之邪侵袭而得病。致使气血发生凝滞，脉络不通，不通则痛。在辨证上，以脾肾不足为本，脉络不通为标；在施治上，寒湿阻脉者以温阳散寒，活血通络为主。热毒伤阴者应清热解毒，活血养阴；湿热毒盛者重在清热利湿；气阴二虚则应益气养阴。不管何种证型，"通"法贯穿始终。后期治疗应注意脾肾之调养，并配合下肢功能锻炼与局部治疗，促进病变肢体尽早痊愈。

第二节 雷诺病（肢体动脉痉挛综合征）并腹水案例

朱某，男，42岁，农民，山东省安丘市景芝镇人。

【主诉】 因双上肢发凉、苍白、麻木五年，伴消瘦、腹水一年，于2008年11月23日就诊。

患者平素健康，四年前遇冷后双手发凉，初患时秋冬季较重，夏季尚无明显感觉；后随之出现夏季炎热也感觉双手发凉，并伴有麻木不适，骑车后双手前臂即成苍白色，需将手及前臂置于40℃温水中浸泡一小时方可恢复正常。且双上肢逐渐变瘦变细，肤色变深，伸屈无力。一年前，出现腹部肿大，行动不便，全身消瘦并乏力，在本市及济南等多家医院做过CT、MRI、胸腹部多普勒、HBsAg、肝功能、肾功能、肝穿刺活检、AFP、CEA、CRP、ESR、血RT、肝血管造影、腹水常规分析、甲状腺功能测定等检查，排除布加综合征，诊断为："门静脉、下腔静脉肝段病变"。并在省立医院住院四十余天，未见明显好转。出院后抽腹水一次，抽出淡黄色腹水8000ml，腹部稍感舒适，但几天后又感腹大如初。

询问该患者无阳性家族史，因病情缠绵不愈来诊。

【查体】　T 36.7℃，P 72 次/min，R 18 次/min，BP 115/75 mmHg。

患者发育尚好，营养不良，消瘦体质，体重50kg，全身皮肤欠光泽，巩膜皮肤无黄染，浅表淋巴结无肿大，颈、胸部未见蜘蛛痣，心肺未闻及异常，腹水征（++++），脾左肋下 4 cm，双手及前臂苍白发凉，指端软组织如熟薯脯样改变，桡动脉博动变弱，双下肢轻度浮肿，冷水及握拳试验（+），艾伦试验（+）。

【望诊】　舌质淡红，舌边有瘀点，苔薄白；脉沉弦涩。

【西医诊断】　①雷诺病，②门腔静脉肝段狭窄病变。

【中医诊断】　①癥瘕积聚，鼓胀；②寒湿阻络，血脉瘀阻。

【处方】　熟附子10g（先煎）　肉桂10g　淫羊藿12g　大腹皮15g　云苓皮12g　车前子12g（包煎）　郁金12g　红花12g　当归20g　泽泻12g　炒白术12g　泽兰10g　炮姜12g　熟地12g　地龙10g　鹿胶10g（烊化）　甘草10g

十五剂，一日一剂，水煎温服。

二诊　2008 年 12 月 10 日。自述服药后病情好转；双手及前臂变温；小便较前增多；腹水减少；食欲较前增加；大便软，一日一行。

【舌脉诊】　舌质仍黯，苔薄白，脉仍沉弦涩。

【处方】　地龙12g　红花12g　土元12g　炮山甲6g　（研冲）醋鳖甲12g　肉桂12g　熟附片10g　（先下）淫羊藿12g　车前子12g　（包煎）郁金12g　泽兰12g　炮姜12g　炒白术12g　当归12g　苓皮12g　猪苓12g　鹿角胶10g　（烊化）

十五剂，一日一剂，水煎温服。

三诊　2009 年 1 月 27 日。服药治疗已月余，自述腹水已基本消退；身体较前有力，食欲好；双手及前臂发冷、麻木、明显减轻；上肢感觉较前有力。

【舌脉诊】　原皮肤暗色变浅，舌质较前红润，瘀点减少，苔薄微黄。切诊：脉仍弦，较前有力。

【处方】　当归12g　柴胡10g　郁金12g　红花12g　土元12g　地龙12g　肉桂10g　炒白术12g　丹参12g　醋鳖甲12g　车前子12g（包煎）　泽泻10g　泽兰10g　炮姜12g　熟附片10g（先煎）　淫羊藿12g　鹿角胶12g（烊化）　甘草10g　大枣三枚

十五剂，一日一剂，水煎温服。

四诊　2009 年 2 月 16 日。患者手臂发冷、麻木及无力均大有好转，腹围缩小至近于从前。

腹部 B 超检查："肝、脾脏较前变小，腹水暗区基本消失"。

病情好转。继续间断性服药治疗，以固疗效。

按语　雷诺病，又称肢体动脉痉挛综合征。多见于女，是一种以上肢动脉痉挛缺血为主要临床表现的病症，其病因为自主性神经的皮质下中枢间歇性兴奋所致。

中医学认为该病为寒湿阻络、血脉瘀阻证。该患者属于疑难病例，其根据是：

第一，病史五年，经多家医院诊治未愈；

第二，虽然雷诺病的诊断无疑，但对引起大量腹水的门、腔静脉肝段狭窄的原因诊断困难；

第三，雷诺病的血管病变在肢体动脉，而该病例却同时合并内脏静脉病变，并且引起门、腔静脉高压，回流受阻，多次肝功能检查正常，而发生大量腹水。这种动、静脉不同部位的同时病变十分罕见，也有待进一步解释；

第四，该病例治疗难。虽经 CT、MRI、胸腹多普勒及血管造影检查，但由于门、腔静脉肝段狭窄的长度与范围显示模糊，缺乏明确的数据，这就对施行手术及介入治疗带来困难，甚至为不可能。

鉴于以上病情，本病例从温阳散寒、活血通络、软肝利水入手，以阳和汤为主加减化裁：方中以桂、附、炮姜、淫羊藿温经、散寒为君；当归、红花、丹参、活血化瘀通络为臣；地龙、土元、醋鳖甲软化肝脾之管脉，并以车前、泽泻、苓皮、腹皮利水为佐；柴胡引药入肝为使；虽然药味较多，但对此疑难沉疴之症，使其好转仍不失为有效的探索之举。

第三节　寒凝经脉、瘀血阻络证（深部血栓性静脉炎）

吴某，男，45 岁，农民，山东省苍南县人。

【主诉】　因右下肢疼痛、皮肤肿胀、苍白，行走受限三年，于 2003 年 2 月 10 日就诊。

患者于三年前有过右下肢外伤史，曾被土方砸伤下肢软组织，经服药休息后能够行走。伤后两个月，右下肢渐觉隐隐作痛，微冷，并有肿胀，于活动后加重，抬高患腿或休息后肿胀减轻。曾到临沂市医院就医，诊断为"右下肢血管病变"，给予中西药物治疗，病情时轻时重，现因患肢肿胀严重，行走困难来诊。

【查体】　T 37.2℃，BP 145/75mmHg，体重 95kg，一般情况好，体胖；心肺未闻及异常，腹部肝脾未扪及肿大。行走障碍，行走跛行，左下肢未见异常；右下肢严重肿胀，粗细约为左侧下肢的三倍。皮肤水肿成苍白色，皮肤温度下降。沿右髂股内侧纵行触及数处串状结节与肿块，足背动脉搏动扪之欠清，直腿抬高、"4"字试验均受限，纵轴叩击痛阴性。

【舌脉诊】　舌质黯淡，苔白，有瘀点，脉沉、细、迟。

【西医诊断】　右髂股静脉血栓性深静脉炎。

【中医诊断】　寒凝血脉，瘀血阻络。

治则：活血化瘀、通脉止痛。

【处方】　红花 20g　川芎 15g　当归 20g　桃仁 12g　赤芍 15g　熟地 12g　制没药 12g　白芥子 6g　炒苍术 12g　薏苡仁 30g　炮山甲 10g（研冲）　肉桂 10g　熟附子 6g（先煎）　鸡血藤 20g　地龙 6g　甘草 6g

一日一剂，水煎温服。

嘱患者做下肢抬高、放低功能锻炼，并配合患肢局部按摩，一日数次。

二诊　2003 年 3 月 1 日，服药二十剂后，右下肢肿胀及疼痛减轻，局部皮色转红，比治疗前转温，患者饮食及二便正常。

【舌脉诊】　舌质仍黯淡，苔薄白，瘀点减轻，脉仍沉细。

【处方】　淫羊藿 15g　熟附子 6g（先煎）　肉桂 10g　鸡血藤 15g　红花 15g　地龙 6g　三七参 12g　川芎 12g　当归 20g　赤芍 12g　炮山甲 10g（研冲）　鹿角霜 12g　苍术 12g　薏苡仁 20g　白芥子 6g　川牛膝 6g　甘草 6g

一日一剂，水煎温服。并嘱加强患肢运动。

三诊　2003 年 3 月 23 日，服药四十一剂，询问患者患肢疼痛进一步减轻，行走时跛行较前好转。

【查体】　右下肢肿胀比二诊时又有好转，皮肤较前变温，右腿能做自由伸屈运动，足背动脉搏动扪之较前变明显。大便爽，小便正常。

【舌脉诊】　舌质淡黯，苔薄白；脉稍沉弱。

【处方】　熟附子 10g（先煎）　肉桂 10g　鹿角霜 12g　红花 15g　当归 20g　川芎 12g　地龙

6g　炮姜 12g　　鸡血藤 20g　　三七参 15g　　炒桃仁 12g　　熟地 12g　　苍术 12g　　薏苡仁 30g　　川牛膝 12g　甘草 6g

一日一剂，水煎温服。

四诊　2003 年 4 月 15 日，患者共服药六十剂后，自述右下患肢肿胀疼痛与日俱减，明显好转，并能较长距离行走。

【查体】　右下肢原肿胀消退已近正常，关节屈伸自如；局部皮肤温度也近正常；股动脉、足背动脉博动明显；原沿髂股静脉纵行之结节肿块消失。

【舌脉诊】　舌质黯色转淡，舌苔薄，微黄，脉稍沉，较前浮而有力。

【处方】　黄芪 15g　当归 15g　红花 15g　牛膝 12g　川芎 12g　地龙 6g　制没药 10g　三七参 12g　肉桂 10g　鸡血藤 15g　苍术 12g　独活 12g　熟地 12g　细辛 3g　炮姜 12g　鹿角霜 12g　甘草 6g

一日一剂，水煎温服。

五诊　2003 年 5 月 5 日，已用药七十五剂，患者述右下肢疼痛、肿胀已消失；行走及活动如常，已能骑自行车赶集。

【查体】　右下肢皮色正常，肿胀消退，粗细与左侧相等。关节伸屈活动自如，无疼痛，股内侧结节与肿块消失。

【舌脉诊】　舌质红润，苔薄黄，瘀点消失，脉和缓有力。

下肢彩色多普勒检查提示："双侧股动脉、大隐静脉血流通畅，左髂股静脉正常；右髂股静脉内附着血栓消失，血管腔比前变宽通畅"。

患者病情已愈。经连续十年随访与观察，患肢正常。

按语　下肢深部血管血栓性静脉炎，多发生于股静脉及髂股静脉，也可发生在浅、深静脉交通支。其原因为深部静脉炎性狭窄、外伤粘连、静脉瓣异常或血液黏稠，血流缓慢，回流不畅或伴淋巴液回流障碍。局部表现为严重的组织水肿，呈白肿样表现，皮肤温度降低。临床须与血栓闭塞性脉管炎（贝尔格病）及下肢静脉曲张相鉴别。三者同为血管病变，但贝尔格氏病为动静脉血管同患病变，以下肢肢体缺血、坏死为主要表现；下肢静脉曲张病变为大隐静脉及深部静脉管壁与静脉瓣病变，临床上以静脉曲张，回流不畅，静脉淤血，组织营养不良、溃疡为临床表现；而深部血栓性静脉炎是以下肢髂股静脉、深股静脉炎性病变并血管狭窄、血栓为病理改变，血液回流受阻，又以患肢白肿为临床表现，伴有疼痛、肿胀、局部温度下降为特征。

中医学认为：本证多由感受风寒湿邪，脉络受损，寒凝经脉或跌打损伤，血瘀脉络或饮食劳倦，懒惰少动，嗜食肥甘，聚湿生痰，痰阻经脉，脉络凝塞致血液运行不畅，肢肿疼痛。病因不外乎风寒、痰湿、外伤与血瘀。在治疗上，可针对病因选用温经散寒，祛风胜湿；活血化瘀，通脉止痛等治法，对症施药。

该患者患右下肢深部静脉炎并狭窄三年，治疗时好时犯，患肢肿胀严重，为自身健侧肢体的三倍，不能屈伸行走；舌质黯淡，苔白有瘀点，脉沉细迟。证属寒凝血脉，瘀血阻络。治疗应温经散寒，活血化瘀并重。清代叶天士曰："诸痛证，大凡因寒者十之七八……"。寒凝与血瘀均可致血液滞留不通，运行不畅，"不通则痛"。而温通和化瘀是该证的治疗法则。

本案例以桃红四物与阳和汤为基方加减化裁，方中归、芎、红花、桃仁、赤芍、鸡血藤、三七参、没药活血化瘀，通脉止痛；桂、附、炮姜、淫羊藿温经散寒、温阳通脉，补肾并除湿；苍术、薏苡仁祛湿、祛风散寒；鹿角霜补肾助阳，养血益精；地龙性寒下行，因此少用，以通络止痛，并配合川牛膝以引药下行并利水，达下肢病所；甘草调和主药。主药相配，共奏温阳通脉、活血化瘀、除湿止痛之功。服药七十余剂而愈。

第十二章 子宫、经、带、胎、产病症

第一节 痛　　经

唐，17岁某，女，学生，山东省胶南县人。

【主诉】　来经时腰腹冷痛，经期延后，月经量少，色黑有块一年。

患者月经史：$14\dfrac{5}{25}$，近一年来，每次来经前即感腰及下腹部冷痛，遇热则痛减，按之痛甚，月经期拖后，$\dfrac{4\sim5}{26\sim30}$，经血量少，色黑有块；经期疼痛不减，有时感下腹针刺样痛，在本地医院用过多种药物治疗略见好转，但停药后又疼痛如初，于1976年8月11日初诊。

【查体】　痛苦面容，蜷曲按腹，下腹部压痛。

【舌脉诊】　舌质紫黯，苔白，脉沉、迟、涩。

腹部B超检查报告；"子宫、附件大小形态及内部回声未见明显异常"。

【中医诊断】　寒凝胞脉、日久成瘀。

治则：温经散寒、化瘀止痛。

【处方】　炮姜12g　元胡12g　金铃子12g　五灵脂12g　炒小茴香12g　吴茱萸12g　川芎12g　桂枝12g　红花12g　赤芍10g　当归12g　制没药10g　甘草6g

十剂，一日一剂，水煎温服，日两次。

二诊　1976年9月12日，服药治疗后，本次来经腹痛、腰痛明显减轻，月经色变浅，量稍多。

【舌脉诊】　舌质仍黯，苔白润，脉仍迟涩。

【处方】　肉桂12g　吴茱萸12g　炮姜12g　炒小茴香12g　当归12g　川芎12g　红花12g　丹参10g　金铃子12g　益母草12g　川牛膝10g　炒杜仲12g　菟丝子12g　人参6g

三诊　1976年10月8日，经治疗后，上月来经$\dfrac{5}{25}$，本次来经腰腹冷痛均已消失，经色鲜红，量较前增加，已无黑块。

【舌脉诊】　舌质淡红，苔薄微黄，脉平缓。

病情基本痊愈，为巩固疗效，给予艾附暖宫丸内服。经半年随访，来经再未发生疼痛。

按语　痛经证，病因有外感、内伤两方面。外感多与寒、湿有关，致经脉凝滞不通，不通则痛；内伤多为七情所致，致气滞血瘀或肝肾不足、气血虚弱、气血失调，胞宫失养而发疼痛。

本病例，腰腹冷痛，经期延后，月经量少，伴有血块一年。其临床辨证为寒凝胞脉、日久成瘀。故治当温经散寒，化瘀止痛。方中炮姜、吴茱萸、桂枝（或肉桂）、炒小茴香温经散寒；红花、当归、川芎、丹参、益母草、赤芍、五灵脂、活血化瘀；金铃子、没药、元胡索止痛；人参益气；牛膝、炒杜仲、菟丝子、补肝肾，调冲任，使经温而寒散，瘀去而脉通，经脉温通而自然痛止。

第二节 带下证（白带增多）案例1

瞿某，39岁，干部，山东省淄博市周村区人。

【主诉】 因白带增多，色黄，有腥臭味伴泡沫，阴部瘙痒，下腹隐痛，反复不愈半年，于1986年11月17日就诊。

患者于半年前感受潮湿后，出现白带增多，质稀色黄，有腥臭味，伴有泡沫；阴道瘙痒不适，下腹隐隐作痛，大便干，小便赤，无尿痛、尿频，在本地医院诊断为滴虫性阴道炎，给予静脉滴注甲硝唑等药物，有所好转，但停药后即又加重，因反复不愈来诊。

【查体】 面色黯瘦，舌红，苔黄，脉弦数。

妇科检查："阴道壁充血，肿胀，有泡沫样黄色分泌物。宫颈Ⅰ度糜烂，子宫、卵巢正常大小，无压痛"。

阴道分泌物涂片镜检："视野内见有多量滴虫存在"。

腹部B超报告："子宫、卵巢、输尿管，大小形态及回声未见明显异常"。

妇科诊断：①滴虫性阴道炎，②宫颈糜烂Ⅰ度。

治则：清热除湿，杀虫止带。

【处方一】 猪苓12g 茯苓10g 车前子10g（包煎） 泽泻10g 茵陈15g 黄柏12g 栀子12g 丹皮10g 牛膝6g 乌梅6g 使君子10g 雷丸1.5g 甘草10g

十二剂，一日一剂，水煎温服。

【处方二】 五倍子50g 蛇床子50g 黄柏50g 苦参50g 苍术30g 小叶桉50g 艾叶20g 冰片6g（后入）

水煎过滤后外阴及阴道冲洗，一日一到两次，每次洗20～40分钟，洗完后阴道内置甲硝唑泡腾片两粒，每晚一次。

二诊 1986年12月2日，服药及阴道用药治疗后，患者述病情明显好转，白带减少，异味及瘙痒减轻，下腹痛已消失。

【舌脉诊】 舌质淡红，苔薄黄，脉弦滑数。

【处方一】 猪苓12g 车前子10g（包煎） 泽泻10g 茵陈15g 黄柏12g 栀子12g 苦参12g 使君子10g 雷丸1.5g 苍术10g 牛膝6g 丹皮10g 甘草10g 薏苡仁20g

十二剂，一日一剂，水煎温服。

【处方二】 苦参30g 枯矾20g 蛇床子30g 黄柏30g 艾叶20g 硼砂20g （后入）

水煎过滤后，外阴、阴道冲洗，一日一至两次。

三诊 1986年12月15日，患者述白带已停止，阴部瘙痒及异味已消失，已无腹痛，食欲好，二便正常，

【舌脉诊】 舌质淡，苔薄白，脉平缓。

临床已治愈。为巩固疗效，原方带药六剂内服。

三月后电话随访，患者一切如常。

按语 本病例辨证属湿热带下证。西医诊断为滴虫性阴道炎、宫颈炎。故治疗采用清热除湿、杀虫止带并重的治法。遣方选用止带方煎服。方中猪苓、茯苓、车前子、泽泻利水除湿；茵陈、黄柏、栀子、丹皮、清热泻火解毒；乌梅、使君子、雷丸杀虫；牛膝引药下行；甘草调和诸药，全方清热解毒、杀虫、除湿、止带。方二以清热除湿，止痒、除味为主要作用，煎汁过滤，用以

外阴、阴道冲洗，并每晚阴道内置甲硝唑泡腾片两枚，以增加局部抗炎效果，这种全身与局部相结合的治疗方法，收效良好。

第三节　带下证（白带增多）案例2

莫某，女，45岁，工人，山东省五莲县人。

【主诉】　因白带增多，伴畏寒肢冷、身体困重、便薄，食少、乏力三年。于1988年6月5日初诊。

患者近三年来，白带增多，尤以月经前后为甚。带下色白，无臭味，无搔痒，无腹痛，伴形寒肢冷，身体困重，下肢虚浮。大便稀，每日二至三次，小便清，食欲不振，伴乏力懒言。在本县医院就诊诊断为宫颈炎，给予白带丸、乌鸡白凤丸、吡哌酸片等药物治疗，病情一度好转，但停药后白带又复增多，今来诊。

【查体】　发育好，面色㿠白，心肺未闻及异常，腹部无压痛。四肢不温，双下肢微肿。

【舌脉诊】　舌质淡，苔白腻，边有齿痕，脉濡缓。

腹部B超检查报告："子宫及卵巢大小形态及内部回声未见明显异常"。

妇科检查："阴道内见大量白色分泌物，子宫后位，宫颈Ⅲ度糜烂，子宫无明显压痛，宫体、卵巢大小未见异常"。

【西医诊断】　宫颈炎、白带增多。

【中医诊断】　带下病。

治则：健脾益气、除湿止带。

【处方一】　炒白术12g　苍术12g　山药12g　炒白芍10g　炒芥穗3g　陈皮12g　柴胡3g　龙骨12g　牡蛎12g　党参12g　薏苡仁20g　甘草6g

十剂，一日一剂，水煎温服。

【处方二】　苍术30g　黄柏30g　五倍子20g　花椒20g　蒜杆30g　食盐30g　硼砂20g（后入）

水煎过滤后，用于外阴及阴道冲洗，一日两次，每次20~40分钟。

二诊　1988年6月16日，患者述用药后白带明显减少，畏寒、困重、便稀、下肢虚浮均有所好转。查：患者面色转红润。

【舌脉诊】　舌质淡，苔薄腻；关脉仍濡缓。

【处方一】　党参12g　炒白术12g　苍术12g　芡实10g　远志10g　白果12g　陈皮12g　龙骨12g　薏苡仁20g　淮山药12g　炒芥穗3g　炒白芍10g　柴胡3g　甘草6g

十五剂，一日一剂，水煎温服。

【处方二】　原方水煎后过滤，用于外阴、阴道冲洗，一日两次。

三诊　1988年7月2日，治疗后白带量已极少，色清稀，无异味；形寒肢冷及身体困重，下肢虚浮已愈，二便如常。

【舌脉诊】　面色转红润，舌质谈红，苔薄白，脉和缓，病情痊愈。

按语　带下证，属妇产科经、带、胎、产、四大主病症之一。其临证时要辨别虚、实、寒、热。虚证主要为脾虚、肾虚，实证多为寒湿与湿热。临床上更要结合西医的诊断方法加以鉴别，以利于对症施治。笔者的体会是：对白带增多患者，应从白带的量、色、味、质等感观上以及理化检查上加以鉴别。一般认为，量多、色白、清稀、无味、为虚为寒；量多、色黄、黏稠、有味为实为热；霉菌性阴道炎白带多呈乳白色，豆渣样，且外阴、阴道发痒疼痛；滴虫性阴道炎白带多呈黄绿色，伴泡沫样或状如米泔，有臭味，阴道剧痒；淋病引起的带下，量多黏稠、有腥臭味，伴下腹疼痛及泌尿系感染症状，如尿频、尿急、尿痛；或伴腹股沟淋巴结肿大等。理化检查可检验白带的 pH，分辨细菌种类，为临床提供有力的佐证；另外，必要的常规妇科检查、腹部 B 超检查亦属必要，可以帮助明确诊断，有利于有的放矢及必要的中西医结合治疗。

第四节　坠胎、小产（习惯性流产）胎产案例 1

王某，女，33 岁，电力局干部，山东省青岛市四方区人。

【主诉】　因习惯性流产，于 2010 年 3 月 6 日就诊。

患者 27 岁结婚，月经史 $14\frac{6\sim28}{22\sim24}$，平素经常腰痛，双下肢软弱无力，伴头晕、耳鸣，记忆力差；有时畏寒体冷，四肢不温，月经量少，色红，淋漓不断。婚后六年，共怀孕三次，均自动流产。其中两次在怀孕后 13 周内，一次在 14 周。曾到本市妇产医院就诊给予保胎丸及乌鸡白凤丸等治疗，因惧孕后再发坠胎，前来就诊。

【查体】　面色㿠白，轻度贫血貌，心肺未闻及异常，腹部软，肝脾不大，四肢活动好。

【舌脉诊】　舌质淡，苔薄白，双尺脉沉弱。

血常规检查：Hb 105g/L，RBC 3.4×10^{12}/L，WBC 6.7×10^{9}/L，N 0.7，L 0.27，E 0.018，B 0.009，BT 3min，CT 3.5 nin，PLT 200×10^{9}/L。

尿常规：无明显异常。

B 超检查："子宫、附件大小形态、及内部结构无明显器质性改变"。

妇产科诊断：①习惯性流产，②贫血。

【中医辨证】　肾气虚弱，冲任不固，坠胎小产。

【处方】　熟地 12g　当归 12g　菟丝子 12g　阿胶 12g（烊化）　肉桂 10g　山药 10g　山萸肉 12g　炒杜仲 12g　川续断 12g　桑寄生 12g　淫羊藿 10g　补骨脂 10g　甘草 10g

十五剂，一日一剂，水煎温服。

二诊　2010 年 4 月 5 日，服药后腰痛感及畏寒、肢冷有所减轻，来经一次，$\frac{5}{25}$，色红，量不多。

【舌脉诊】　舌质淡红，苔白，两尺脉弱。

【处方】　炒白术 10g　当归 10g　山药 12g　熟地 12g　山萸肉 12g　菟丝子 12g　阿胶 12g　肉桂 6g　淫羊藿 10g　补骨脂 10g　桑寄生 12g　炒杜仲 12g　川续断 12g　甘草 10g

十五剂，于来经前五天开始，一日一剂，水煎温服。

三诊　2010 年 5 月 7 日，述本月来经量较前增加，色红、无块，$\frac{5}{25}$，舌质淡红，苔白，两尺脉较前有力。病情好转。

原方兑十五剂，一日一剂，水煎温服。另加鹿胎膏，一日两次，一次 5g，冲服。

四诊　2010 年 6 月 8 日，患者述治疗后腰痛、畏寒、肢冷及下肢无力等均消失，手足转温，月经量、色正常，$\frac{4}{26}$。

【辅助检查】　Hb 120g/L，RBC 3.5×10^{12}/L，贫血已纠正。

停用中药，改服寿胎丸、鹿胎膏、复方阿胶浆、维生素 E 胶丸口服治疗。

治疗后 8 个月，患者已怀孕。后经 B 超检查，胎儿发育良好。

2011 年 11 月 28 日随访，患者足月顺产一男婴，体重 4kg，母婴均健康。

按语 妊娠不满 28 周，胎儿自然产下，而不具生存能力者为流产。其中连续流产三次以上者为滑胎，即习惯性流产。

中医认为：三个月以内流产者为"坠胎"，三个月以上者称"小产"或"半产"。

综述该病的病因，主要为冲任不固、气血亏虚、肾虚、血热及外伤等。其病机主要为先天不足，气虚陷下，热灼胎元或胞宫损伤，胎失所养而成流产。故治当据其病因，分别采用补肾安胎，清热安胎，益气安胎，养血安胎及固肾安胎或化瘀安胎等治之。

本习惯性流产案例，属肾虚证型，兼有贫血表现，组方选寿胎丸加减。方中熟地、白术、当归、补益气血；肉桂、淫羊藿、补骨脂、温补肾阳；山药、山萸肉、滋补肾阴；桑寄生、川续断、补肾元，强筋骨，止血；阿胶滋阴补血；菟丝子、杜仲炭、强腰膝，固肾安胎。全方寓意调补气血、补肾安胎，使"气血调和，病不得生"，"任脉通，太冲脉盛，月事以时下，故有子"。

第五节　漏胎（先兆流产）胎产案例 2

石某，女，28 岁，农民，山东省诸城市人。

【主诉】 停经两个月；阴道流血，淋漓不尽四天；于 1993 年 9 月 20 日就诊。

患者月经史；$14\dfrac{4}{26}$，27 岁结婚，婚史一年，婚前曾做过人工流产一次。末次月经 1993 年 7 月 6 日，三天前劳动时用力过度，遂发生阴道流血，量不多，但淋漓不尽，伴腰痛，下腹坠痛不适。

【查体】 BP 115/75 mmHg；神志清，一般情况好；心肺未闻及异常；腹部软，肝脾不大；下腹部轻度压痛。

【舌脉诊】 舌质淡红，少苔，脉弦细涩。

B 超检查："子宫体增大，宫腔内探及孕囊，并见胎芽生长，胚胎发育欠佳"。

【西医诊断】 ①早孕；②先兆流产。

【中医诊断】 漏胎。

治则：固肾、止血、安胎。

【处方】 女贞子 12g　阿胶 12g（烊化）　旱莲草 12g　茜草 12g　补骨脂 12g　川续断 12g 桑寄生 12g　菟丝子 12g　杜仲炭 12g　地榆炭 12g　棕炭 12g　海螵蛸 12g　甘草 6g

七剂，一日一剂，水煎温服。

西药：黄体酮 40mmg　肌内注射，一日一次。口服：维生素 E 10mg，一日三次；安络血片，一次 20 mg，一日三次。

二诊　1993 年 9 月 28 日，患者述治疗后阴道流血基本停止；腰痛、腹部胀痛也已减轻。

【舌脉诊】 舌质淡红，苔白，脉弦细涩。

【处方】 熟地 12g　炒白术 12g　阿胶 12g（烊化）　海螵蛸 12g　女贞子 12g　茜草 10g　旱莲草 10g　川续断 12g　地榆炭 12g　杜仲炭 12g　菟丝子 12g　桑寄生 12g　补骨脂 12g　甘草 6g

十剂，一日一剂，水煎温服。

口服西药：维生素 E 10mmg，一日三次；安络血片 20 mg，一日三次。

黄体酮 40mg，一日一次，肌内注射。

三诊 1993年10月12日，治疗后阴道流血停止；腰、腹痛消失；患者饮食好；二便正常。

【舌脉诊】 舌质淡，苔白，脉滑缓。

腹部B超检查报告："子宫内见孕囊生长，胎芽生长良好，并见早期胚胎心动"。

治疗：停服中药，继续口服维生素E 10mg，一日三次。

治疗后随诊：分别于妊5、6、7三个月B超检查，提示："胎盘位置、成熟度、羊水量、胎儿胎心、发育均良好。头先露位"。

1994年5月随访，于四月份顺产一男婴，婴儿体重3.9kg，母婴均健康。

第六节 产后身痛

蒋某，女，35岁，商场职工，山东省临朐县人。

【主诉】 因产后全身疼痛，头痛伴收紧感，遇冷则重七年，治疗未愈，于1998年4月6日就诊。

患者于七年前足妊产一男婴，产时为足先露位，母婴尚好。但因第二产程过长，加之产后过早室外活动，感受风寒，随感全身疼痛，头痛伴有收紧感，遇寒则重，以至于盛夏炎热时也不敢吹风乘凉。曾在本县医院检查血沉、抗"O"、类风湿因子均提示正常，给予多种中西药物治疗未愈来诊。

【查体】 T 36.5℃，P 76次/min，R 17次/min，BP 120/80mmHg。

一般情况好，心肺未闻及异常；腹部软，肝脾不大；四肢关节未见红肿；未见皮下结节及环状红斑。

【舌脉诊】 舌质淡，苔薄白；脉沉迟无力。

ESR 20mm/H，抗"O"500U，类风湿因子（-）。

【中医诊断】 产后身痛，血虚受寒证。

治则：养血通络，散寒止痛。

【处方】 制川乌4g（先煎） 草乌4g（先煎） 当归15g 细辛3g 桂枝12g 炒白芍12g 麻黄10g 防风10g 川芎10g 熟地10g 云苓10g 黄芪20g 甘草10g

十剂，一日一剂，水煎温服。

二诊 1998年4月17日。服药十剂后，自觉头身痛疼减轻；身体轻松；食欲及二便正常。

【舌脉诊】 舌质淡红，苔薄白，脉迟缓，较前有力。

【处方】 当归15g 川芎12g 桂枝12g 细辛3g 炒白芍12g 防风10g 黄芪20g 麻黄10g 川乌8g（先煎） （先煎）荆芥10g 桑寄生12g 炒杜仲12g 川续断10g 甘草10g

十剂，一日一剂，水煎温服。

三诊 1998年5月2日，患者述服药后，头痛、身痛已愈，遇冷亦未见头身痛发作。

【舌脉诊】 舌质红润，苔薄微黄，脉平缓有力。

治愈后随访两年，未见复发。

按语 产后身痛，多属于产后气血虚弱；感受风、寒、湿、热淫邪，外邪乘虚而入，阻遏经络；经气及气血不舒，而引发头身疼痛。由于外感病因不同，临床症状及用药也各异。本例患者产后头痛身疼七年，伴头部收紧感，遇寒加重；舌脉诊查符合血虚受寒之证；故治以养血通络、散寒止痛为主；方以二乌、辛、桂、荆、防、麻黄温经散寒、通络；炒白芍补血、止痛、调和营卫；归、芪、川芎，补气血，养血活血；再以炒杜仲、桑寄生、川续断、补肝肾，调冲任，强筋骨；使气血复原；寒邪驱除而获愈。

第七节　产后头痛

齐某，女，26 岁，教师，山东省安丘市人。

【主诉】　产后八个月，因头痛治疗不愈，于2007 年 8 月 15 日就诊。

患者于八个月前顺产一男婴，产后一周不慎受风后感畏寒、发热、头痛、身痛、全身不适，在家服用解热镇痛药物及中成药，出汗后热退，头痛短时好转。但停药后头痛又复发作，疼痛以前额及头顶部为重，伴紧缩感，有时头晕，因疼痛难忍来诊。

【查体】　T 36.5℃，P 70 次/min，R 18 次/min，BP 120/75mmHg

神志清，一般情况好，心肺未闻及异常。

【舌脉诊】　舌苔薄白，脉浮紧。

【中医诊断】　产后风寒、血虚头痛。

治则：祛风散寒，养血止痛。

【处方】　荆芥穗12g　防风12g　当归12g　川芎12g　炒白芍12g　熟地黄10g　甘草6g

六剂，一日一剂，水煎温服。

二诊　2007 年 8 月 22 日，自述服药后头痛明显减轻，望诊精神尚好，查一般情况好。

【舌脉诊】　舌质淡，苔薄白，切之仍浮紧。

【处方】　荆芥穗12g　防风10g　当归12g　川芎12g　熟地黄12g　白芍药12g　白芷12g
甘草6g

八剂，一日一剂，水煎温服。

三诊　2007 年 9 月 1 日，患者自述治疗后头痛等感觉均痊愈，饮食及二便正常。

【舌脉诊】　舌质淡，苔薄白，脉切之和缓。

按语　产后头痛为妇产科常见病症，其病机是产后气血本虚，风寒更易乘虚而入，证见畏寒、发热、全身疼痛，或鼻塞流涕，头痛无汗，舌苔薄白，脉浮或浮紧。

在治疗上因产后受风与常人受风特点不同，故应本着"勿拘于产后，勿忘于产后"的原则，选方遣药必须照顾到气血，解表不宜过于发汗。

本产后头痛病例，选用荆防四物汤加减，以荆防祛风散寒，四物汤养血止痛，扶正与祛邪兼顾，药到自然病除。

第八节　产后儿枕痛（产后腹痛）

庄某，女，29 岁，农民，山东省诸城市人。

【主诉】　因产后三天下腹硬块伴阵发性疼痛，拒按，小便排出困难，于1987 年 11 月 15 日就诊。

患者于就诊前三天足月顺产一女婴，产时流血不多，分娩后阴道有少量流血，之后下腹部扪及一硬块，压痛明显。不敢侧身活动，小便排出障碍，已导尿三次，无发冷发热，今邀诊。

【查体】　T 36.5℃　BP 125/80mmHg

产妇一般情况好，心肺未闻及异常；下腹部隆起，可扪到如新生儿头颅大小硬块；压痛明显，硬块周围腹区无压痛、反跳痛及肌紧张。

【舌脉诊】 舌质淡，苔白；脉沉细涩。

腹部 B 超检查报告："子宫体增大，压痛，宫腔内见有低回声区，体积 8cm×6cm×6cm 大小；膀胱充盈，内有尿液潴留"。

产科诊断：产后腹痛，宫腔内瘀血滞留。

【中医诊断】 产后儿枕痛。

治则：活血化瘀，散结止痛。

【处方】 蒲黄12g（包煎） 五灵脂12g 全当归25g 川芎15g 炒桃仁10g 炮姜10g 炙甘草3g

五剂，一日一剂，水煎温服。

二诊 1987 年 11 月 20 日。产妇述服药后经阴道流出大量瘀血块。疼痛明显好转；下腹局部压痛减轻，已能自行排尿，查下腹包块缩小大半，仅轻度压痛，病情好转。

【处方】 五灵脂12g 益母草12g 全当归20g 炒桃仁12g 炙甘草6g 炮姜3g 蒲黄12g（包煎） 川芎12g

六剂，一日一剂，水煎温服。

三诊 1987 年 11 月 27 日。治疗后患者阴道流血减少；腹痛已消失；小便自如；食欲正常；能下床室内活动。

【舌脉诊】 舌质淡，苔白，脉平缓。

B 超复查报告："子宫较前变小；子宫壁回声正常；宫腔低回声区消失"。

按语 "儿枕痛"一证，最早记载于汉代张仲景《金贵要略·妇人产后病脉证并治》。本证的特点是妇人新产后下腹部阵发性疼痛，无寒热表现；胞宫硬如儿枕，而得名。

西医认为：分娩后子宫正常收缩并阵痛是正常的，但一般不会剧烈；收缩的子宫绝大多数随产后哺乳及丘脑神经反射活动以及恶露排除而逐渐复原。但是，若因某种原因，致使子宫内瘀血不能排除而发生滞留，则发生宫腔内梗阻性收缩性疼痛；增大的子宫压迫膀胱则发生尿潴留。

中医对本证的治疗，以活血化瘀；散结止痛为主。多选用失笑散合生化汤加减化裁，效果极好。

如果子宫内瘀血过多，复旧不能；或合并感染；则选用清宫术，并给于抗感染治疗。

第九节 崩漏证（功能性子宫出血）案例 1

朱某，女，38 岁，企业职工，山东省日照市东港区人。

【主诉】 因不规则阴道流血三个月，于 2005 年 8 月 27 日就诊。患者平素健康，好食辛辣食物，月经 $13\frac{5}{24}$ 孕 2 产 1，末次月经 2005 年 8 月 18 日。近五个月来月经量骤然增加，是以往月经量的 3~4 倍，色鲜红，伴少量血块；月经期延长 7~8 天。伴有心烦、头晕、口苦、大便干燥、小便短，善太息，在当地医院服用六味地黄丸及止血药物未效来诊。

【查体】 BP110/70mmHg，轻度贫血貌。

【舌脉诊】 舌质红，苔黄，脉弦数。

B 超检查提示："子宫及附件未见器质性病变"。

血常规检查：RBC $3×10^{12}$/L，Hb105g/L。

【西医诊断】 ①功能性子宫出血，②贫血。

【中医诊断】 崩漏证，肝郁热盛，血热妄行。

【处方】 栀子12g 黄芩12g 柴胡10g 龙胆草12g 生地12g 泽泻6g 黄柏12g 白芍12g 郁金12g 海螵蛸12g 茜草12g 甘草10g

八剂，一日一剂，水煎温服。

二诊 2005年9月28日。自述上月服药八剂后，本月月经量已明显减少，月经期缩短五天。心烦、出汗、头晕、口苦等均好转；食欲好；二便如常。

【舌脉诊】 舌质淡红，苔薄黄，脉仍弦劲。

【处方】 生地12g 黄芩12g 炒白芍12g 麦冬12g 当归12g 茜草12g 海螵蛸12g 栀子12g 柴胡6g 郁金10g 车前子6g（包煎） 阿胶12g（烊化） 知母12g 黄柏10g 甘草10g

八剂，一日一剂，水煎服。

三诊 2005年10月26日。服药十六剂后，已来月经两次，近次月经经期已正常。量已如从前，血块消失，原心烦、头晕、口苦、便干等症状也已解除，饮食、二便正常。

【舌脉诊】 舌质淡红，苔薄白，脉平和。

病情已痊愈。

按语 本例崩漏证，以月经量多，经期延长为临床表现。B超检查子宫、卵巢无器质性病变，患者伴有头晕，心烦，口苦，便干，溲黄，及善太息，舌质红，苔黄，脉弦数，脉证合参，辨证为肝郁热盛；血热妄行。中医认为："女子以肝为先天"。《内径》曰："肝藏血，主疏泄"，"喜调达，而恶抑郁"。肝疏一身之气机，女子尤为重要。如肝郁气滞，则头晕，善太息；郁而化热则心烦，出汗，口苦，便干，小便短赤；热灼经脉则血热妄行月经量多；而舌红、苔黄、脉弦数均为肝火热盛之象。因此，本证治疗应以疏肝清热；凉血止血为主，而不能全篇一律的见有出血即均用补益、固涩、止血之品。以免造成郁热内闭，闭门留寇之弊端。

第十节 崩漏证（功能性子宫出血）案例2

袁某，女，49岁，农民，山东省沂水县人。

【主诉】 停经二年，突然不规则阴道流血2个月余来诊。

患者于2年前已停经，停经后偶有头晕、乏力、腿懒、失眠，无腰腹疼痛，自认为更年期综合症，口服更年康等药物。两个月前突然发生大量阴道流血，色淡红，无血块，一日用卫生纸2～3卷，在当地卫生院给予刮宫手术后流血一度停止，但于10多天前又发流血，并突然晕倒，给予静脉滴注加用止血药物流血稍减轻；患者感到胸闷，呼吸费力，出汗，头晕，眼花，于1990年7月11日就诊。

【查体】 T 37℃ P 80次/分 R 20次/分，BP 90/60mmHg，神志清，贫血貌，面色苍白，球结膜、口唇黏膜苍白，心肺未闻异常。

【舌脉诊】 舌质淡，边有齿痕，苔薄白，脉细弱无力。

腹部B超检查："子宫体稍大，回声均匀，腔内见少量积液，双侧附件未见明显异常"。

心电图：提示"大致正常心电图"。

血常规：RBC 3.9×10^{12}/L，Hb 70g/L，WBC 6.8×10^{9}/L，N 0.7，L 0.3，B 0.02，E 0.01，BT 2 min，CT 3 min。

【西医诊断】 ①功能性子宫出血；②贫血。

【中医诊断】　脾气虚弱，气不摄血，冲任不固。

【处方】　台党参15g　炒白术12g　阿胶12g（烊化）　黄芪15g　当归12g　云苓12g　炒枣仁12g　木香6g　海螵蛸12g　龙骨12g　甘草10g

六剂，一日一剂，水煎温服。

二诊　1990年7月17日，服药六剂后，流血已明显减少，头晕、眼花，乏力等均有减轻；病人食欲尚好；二便正常。

【舌脉诊】　面色较前红润，舌质、脉象同前。

【处方】　当归12g　炒白术12g　牡蛎12g　龙骨12g　川断12g　阿胶12g（烊化）　海螵蛸10g　侧柏炭12g　地榆炭12g　云苓10g　炒枣仁12g　黄芪15g　党参15g　甘草10g

十剂，一日一剂，水煎温服。

三诊　1990年7月28日。服药16剂后流血已停止，自觉症状有所好转，睡眠好，食欲增加，身体感觉较前有力。查贫血较前明显好转。

【舌脉诊】　舌质红润，苔薄白，脉象和缓有力。

为巩固疗效，予以中西药物：人参归脾丸6g×2丸，每日2次，口服；复方阿胶浆20ml，每日3次，口服；维生素C 0.2g，每日3次，口服；安络血片2片，每日3次，口服；谷维素片20mg，每日3次，口服。

四诊　1990年8月25日，述未再发生流血，原头晕、乏力、腿懒、眼花等症状均消失；睡眠、饮食、二便如常；舌诊、脉象正常。血常规检查Hb升至11g%，临床痊愈。

按语　崩漏一证，以阴道不规则流血为主要临床表现。西医学分为排卵型与非排卵型两类。排卵型多见于育龄期妇女；而非排卵型多见于青春期及更年期妇女。二者均属于生殖器官无器质性病变，由卵巢功能失调所引起的流血。

中医学认为该证的病机有虚有实。虚症多有肾虚、脾虚；实证则为血热、血瘀、痰湿内阻。病因不同，治则各异。在治疗上，虚证宜补；热证宜清；淤证宜通；病变诸脏多责之脾、肝、肾三脏。在理法方药应用上，务必注意气与血的关系：即"血无气不行，气无血则不营"以及"气以通为补，血以和为补"的法则，灵活变通。

第十一节　崩漏证（功能性子宫出血）案例3

闫某，女，42岁，机关干部，山东省寿光市人。

【主诉】　因经期延长，月经量多，伴五心烦热、腰膝酸软、头晕、耳鸣、失眠半年。于2000年11月4日就诊。

患者半年来月经不调，经期延长$\left(\frac{7\sim10}{30}\right)$，经血量增多，色鲜红，无血块，伴有腰膝酸软、头晕、耳鸣、乏力、失眠、五心烦热、未有腹痛及带下，无畏寒肢冷。在家服过止血药物云南白药、三七粉及乌鸡白凤丸，病情时轻时重，一直未愈。

月经婚育史：月经史14$\frac{4}{26}$2000年10月25日，25岁结婚，孕2产1，男，健康（人流一次）。

【查体】　一般情况好，贫血貌；两颧微红，心肺及腹部未见明显异常；腹部软，肝脾未们及肿大。

【舌脉诊】 舌质红，少苔，脉细数。

B 超检查报告："子宫体增大，被膜、肌层及黏膜回声均匀；附件大小形态及回声未见异常"。

【西医诊断】 功能性子宫出血。

【中医诊断】 崩漏；肾阴亏虚证。

【处方】 生地 12g 熟地 12g 海螵蛸 15g 茜草 12g 川断 12g 山药 12g 山茱萸 12g 丹皮 12g 云苓 12g 何首乌 12g 泽泻 6g 侧柏炭 12g 炒枣仁 12g 甘草 10g

八剂，一日一剂，水煎温服。

二诊 2000 年 11 月 15 日，患者服药后感心烦热及头晕、乏力、失眠减轻；二便正常。

【舌脉诊】 舌质淡红，苔薄白，脉细数。

【处方】 生、熟地各 12g 知母 12g 黄柏 12g 海螵蛸 12g 茜草 12g 地榆炭 12g 侧柏炭 12g 赤石脂 10g 龙骨 1g 炒枣仁 12g 川断 12g 山萸肉 10g 山药 12g 云苓 12g 丹皮 12g 甘草 10g

十剂，一日一剂，水煎温服。

三诊 2000 年 11 月 27 日，病人服药治疗后来经，经量减少，色淡红，自述五心烦热、头晕、耳鸣及腰膝酸软、乏力、失眠等均明显好转，精神也较前饱满，饮食好。

【查体】 舌质淡红，苔薄白，脉仍细。

【处方】 生、熟地各 12g 何首乌 12g 黄精 10g 桑寄生 12g 山萸肉 10g 丹皮 12g 淮山药 12g 阿胶 12g（烊化） 赤石脂 10g 龙骨 12g 地榆炭 12g 侧柏炭 12g 茜草 12g 乌贼骨 12g 知母 12g 黄柏 12g 炒枣仁 12g 云苓 12g 甘草 10g

十剂，一日一剂，水煎温服。

四诊 2001 年 2 月 8 日，患者服药治疗后，已月事三次。本次来经 5/30，经血量正常，色淡红；无腹痛及腰痛；原烦热、乏力；头晕、耳鸣；腰膝酸软均痊愈；睡眠及饮食均好；感全身有力，精神倍增。经三年随访，月经正常。

正是：

同为崩漏证，病因有多种：
脾虚与肾虚，热痰与血瘀；①
脾虚不摄血，肾分阴阳虚；
血热可妄行，痰湿气血阻；②
瘀血若不去，新血难归经。③
虚则宜用补，血热应该清；
痰湿则化湿，血瘀当选通；④
临症多揣摩，合参在其中。⑤

注释：①，②崩漏的病因很多。常见有脾虚、肾虚，此属于虚证，也有血热、痰湿、血瘀，此属于实证，或虚中夹实证。气不摄血、阴虚血热、阳虚致寒、血不循经、血热妄行、痰湿塞气滞血、血瘀经脉不畅均可引起经血失调，发为崩漏。③正常血液在血脉内循环，需要有一个畅通的内环境，若发生淤阻则血不循经，瘀血挡道，血液难行，瘀血不去，则新血难生。④治疗崩漏一证要辨别虚实、寒热、阴阳。虚则补，热则清，痰热应祛湿化痰，血瘀要活血化瘀，或活血止血，寓止于通中。⑤和治疗其他病症一样，崩漏证治疗要四诊合参。将临床掌握的资料反复斟酌、揣摩，才会做到诊断正确，用药精当。

第十三章 脑系病证

第一节 眩晕 (梅尼埃综合征)

高某，女，60岁，教师，山东省安丘市人。

【主诉】 因反复发作性、旋转性眩晕，伴头重、胸闷、恶心，有时呕吐、耳鸣三年，发作一天，于2007年5月3日就诊。

患者以往有腰椎间盘突出症史，近三年来时常发生头晕，发作时感天旋地转，不敢睁眼，头部昏蒙沉重，腰痛，伴耳鸣、恶心，有时呕吐，记忆力减退。一天前又复发作，感头重脚轻，昏蒙欲睡，不思饮食，在家应用静脉输液，使用甘露醇等药物略感好转，今就诊。

【查体】 T 36.5℃，P70次/min，R17次/min，BP 135/75 mmHg。

神志清，精神不振，闭目蜷卧，头颈部未见异常，心肺未闻异常，腹部软，肝脾不大，四肢活动好，病理反射未引出。

【舌脉诊】 舌质淡，苔白腻，脉濡滑。

头颈部CT检查报告："颅内及颈椎未见明显异常"。

【西医诊断】 梅尼埃综合征。

【中医诊断】 眩晕症 (痰湿中阻、清阳不振)。

【处方】 天麻12g 炒白术12g 半夏12g 薏米30g 云苓12g 橘红12g 竹茹12g 生姜10g 代赭石12g 旋复花10g (包煎) 甘草10g

七剂，一日一剂，水煎温服。

口服西药：谷维素片20mg 每日3次，口服；ATP片40mg 每日3次，口服。

二诊 2007年5月11日。患者自述服药后头重眩晕减轻，恶心、胸闷也有好转。

【舌脉诊】 舌质仍淡，苔白腻；脉濡滑。

结合患者平素腰痛、耳鸣、记忆力减退，兼有肾精不足征象，调整用药。

【处方】 天麻12g 半夏12g 山萸肉12g 淮山药12g 炒杜仲12g 代赭石12g 炒白术12g 薏米30g 云苓12g 熟地2g 橘红12g 旋覆花10g (包煎) 怀牛膝10g 枸杞子12g 甘草10g

十剂，一日一剂，水煎温服。

三诊 2007年5月23日。服药治疗后病情已明显好转，头重眩晕基本消失，已无恶心，腰痛等也有减轻。

【舌脉诊】 舌质淡，苔薄白微腻，脉仍见濡滑。

【处方】 炒白术12g 党参12g 山药12g 半夏12g 天麻10g 山萸肉12g 枸杞子12g 陈皮10g 薏米20g 淮山药12g 炒杜仲12g 熟地12g 川续断12g 云苓12g 甘草10g

七剂，一日一剂，水煎温服。

四诊　2007年6月2日，病人眩晕、胸闷、恶心、耳鸣、腰痛等自觉症状均已消失；饮食增加；二便如常；精神好。

【舌脉诊】　舌质淡红，苔白润，脉平缓。病情痊愈。

按语　眩晕，病因较多，西医应与高血压、颈椎病、贫血、心、脑血管病、脑肿瘤、脑外伤、药物性中枢神经系统损害等引起的眩晕相鉴别。

中医认为该证病因主要由肝阳上亢、气血不足、肾精亏虚、痰湿中阻以及血瘀清窍等引起。相关脏腑与肝、脾、肾有关。另外中医有"无虚不作眩"、"无痰不作眩"之说。因此，临床上遇到眩晕要认真辨别虚实阴阳。气血亏虚、肾精不足属虚；痰湿、血瘀属实；肝阳上亢则属阴阳失调。临证时要根据眩晕的病因对症治疗。"虚则补之，实则泻之"、"壮水之主，以制阳光"。

第二节　羊癫风（癫痫病）

牛某，男，13岁，学生，山东省诸城市人。

【主诉】　因突然尖叫，昏倒在地，抽搐、口吐白沫，呼吸暂停，不省人事，反复发作八年，于1994年7月10日就诊。

患儿于5岁时其父母发现时常发生目光呆滞，问之不语，短时意识丧失，眼及嘴角颤动，站立时手中物品失落，持续时间约半分钟，每日发作4~6次，无头痛、呕吐。6岁时病情加重，常突然尖叫，昏倒在地，口吐白沫，握拳抽搐，呼吸暂停，不省人事，约十分钟后发作停止，并进入昏睡，时伴小便失禁。醒后述头痛、头晕，精神不振，反应迟钝。曾去多家医院就诊，诊断为"羊癫风"，给于抗癫痫药物治疗，虽病情减轻，但停药后即又复发。

询问病史，其母患有抑郁性精神病数十年。

【查体】　患者生命征未见异常，神志清。表情淡漠，反应迟钝，语言回答欠流畅，应答力差；颜面、口唇青紫；心肺未闻及异常；腹部软，肝脾不大；四肢活动好。

【舌脉诊】　舌质黯红，苔薄白，脉弦涩。

【辅助检查】　头部CT检查："脑组织未见异常发现"。

脑电图检查报告："电图显示有阵发性尖波、棘波，并偶见复合波改变"。

【西医诊断】　癫痫病。

【中医诊断】　羊癫风。血瘀脑络，脑神失养证。

【处方】　红花6g　桃仁6g　麝香1.5g　（冲服）赤芍10g　川芎6g　全蝎3g　僵蚕6g　竹茹10g　远志5g　当归10g　老葱20g　生姜3片　大枣3枚

一日一剂，水煎温服。

内服西药：维生素B_1 30mmg 每日3次，口服；ATP片40mmg 每日3次，口服，γ-氨络酸1片，每日3次，口服。

二诊　1994年8月13日，服药治疗1个月余，患儿家人述，患儿昏倒抽搐发作次数减少，精神及饮食好，二便如常，病情已明显好转。

【查体】　舌质黯红，苔薄白，脉仍弦涩。

【处方】　当归10g　川芎10g　半夏10g　炒白术6g　红花10g　桃仁10g　全蝎3g　僵蚕6g　龙骨10g　竹茹10g　青礞石10g　老葱20g　生姜3片　大枣3枚

一日一剂，水煎温服。

继服西药：维生素B_1 30 mmg 每日3次，口服，ATP片40mmg 每日3次，口服，γ-氨络酸1

片，每日 3 次，口服。

三诊 1994 年 9 月 20 日，服药 60 余剂，患儿父母述原发作之昏倒、抽搐、意识障碍再未发生，精神已比前好转，饮食、二便正常。停服中药，改服中成药安神定志丸，一日两次，一次一丸，继服原来西药。

治疗后再随访：该患者经连续十三年跟踪随访，癫痫一直未再复发，治愈后智力及身体状况良好，现在青岛市从事特快专递业务。

按语 癫痫病，中医称之为"羊癫风"。据国内资料统计，发病率为 4.8‰，西医认为，该病的病因主要为脑部先天性因素、外伤、炎症、肿瘤、心脑血管病以及缺氧、中毒、寄生虫等原因引起。临床以突然脑功能短暂异常，感觉障碍，肢体抽搐，意识丧失，行为障碍或自主神经功能异常为主要表现。

中医学认为该病主要为惊恐所致，"恐则气下，惊则气乱"，"神不内守"发为本证。盖其原因或先天为母腹之时或后天于出生之后饮食不节、七情内伤、头部外伤、脏腑功能失调、阴阳升降失职、致风、火、痰、气交杂为病。并于肝、脾、心、肾等脏有关。在辨证上有风痰、痰火瘀阻脑络及心、脾、肾亏虚主症。在治疗上，当辨虚、实、寒、热。分别施以熄风化痰、清热化痰、活血化瘀和补益心、脾、肾；宁心、安神等治法。治疗的重点在"风、火、痰、虚"，并注意随症施药，标本兼治。

第十四章 周围神经病证

痿证（急性脊髓炎）

李某，男，49岁，农民，潍坊市寒亭区人。

【主诉】 因发热，头痛，咳嗽，咽痛，口渴，全身不适10多天，伴下肢沉重无力，不能行走，排尿障碍三天，于2010年9月12日初诊。

患者于10天前在自家桃园光背收摘桃子，由于天气较热，大量出汗，上肢前胸及背部接触桃子表面的绒毛后，局部皮肤发痒。搔抓后皮肤红肿，继之全身发热，咽痛，咳嗽，头痛，口渴，胸腹痞闷，全身不适，在家诊断为感冒，过敏性皮炎，给予静脉输液、抗病毒、抗过敏药物，发热等症状好转。三天前突然感到腰及下肢沉重无力，继之不能行走，小便排出困难，去区医院做MRI及肌电图，肌酸磷酸肌酶（CPK）等检查，诊断为急性脊髓炎，下病重通知，并建议患者去省城医院治疗，后来本院就医。

【查体】 T 37.5℃，P 80次/min，R 20次/min，BP 140/85mmHg。

发育营养好，体重75kg，神志清，精神不振；头面部，前胸，背部皮肤粗糙，红肿，有皮肤脱屑；咽部充血，心肺未闻及异常；腹部软，肝脾不大；膀胱有尿液潴留；双下肢瘫痪，肌力0级，肌张力低，痛觉温度觉均降低；巴氏征（−），布氏征（−），克氏征（−），膝反射、跟腱反射均下降。

血常规：RBC $3.5×10^{12}$/L，Hb 130g/L，WBC $8.6×10^9$/L，N 0.82，L 0.3，E 0.4。

ESR：25mm/h。

EKG：大致正常心电图。

肌电图示：腰段性神经源性病损害。

C.S.F：WBC 10个/m^3蛋白定性（+）60mg%。

脊柱MRI报告：未见器质性病变改变。

CO_2-CP：50%容积。

血清 K^+ 2.8mmol/L，Na^+ 105 mmol/L，Ca^{2+} 2.75/ mmol/L。

【舌脉诊】 舌质红，苔黄腻，脉滑数。

【西医诊断】 ①急性脊髓炎；②双下肢瘫痪；③尿潴留；④水电解质紊乱。

【中医诊断】 痿证，温热浸淫证。

【辨证分析】 本患者天气炎热裸背劳作，皮肤暴露，大量出汗，感受热毒浸淫，使营卫运行受阻，湿热熏蒸筋脉，筋脉失养而成本证。

治则：清热、利湿；解毒、通利筋脉。

【处方】 炒苍术12g　黄柏12g　炒薏米30g　川萆薢12g　佩兰12g　藿香10g　蚕沙15g
川牛膝12g　厚朴10g　陈皮12g　忍冬藤15g　鸡血藤15g　川芎12g　当归20g　双花20g

红花 12 g

取药六剂，一日一剂，水煎服。

西药应用：静脉输液维生素 C、维生素 B_6、辅酶 A、细胞色素 C、ATP、18-氨基酸、5% SB、氯化钾；维生素 B_1 100mg，维生素 B_{12} 0.5mg，肌注，一日一次。

二诊 2010 年 9 月 18 日，已住院 7 天，应用中西药治疗后，病情有所好转；精神、食欲较前见好；生命征稳定；双下肢痛觉较前敏感；肌张力增强，肌力 I 级。

【舌脉诊】 舌质淡红，苔仍黄腻，脉濡滑。

【处方】 双花 20g 连翘 15g 蒲公英 20g 炒苍术 12g 黄柏 12g 炒薏米 30g 川牛膝 12g 佩兰 12g 蚕砂 12g 当归 15g 红花 12g 川萆薢 12g 甘草 10g

一日一剂，水煎温服。

针刺取穴：腰眼，腰奇，环跳，委中，足三里，后髎，阳陵泉，承山。

每日一次，每次留针 30 分钟。

嘱家属在针刺后给予床上按摩及下肢伸屈运动。

三诊 2010 年 10 月 23 日，住院四十天，病情明显好转。患者精神好，食欲增加；生命体征平稳；查双下肢肌力 III 级，肌张力增强；痛温觉均有所恢复。

【舌脉诊】 舌质微红，苔薄黄微腻，脉濡较前有力。

询问病人以往有腰痛病史，但摄腰椎平片未见有明显病变。

【处方】 当归 15g 川牛膝 12g 红花 12g 炒杜仲 12g 川续断 12g 炒山药 12g 炒薏米 20g 木瓜 12g 熟地 12g 黄肉 12g 龟板 12g 川芎 12g 枸杞子 10g 甘草 10g

取药十剂，一日一剂，水煎服。

四诊 2010 年 11 月 4 日。患者经中西医结合治疗后，病情已基本稳定，生命体征，精神及食欲好，能下床行走。

血常规、肌电图，CSF 等辅助检查均未提示异常。双下肢肌力 V 级，肌力好转。

【舌脉诊】 舌质淡红，苔薄白，脉平和有力。

共住院 51 天，病情基本痊愈出院。为巩固疗效，回家时带大活络丹一日 2 次口服。西药：维生素 B_1、维生素 C、维生素 E、ATP 等口服。

经以后随访 2 年，病人早已参加体力劳动，一切正常。

按语 急性脊髓炎是由病毒或细菌感染引起的急性脊髓发作性炎性疾病。临床上以急性脊髓功能障碍，截瘫，大小便障碍为主要临床表现。脊髓病变部位越高，炎症越重，临床症状、体征越严重。该证在中医学中属于痿证范围，由外感毒邪、情志内伤、饮食劳倦、先天不足、房事不节、跌打损伤及毒物所侵而引发，致肌体筋脉迟缓无力或麻木萎软不用，不能随意运动或伴肌肉萎缩的一种病证。

在辨证分型上，以肺热津伤、湿热侵淫、脾胃虚弱、肝肾亏虚及脉络淤阻为多见。

本例患者天气炎热大量出汗，裸背劳作感受热毒及湿热浸淫，致经脉壅遏，营卫受阻，筋脉失养而发病，早期治疗采用了清热解毒利湿，活血通络。后期在热毒已祛的基础上，应用补益肝肾之品并加针刺、西药之对症处理等，使其在短期内病情控制，其住院 51 天即取得了满意的临床效果。

第十五章　气血津液病证

第一节　颤证（甲状腺功能亢进）

赵某，女，16岁，学生，山东诸城市人。

【主诉】　因双手震颤，不能自制，心情紧张、烦躁，面赤、出汗，大便频繁月余，于1978年10月12日就诊。

患者为在校初中生，于近一个月来出现双手颤动，上课时坐立不安，心情紧张，面赤、心烦，在课时间动则跑出室外，且兴奋易怒，易出汗，至就诊时双手颤动进一步加重，端水不稳，夜不能寐，大便干，次数增多，有时一日4～5次。

既往史：健康。

【查体】　T 37.2℃，P 110 次/min，R 24 次/min，BP115/75mmHg。

发育营养好，身高170cm，体重51kg ；神志清；精神表现极度兴奋，坐立不安；面部赤红；双眼球见有震颤；颈部扪及甲状腺增大，质韧，能随吞咽上下移动。心律整，110 次/分，心尖部有Ⅲ级收缩期杂音，双肺呼吸音清，腹部软，肝脾不大，闭眼双手震颤实验（+++）。

甲状腺功能测定：T_3 6.5μmol/L，T_4 200 μmol/L，FT_3 15 pmol/L，FT_4 36.2 pmol/L。

基础代谢率测定：+49%

B超甲状腺检查报告："双侧甲状腺增大，左侧8.6cm×7.5cm×4.8cm；右侧8.7cm×6.6cm×4.5cm，回声均质，略低，可见有强烈血流增快信号"。

【舌脉诊】　舌质红，苔黄，脉弦数。

【西医诊断】　甲状腺功能亢进。

【中医诊断】　颤证，风阳内动并肝火偏盛。

【处方】　夏枯草20g　龙胆草12g　天麻12g　栀子12g　益母草10g　钩藤12g　石决明12g　桑寄生12g　炒杜仲12g　黄芩12g　云苓12g　夜交藤12g　酸枣仁20g　远志12g　柴胡6g　甘草10g

十五剂，一日一剂，水煎温服。

二诊　1978年10月28日，服药治疗后，其父母述症状明显减轻，精神状况好转，烦躁、手颤较以前减轻，夜间入眠亦好，大便较前变润，次数减少。

【查体】　P 96/分，BP 118/70mmHg。面红减轻。

基础代谢率测定：+33%。

【舌脉诊】　舌质红变浅，脉仍弦数。

【处方】　柏子仁12g　龙骨15g　天冬12g　牡蛎12g　酸枣仁20g　生地12g　夏枯草15g　栀子12g　钩藤12g　石决明12g　天麻12g　云苓12g　黄芩10g　寄生12g　炒杜仲12g　甘草10g　柴胡6g

十五剂，一日一剂，水煎温服。

三诊 1978 年 11 月 13 日。服药三十剂后，P 88 次/min，BP 115/75mmHg，基础代谢率为+17。诸症均有减轻，已无烦躁，手颤基本消失，夜间能安然入睡，大便软，一日一次，出汗已停止。

甲状腺功能测定：T_3 4.1μmol/L，T_4 167 μmol/L，FT_3 12 pmol/L，FT_4 34 pmol/L。

【舌脉诊】 舌质淡红，苔薄微黄，脉弦。

【处方】 天麻10g 生地10g 云苓12g 天冬10g 五味子10g 钩藤12g 生龙、牡各12g 代赭石10g 杭白芍10g 川牛膝10g 桑寄生12g 远志10g 甘草10g

十剂，一日一剂，水煎温服。

西药：维生素 B_1 片30mg，一日 3 次口服。

四诊 1978 年 11 月 24 日。患者自觉症状体征均已消失，体重53kg，自述饮食、睡眠正常；心烦、多汗、手颤未再发生；大便一日一次，质软。

【查体】 P 78 次/min，BP 115/70mmHg，基础代谢率为+12，面色正常，双眼无震颤，震颤实验（−），颈部触诊平坦，甲状腺扪之正常大小，较软，心率整，78 次/分，心尖部杂音消失。

颈部 B 超检查报告："左侧甲状腺4.5cm×3.2cm×2.6cm；右侧 4.7cm×3.3cm×2.5cm，边界清，回声均匀。"

甲状腺功能检查提示：T_3 2.8μmol/L，T_4 72 μmol/L，FT_3 6.5 pmol/L，FT_4 23 pmol/L，TSH 3.5mU/L。

【舌脉诊】 舌质淡红，苔薄白，脉平缓有力。

临床已痊愈。嘱适当外出运动，合理膳食。给了天王补心丹，每日 2 次，每次服9g；维生素 B_1 片20mg 每日 3 次，口服，以巩固疗效。经三年随访，病人一切正常。

按语 颤证，以头部及双上下肢不自主颤动为主要临床表现。西医中甲状腺功能亢进、帕金森病、肝豆状核变性以及某些椎体外系及代谢性疾病，可属此列。

本证病因不外乎外感内伤两个方面：外感多为风火之邪。内伤多为情志过极、劳逸失当或饮食不节，导致气血阴精亏虚、热极生风，使经络瘀滞并扰动筋脉造成头与肢体拘急颤动。

颤证辨证与肝、肾、脾三脏有关。《内经》曰："肝主筋"，"脾主肌肉、四肢"，"肾主骨生髓通于脑"，均说明肝、骨、脾与本证的生理关系。并以风火痰瘀，阴虚生风，热痰化风和肝阳风动为病理表现，须临证揣摩分析，以辨虚实。

本例患者，手颤、烦躁、多汗、面赤、便频、不寐；舌红、苔黄，脉象弦数。辅助检查各项均提示为甲状腺机能亢进。脉证合参属于风阳内动并肝火偏盛，治宜镇肝息风，疏肝清热，舒筋止颤。处方以天麻钩藤饮清泻肝火、滋阴潜阳。养心安神之品随症加减，使阴阳调和，肝火平熄，筋脉得养，颤证祛除。

第二节 虚劳证（再生障碍性贫血）案例1

刘某，女，50 岁，职工，山东省潍坊市潍城区人。

【主诉】 因头晕、腿懒、全身无力一年，伴夜晚发热月余；于2010 年 4 月 15 日就诊。

患者于近一年来时常感有头晕不适，伴眼花、腿懒、全身乏力、气短懒言、失眠多梦、有时鼻衄。三个月前在地市人民医院行骨髓穿刺及血液检查诊断为再生障碍性贫血，住院治疗。住院期间输血两次，病情始终未见好转。近 1 个月来每天晚上八至九点即出现发热，体温在38.5 ～

39.5℃，伴有出汗、咳嗽，无痰，有时尿痛、腰痛。在医院用过多种新型抗生素，因发热不退，病情迁延不愈，前来就诊。

【查体】 T 37.3℃，P 80 次/min，R 20 次/min，BP 105/70mmHg。

发育好，营养不良，消瘦体质，体重50kg；神志清，精神不振；慢性贫血病容，面肤皖白；浅表淋巴结未见肿大；眼睑膜苍白；颈部未见异常，甲状腺不大；心率整，80 次/min，心尖部闻及收缩期杂音Ⅱ级；双肺底闻及中小水泡音；腹部软，肝脾不大，腹水征（-）；双下肢有凹陷性水肿。

【舌脉诊】 舌质淡白，少苔，脉沉细无力。

【辅助检查】 血常规：WBC 3.7×10^9/L，N 0.5，L 0.2，E 0.02，B 0.005，RBC 1.28×10^{12}/L，Hb 35g/L，CT 4 min，BT 5min，PLT 90×10^9/L。

ESR：25mm/h。

EKG："大致正常心电图"。

肝功能检查：提示正常范围。

尿常规：蛋白（-），WBC（++），上皮细胞（+），RBC（++）。

胸部平片："双肺纹理稍强，双下肺有较淡阴影"。

骨髓穿刺检验报告："红骨髓有破坏现象，粒细胞及幼红细胞明显减少；涂片所见多为淋巴细胞，网状细胞，嗜碱细胞，且数量增多，脂肪滴减少"。

【西医诊断】 ①再生障碍性贫血；②肺内感染；③泌尿性感染。

【中医诊断】 虚劳证，气血不足，心脾两虚。

【处方】 人参15g 黄芪20g 当归12g 菟丝子12g 何首乌12g 山萸肉12g 炒白术12g 熟地12g 山药12g 云苓12g 鱼腥草20g 蒲公英20g 炒杏仁12g 炒枣仁15g 桂圆肉12g 远志10g 甘草10g

十剂，一日一剂，水煎温服。

二诊 2010 年4 月26 日。患者服药后病情明显好转，原夜间发热已退，测体温 37.3℃～37.5℃，咳嗽减轻，尿痛、腰痛好转，饮食有所增加，睡眠好转，自觉身体较前有力。

【舌脉诊】 舌质淡白，脉沉细。

【处方】 人参15g 黄芪20g 阿胶12g （烊化）当归12g 熟地12g 山萸肉12g 知母12g 鱼腥草20g 蒲公英20g 桂圆肉15g 炒枣仁15g 云苓12g 何首乌12g 菟丝子12g 炙甘草10g

二十剂，一日一剂，水煎温服。

三诊 2010 年5 月20 日。患者经治疗后夜间发热已愈；头晕，眼花，乏力，气短等均感明显好转；尿痛、腰痛已愈；睡眠、饮食均好。

血象检查：Hb 67g/L，RBC 2.3×10^{12}/L，PLT 150×10^9/L，WBC 5.7×10^9/L。

胸部 X 平片、尿常规检查均正常。

【舌脉诊】 舌质淡红，苔白润，脉较前有力。

【处方】 党参15g 黄芪12g 何首乌12g 菟丝子12g 阿胶12g （烊化）桂圆肉12g 肉桂12g 熟地12g 云苓12g 山药12g 山萸肉12g 炒白术12g 炒枣仁15g 远志12g 木香3g 甘草10g

二十剂，一日一剂，水煎温服。

四诊 2010 年6 月1 日。治疗近两个月，患者已能下床活动，原自觉症状均大有好转；感较前有劲。

【舌脉诊】　舌质淡红，苔白润，脉和缓有力。

加服西药片剂：维生素C、维生素B4、叶酸片、利血生等，并继服中药。

【处方】　黄芪20g　党参20g　当归15g　地骨皮12g　何首乌12g　龟板12g　熟地12g　菟丝子1g　山药12g　炒白术12g　云苓10g　阿胶12g　（烊化）炒白芍12g　甘草10g　麦冬12g　五味子10g　炒枣仁15g

二十剂，一日一剂，水煎温服。

五诊　2010年7月6日。治疗近三个月，患者自觉症状均趋于消失，病情愈见好转，患者精神好，面色较前红润，睑结膜红润。

【舌脉诊】　舌质淡红，苔薄润，脉和缓有力。

复查血象：Hb 106g/L，RBC 3.1×10^{12}/L，WBC 6.1×10^9/L。

ESR 20mm/h。

C反应蛋白（－）。

尿常规：正常。

胸部平片："双肺未有异常发现"。

隔日服中药一剂，并继续服用西药：维生素C、维生素B4、叶酸、利血生、鲨肝醇等片剂。

随访：此病例治疗后经连续三年随访，病情痊愈。并能参加日常家务劳动。

按语　虚劳证，西医为再生障碍性贫血。本病以进行性贫血、全身乏力、体表及内脏出血征象以及反复感染为临床表现。周围血象为血细胞减少，骨髓象表现造血细胞减少，而非造血细胞增多。因贫血造成免疫与抵抗力下降，病人多伴有呼吸、泌尿系统炎症。

中医学认为：本病主要由虚劳内伤、心脾两虚或者先天不足、肾精亏损或饮食不节，损伤脾胃；后天不继，生化无源，而致证见气、血、阴、阳诸虚，相关脏腑与五脏均有关联。临床可根据症候，四诊合参，辨证论治。

本病例贫血两年，在地市医院住院三个月，因规律性晚间发热不退月余；四诊及辅助检查为再障并肺内、泌尿系感染，故治疗当标本兼治；重点以调理气血，补益心、脾、肾脏，使阴阳互相滋长，气血化生有源，阴阳气血平衡，临床症候随之消失。

这正是：

> 虚劳之证亦虚损，①"五劳"、"七伤"为其因，②
> 又分外感与内伤；③先天后天寻源根；④
> 气、血、阴、阳均可虚，⑤"精气夺"失是根本；⑥
> 相关脏多心、脾、肾，⑦八纲辨证重阳阴；⑧
> 四诊合参舌脉诊，综合分析辨伪真；
> 治疗遵循相对论，⑨虚中夹实也常存；⑩
> 善补阳者阴中求，善补阴者，阳中阴；⑪
> 气为血帅；血气母，标本兼治铭记心；⑫

注释：①再生障碍性贫血，中医学称之为"虚劳"或者"虚损"。②虚劳证病因有"五劳"与"七伤"而引起。③又有外感与内伤之分。④其病因又有先天不足或后天不继或失养有关。⑤虚劳之证，气血阴阳均可虚；也可以气血阴阳俱虚。⑥古有"邪气盛则实；精气夺则虚"之说，其虚损的根本是精气不足或虚损。"精气"指先后天之精与"五脏六腑皆藏精"之精气。⑦因此，相关脏腑与心、脾、肾有关。⑧八纲辨证中又以阴阳为重点。⑨在四诊基础上综合分析，以辩证法为指导，掌握矛盾的对立与统一，运筹帷幄。⑩虽谓之虚损，但临床上又不尽为虚证，常常是虚中夹实；本虚标实错杂，因此要标本兼治。⑪根据阴阳互根理论，不能一味见阴补阴，见阳补阳；要在阳中求阴，阴中求阳。⑫注意治病求本，标本兼治。

第三节　虚劳证（再生障碍性贫血）案例2

孙某，男，20岁，个体劳动者，山东省诸城市人。

【主诉】　因耳鸣、腰膝酸软，全身乏力，夜间盗汗，食欲不振，胃脘不舒，便稀2个月；伴低烧、咳嗽、咽痛、牙龈出血、鼻衄、皮肤紫斑10天。于2012年6月24日就诊。

患者从事餐饮烧烤店工作已四年，经常食用烧烤肉类食物。近两个月来感有头晕不适，并耳鸣、全身乏力、腰膝酸软，夜间盗汗，食欲不振，胃脘部不适；大便稀薄，一日二至三次；有臭味，无脓血及里急后重。家人以为系过早婚恋体力消耗所致，故未介意。十天前患有低热，体温在37.5~38℃。伴有咽部疼痛，咳嗽、无痰。并时常牙龈出血、鼻衄、皮肤出现紫斑，患病后到本市人民医院住院四十五天，期间输血小板因子三次，但血小板非但不升反下降迅速，因反复鼻衄及牙龈出血，邀余诊治。

【查体】　T 37.5℃，P 76次/min，R 19次/min，BP 115/70 mmHg

发育好，营养一般，神志清，贫血貌；面色㿠白，球、睑结膜苍白；牙龈黏膜有增生现象，触之出血；颈部软；心律整，76次/分，心尖部有Ⅱ级收缩期杂音；双肺有少许干啰音；腹部软，肝脾不大。

胸部平片："心影未见异常，双肺纹理增强"。

EKG检查提示：未见明显异常。

腹部多普勒报告："肝、胆、胰、脾、双肾均未见明显异常"。

血RT检查报告：RBC 3.97×10^{12}/L，Hb 78g/L，PLT 300×10^9/L，WBC 1.55×10^9/L，N 0.004，E 0.0002，B 0.0001，L 0.015，M 0.0025。

骨髓细胞学检查报告："骨髓增生重度减低，细系增生重度减低；成熟细胞轻度大小不一；淋巴细胞占70%；全片见巨细胞一个，血小板少见；部分骨髓小粒中造血细胞减少，非造血细胞明显增多；白细胞数低，未见幼稚细胞及核红细胞"。

【舌脉诊】　舌质淡，边有齿痕；舌苔黄腻，脉滑数。双尺脉细数无力。

【西医诊断】　①再生障碍性性贫血；②上呼吸道感染；③支气管感染。

【中医诊断】　虚劳证，脾肾两虚并阴虚湿热。

【辨证分析】　此患者从16岁即从事烧烤工作，时间四年之久。平素尽染烧烤之气味，并嗜食烧烤食品，又系年少精气未旺之时，过早婚恋，致元气早泻，肾精亏虚，阴虚火旺，故证见头晕、耳鸣，腰膝酸软，全身乏力，夜间盗汗。张季明曰："元无所归，则热灼"。元阴亏虚，阳无所附，故证见发热、盗汗、咽痛。张景岳说过："衄血虽多由于火，而唯阴虚者尤多"，血热则可妄行，表现为牙龈出血、鼻衄、皮肤紫斑。而食欲不振，胃脘不舒，大便稀薄、异味为脾胃虚弱，运化失常并有湿热之象。

本病例脾肾两虚、气血不足，并有阴虚湿热本虚标实之证。故治当标本兼治，重在治本。治则选用补肾健脾，滋阴清热，止血止泻。

【处方】　炒白术12g　黄芪15g　云苓12g　党参15g　山药12g　炒苍术12g　炒薏米20g　黄芩12g　牛膝12g　生地12g　山萸肉12g　知母12g　黄柏12g　丹皮12g　地骨皮12g　菟丝子12g　五味子10g　龟板12g　海螵蛸12g　茜草12g　地榆炭12g　侧柏炭12g　炒山楂10g　橘红12g　滑石10g　甘草10g

一日一剂，水煎温服。

二诊　2012 年 7 月 12 日。患者述服药治疗两周后感身体较前舒适，食欲有所增加；头晕、耳鸣、乏力及上腹不适，咳嗽等均有减轻；盗汗已明显好转，牙龈及鼻出血也明显减轻；大便较前变稠，一日一至两次。

【舌脉诊】　舌质淡，苔黄腻减轻，脉仍滑，双尺细数。

病情好转，但仍有脾肾两虚及阴虚与湿热之象。

【处方】　党参 15g　炒白术 15g　云苓 12g　炒苍术 12g　炒薏米 20g　黄柏 12g　滑石 12g　生地 12g　炒白芍 12g　当归 12g　川芎 12g　知母 12g　地骨皮 12g　麦冬 12g　山萸肉 12g　五味子 10g　橘红 10g　海螵蛸 12g　茜草 12g　五倍子 9g　牡蛎 12g　炒山楂 12g　侧柏炭 12g　茅根 15g　甘草 10g

十剂，一日一剂，水煎温服。

三诊　2012 年 7 月 23 日。服药二十剂后，患者低热已退，夜间盗汗停止，食欲好，二便如常，头晕、乏力均明显减轻，未在发生鼻衄及牙龈出血，双肺呼吸音清。

【舌脉诊】　舌质淡，苔薄，脉虚细数。

【处方】　党参 15g　黄芪 30g　当归 20g　炒白术 20g　云苓 12g　炒白芍 12g　熟地 12g　生地 12g　何首乌 12g　山萸肉 12g　山药 12g　枸杞子 12g　丹皮 12g　炒山楂 12g　知母 12g　黄柏 12g　五味子 10g　阿胶 12g（烊化）　川芎 12g　紫河车一具　猪骨髓 100g　桂圆肉 12g　女贞子 12g　甘草 10g　大枣 3 枚

十五剂，一日一剂，水煎温服。

四诊　2012 年 8 月 10 日，服药治疗四十天，患者述原头晕、耳鸣、腰膝酸软及全身乏力均好转；夜间盗汗、发热、已消失；咳嗽、鼻衄及牙龈出血已愈；食欲增加；二便如常；舌质红润，苔薄白，脉较前有力。

复查血象：Hb 95g/L，RBC 4.02×10^{12}/L，N 0.007，E 0.0005，B 0.0003，M 0.0004，L 0.025，WBC 4.56×10^9/L。

【处方】　党参 15g　太子参 15g　黄芪 20g　当归 20g　黄精 12g　熟地 12g　生地 12g　山萸肉 12g　桂圆肉 12g　枸杞子 12g　何首乌 12g　云苓 10g　山药 10g　女贞子 10g　阿胶 12g（烊化）　炒山楂 10g　知母 12g　盐黄柏 10g　紫河车 1 具　猪骨髓 100g　木香 3g　大枣 3 枚

二十剂，一日一剂，水煎温服。

五诊　2012 年 9 月 2 日。服药六十剂后，患者述各方面均较前好转；身体感较前有力，未再发生鼻衄及牙龈出血现象；食欲较前大增，原头晕、耳鸣、腰膝酸软明显减轻。

【舌脉诊】　舌质淡红，苔薄润，脉象和缓，双尺较前有力。

【处方】　生地 12g　熟地 12g　仙茅 12g　仙灵脾 12g　女贞子 10g　枸杞子 12g　山萸肉 12g　怀山药 12g　黄精 10g　何首乌 12g　肉苁蓉 12g　黄芪 15g　当归 12g　云苓 12g　炒白术 12g　太子参 12g　阿胶 12g（烊化）　桂圆肉 12g　大枣 3 枚　炙甘草 10g

二十剂，一日一剂，水煎温服。

六诊　2012 年 9 月 23 日。该患者服药八十剂后，述原头晕、乏力、耳鸣、腰膝酸软及食欲不振，鼻衄、牙龈出血等症状均消失；未再发热及咳嗽；大小便正常；查患者精神好，面色红润，舌质淡红，苔薄润，脉和缓有力。

复查血像：Hb 115g/L，RBC 5.23×10^{12}/L，WBC 7.02×10^9/L，N 0.7，M 0.01，B 0.01，L 0.25，E 0.02，PLT 220×10^9/L。

病已临床痊愈。

随访：本病例治疗后随访一年，各项检查正常，身体状况良好，并已从事其他工作。

附　与本病治疗相关主要方药歌

> 四君参术茯苓草，四物归芍与地芎；
> 加入芪桂十全是，气血双补有奇功。①
> 肾阴虚者用左归，②肾阳虚者右归饮；③
> 劳伤虚热知柏地，④心脾两虚归脾使。⑤
> 犀角地黄血妄行，⑥紫河车擅补血精；⑦
> 阿胶龟鹿二仙胶，补益血肉总有情。⑧

注释：①虚劳证所用补益药很多，"虚则补之"，但补有所别。常用方剂有：四物汤、四君子汤、八珍汤、十全大补汤，都是补益气血的经典方剂；②肾阴虚者用左归饮；③肾阳虚者用右归饮，阴阳俱虚用金匮肾气丸；④劳伤虚热、五心烦热、阴虚出汗用知柏地黄汤；⑤心脾两虚，心神不安可用归脾汤⑥血热并出血者可用犀角地黄汤以清热止血；⑦紫河车补肾益精、益气养血，是滋补气血之佳品；⑧阿胶、龟胶、鹿胶均为血肉有情之品。阿胶补血、止血、滋阴、润肺；鹿胶补肝肾、益精血，擅止崩漏出血及鼻衄、便血，为止血良药。偏阳虚者可斟酌使用；龟胶能强筋骨、益心智，"补心肾、补血、养阴、解热"，增强组织耐缺氧能力，三胶均有升高血红蛋白及血细胞能力。

第四节　肌衄证（过敏性紫癜）

郑某，男，13岁，学生，山东省胶州市人。

【主诉】　因发热、头痛、精神不振十余天，伴鼻衄、腹痛、纳差、皮肤紫癜三天，于1973年5月9日就诊。

患者于十余天前患发热，头痛，咽痛，精神不振，在家测体温38℃，给予解热镇痛等药物，治疗后体温基本正常，三天前，突然发生鼻衄，流血约100ml，伴有腹部阵痛，食欲不振，大便干，无恶心、呕吐，全身皮肤有散在性紫色斑点，服西药治疗后未见消退来诊。

【查体】　T 37.5℃，P 76次/分，R 17次/分，BP 105/75mmHg。

发育营养好，神志清，精神不振，全身皮肤均见有散在性大小不等黯红色斑点，部分斑点高起皮肤，压之不退色；鼻腔内有血迹，咽部充血，扁桃体Ⅰ度肿大；颈软，心肺未闻及异常；腹部软，肝脾未扪及肿大；四肢活动好，各关节未见肿大；无皮下结节，浅表淋巴无肿大。

【舌脉诊】　舌质红，苔黄，脉弦数。

【辅助检查】　血常规：Hb 110g/L，RBC $3.5×10^{12}$/L，PLT $250×10^9$/L，WBC $8.9×10^9$/L，N 0.85，L 0.2，E 0.046，B 0.01，BT 3 min，CT 3 min。

ESR 40mm/h。

毛细血管脆性试验（+）。

尿常规、大便常规正常。

【西医诊断】　①过敏性紫癜。②上呼吸道感染。③轻度贫血。

【中医诊断】　肌衄，血热妄行证。

【处方】　丹皮10g　双花12g　栀子10g　大黄6g　侧柏炭12g　小蓟15g　白茅根15g　茜草根10g　石膏12g　白芍10g　紫草10g　甘草6g

六剂，一日一剂，水煎温服。

外用：紫荆花叶250g，水煮，洗皮肤。

口服西药：维生素C　0.2g，每日3次，口服；扑尔敏2mg，每日3次，口服；葡萄糖酸钙片0.5g，每日3次，口服；安络血片2片，每日3次，口服。

二诊　1973年5月16日，治疗后查患儿体温正常，未再发生鼻衄，腹痛减轻，全身紫癜较前减少，颜色变浅，食欲增加，二便正常。

【舌脉诊】　舌质红，苔薄黄，脉仍弦数。

【处方】　双花12g　生地0g　丹皮10g　栀子10g　大黄6g　炒白芍10g　紫草10g　茜草10g　小蓟15g　白茅根15g　水牛角粉3g（冲服）　紫荆花10g　甘草10g

十剂，一日一剂，水煎温服。

三诊　1973年5月27日，服药后患儿一般情况好，腹痛已消失，皮肤紫斑基本消退，食欲好，二便正常。

【舌脉诊】　舌质淡红，苔薄微黄，脉平缓。

【处方】　鲜紫荆花10g　茜草根12g　大生地10g　牡丹皮6g　山栀子6g　炒白芍6g　全当归10g　侧柏叶炭6g　小蓟10g　阿胶6g　（各包烊化）紫草6g　甘草6g

六剂，一日一剂，水煎温服。

四诊　1973年6月4日，患儿体温、二便正常，精神好，全身紫癜均已消失。

【舌脉诊】　舌质淡红，苔薄白，脉平缓。

血象复查报告：PLT $250×10^9$/L，RBC $3.5×10^{12}$/L，WBC $6.75×10^9$/L，N 0.67，L 0.2，E 0.02，B 0.01，BT 3min，CT 3min，ESR 15mm/H。

大小便常规：正常。病情已痊愈。

按语　过敏性紫癜中医学称为肌衄证。本证以全身皮肤青紫色斑点；或伴脏器、官窍出血，而血小板计数以及出凝血时间正常为特点。《医宗金鉴·失血总括》谓："皮肤出血曰肌衄"。肌衄的病因多由血热、气虚而发生，故在治疗上，外感热邪则应清热凉血，阴虚火旺则应滋阴降火，气不摄血则应补气摄血。病因不同，治法各异。临证运用，当灵活变通。

第五节　血证（血小板减少性紫癜）

李某，女，27岁，农民，山东省诸城市人。

【主诉】　因便血、鼻衄、头晕、眼花、气短、乏力，全身紫癜三天，于1988年7月15日就诊。

患者于两周前感发冷、发热，打喷嚏，咳嗽，在家服用治感冒的中西药物后痊愈。三天前出现鼻衄，随之腹部不适并便血，呈黯红色，一日数次。无呕吐，全身皮肤出现大小不等之紫色斑点，无瘙痒，伴有头晕、乏力、气短、眼花、动则出汗，在家输液治疗两天，今就诊。

【查体】　T 37.7 ℃，P 84次/min，R 18次/min，BP 95/60 mmHg。

神志清，贫血貌，精神不振，面色㿠白无华，前额汗出；心肺未见异常；腹部软，肝脾不大。

【舌脉诊】　舌质红，苔黄腻，脉濡数。

【辅助检查】　血常规：Hb 85g/L，RBC $3.2×10^{12}$/L，WBC $6.5×10^9$/L，N 0.67，L 0.25，E 0.04，B 0.01，PLT $40×10^9$/L，BT 7 min，CT 8 min。

大便常规：潜血（++++）。

腹部B超检查报告："肝、胆、胰、脾、双肾均未见异常发现"。

肝功能检查提示：肝功能正常范围。

【西医诊断】 ①血小板减少性紫癜；②贫血。

【中医诊断】 血证、紫癜；胃肠湿热证。

【处方】 栀子2g 黄芩12g 防风10g 云苓12g 石膏15g 炒槐角10g 地榆炭15g 侧柏炭15g 藕节炭15g 生地15g 丹皮12g 枳壳6g 赤石脂12g 当归12g 甘草10g

五剂，一日一剂，水煎温服。

西药：静脉输液，EACA 4g、维生素C 3g、维生素K 8mg 每日1次、止血敏0.75g 每日1次，静脉滴注；并适当补充电解质及碱性药物。

二诊 1988年7月20日，经中西药物治疗后，患者便血已停止，未发生鼻衄；头晕、乏力等自觉症状减轻；全身紫癜未见增多，原紫癜颜色变浅。查：BP 105/65mmHg。

【舌脉诊】 舌质淡红，苔黄腻，脉濡缓。

【处方】 三七参10g（研冲） 地榆炭15g 赤石脂12g 当归12g 苍术12g 佩兰12g 侧柏炭15g 白茅根20g 栀子12g 黄芩12g 生地12g 丹皮12g 防风10g 云苓12g 甘草10g

十剂一日一剂，水煎温服。

三诊 1988年8月1日。便血及鼻衄均未再发生，原皮肤紫色斑点减少；头晕等自觉症状好转；食欲好；二便正常。

【舌脉诊】 舌质淡红，苔薄白，脉濡缓。

【处方】 黄芪15g 炒白术12g 当归12g 阿胶12g（烊化） 何首乌12g 山萸肉12g 桂圆肉12g 党参12g 云苓12g 苍术12g 防风10g 黄芩12g 生地12g 丹皮12g 三七参6g（研冲） 陈皮6g 甘草10g

十剂，一日一剂，水煎温服。

四诊 1988年8月12日。治疗后患者述全身较前有力，头晕等自觉症状进一步好转；食欲增减加；二便如常；原皮肤紫癜消失。

【舌脉诊】 舌质谈红，苔薄黄；脉和缓。

复查血常规：Hb 105g/L，RBC 3.5×10^{12}/L，WBC 7.6×10^9/L，N 0.7，L 0.3，E 0.01，B 0.005，PLT 升至 95×10^9/L，BT 3min，CT 4min。

【处方】 当归12g 旱莲草12g 太子参12g 川芎10g 生地12g 炒白芍12g 炒白术12g 云苓12g 阿胶12g（烊化） 何首乌12g 陈皮6g 黄芪15g 丹皮12g 甘草10g

十五剂，一日一剂，水煎温服。

五诊 1988年9月2日。患者自觉症状及皮肤紫癜均已消失，食欲好，二便如常，面色红润。

【舌脉诊】 舌质红润，苔薄微黄，脉和缓有力。

血常规报告：Hb 110g/L，RBC 3.52×10^{12}/L，WBC 7.8×10^9/L，N 0.72，L 0.3，E 0.01，B 0.005，PLT 125×10^9/L，BT 3min，CT 4min。

病情已基本痊愈，给予归脾丸一丸，一日两次，口服；复方阿胶浆20ml 每日3次，口服；维生素C 0.2g，每日3次，口服，利血生两片，每日3次，口服。

随访：此病例治愈后，经连续十年随访，身体一切正常，并一直从事农业劳动。

按语 紫癜证，中医属于血证范围。西医认为：血小板减少性紫癜分原发性与继发性两种。原发性血小板减少性紫癜（ITP）与自身免疫有关；继发性则由多种原因引起。

本证以皮肤瘀点、瘀斑、内脏、官窍出血，血小板数量减少，出凝血时间延长为主要临床表现。

病因病机上中医认为，该病多与血热、阴虚、气虚有关。血热可致血液妄行，阴虚则血脉失养，气虚则不能摄血，血不循经溢于脉外，每致出血与紫癜形成。

在治疗上，医家张景岳在《景岳全书·血证》云："凡治血证，必知其要，而血动则由惟火惟气耳，故察火者，但察其有火无火；察气者，但察其气虚气实；知其四者，而得其所以，则治血之法无余义唉"。

该病例发病前有外感史，鼻衄、便血、皮肤紫癜，初诊时血小板 4000/mm^3，出凝血时间延长，贫血面容，面色㿠白无华；舌质淡，苔白腻，脉濡数。中医辨证为：紫癜、胃肠湿热证。另有鼻衄及皮肤瘀斑，脉证合参，亦均为血热所致。故治当清热凉血；清热渗湿；寓止血于清热之中；故热除则血安。当热去血止后，当以调理气血、培补脾肾为主；使气血化生有源，阴阳趋于平衡，气血阴阳调和，主证焉能不愈。

第六节　自汗证（多汗症）

张某，女，46 岁，干部，潍坊市潍城区人。

【主诉】　因白天时时汗出，伴头晕，失眠，多梦，乏力五年未愈，于 1985 年 8 月 5 日就诊。

患者系文字工作人员，近五年来不分冬夏春秋，时常溱溱汗出与活动及温度无关。并伴有头晕，乏力，失眠，多梦，在所居地医院诊断为"更年期综合征"，给予中西药物治疗曾有好转。但停药后即又复发，每次出汗时头发均被湿透，有时一天 1～2 次。出汗后即感全身无力，懒动，心中不舒，因病久未愈而再就医。

【查体】　T 36.5℃，P 70 次/min，R 17 次/min，BP 120/80mmHg。

发育好，面色无华，双眼无震颤，甲状腺不大，心肺未闻及异常，腹部未见异常发现，脊柱无异常，四肢活动好，关节无红肿。

ESR：20mm/h。

甲状腺功能测定：T_3　1.7 μmol/L，T_4 4.75 μmol/L　TSH 3.5 mU/L

【舌脉诊】　舌质淡，舌体胖大，苔白，脉沉细。

【西医诊断】　多汗症，内分泌失调。

【中医诊断】　心气虚弱，阴血耗伤；阳不外守，心液自出。

【处方】　黄芪15g　党参12g　炒白术12g　五味子10g　生龙、牡各12g　当归12g　炒酸枣仁15g　远志12g　合欢皮12g　桂圆肉12g　炒白芍12g　生地12g　木香3g　云苓12g　甘草10g

十剂，一日一剂，水煎温服。

二诊　1985 年 8 月 16 日。服药后自汗明显减少；头晕，失眠，多梦也明显好转；身体感觉较前有力；二便如常。

【舌脉诊】　舌质淡红，苔薄白，脉较前有力。

【处方】　黄芪15g　浮小麦30g　五味子12g　牡蛎15g　当归12g　生地12g　炒白芍12g天冬12g　云苓12g　丹参12g　党参12g　桂元肉12g　炒白术12g　炒枣仁15g　甘草10g

十剂，一日一剂，水煎温服。

三诊　1985 年 8 月 27 日。服药二十剂后自汗停止，感全身有力，原多梦、少寐、头晕等均愈。为巩固疗效嘱带药服用，人参归脾丸9g，一日两次，天王补心丹9g，一日两次，交替服用，并加谷维素片20mg，一日三次口服。

1985 年 9 月 13 日电话随访，病人一切如常，未再出汗。

按语　多汗症，中医称之为自汗证。系指白天非因体力活动、环境温度升高以及温热时病。而头面、颈胸、全身、四肢汗出，动则加重，并同时伴有相关脏腑功能失调表现的病症。

自汗的病因多为气、血、阴、阳诸虚及邪热郁蒸，西医则应排除甲状腺机能亢进、风湿病及结核性疾病引起的多汗。

在临床上，自汗以虚证居多，但也有肝火、湿热及血瘀引起者，后者则属实证。

张介宾在《景岳全书·汗证》中曰："自汗，盗汗各有阴阳之证，不得谓自汗必属阳虚；盗汗必属阴虚也"。清代叶天士在《临证指南医案》中谓："阳虚自汗治宜补气以卫外，阴虚盗汗治当补阴以营内"。

本病例自汗五年，伴头晕，乏力，失眠，多梦，面色无华；舌淡，苔白，脉沉细。四诊合参：气、血、阳均虚，病在心脾二脏。尊"汗为心之液"，"津血同源"之生理，故治宜养血补心，益气固表。配以宁心、安神之药，以补气血，调阴阳，使"阴平阳秘"，气血充足，汗有所摄，多汗自愈。

第十六章　皮肤软组织病证

第一节　小儿荨麻疹外洗方

鉴于和考虑到小儿患荨麻疹时用药的局限性以及尽量避免使用有副作用的西药，笔者在临床上遇到患有小儿荨麻疹的病例，多采用中药煎煮后外洗，并在洗后给与保暖，令其出汗、避风，绝大多数患儿获愈后不再复发，效果良好。

【处方】　当归50g　川芎50g　赤芍40g　防风50g　荆芥40g　蛇床子50g，蝉蜕30g　地肤子50g　皂刺30g　白鲜皮40g　艾叶30g　徐长卿40g　红花40g

用较大容量器具煎煮后全身皮肤洗浴，并于洗浴后保暖，出汗，避风。

药物加减：以上处方适用于感受风邪皮肤瘙痒之荨麻疹患儿，如偏于风热者加薄荷40g；偏于湿热者加苍术50g、黄柏50g、苦参50g；体质虚弱者加黄芪40g、党参40g；血热较重可加生地40g、丹皮30g；受风较重，日久不愈者加全蝎30g、百部30g。

注意：在饮食中增加含维生素及钙含量高的食物及果蔬、避免身着含化纤的衣物、保持皮肤的清洁与卫生有利于荨麻疹治疗与康复，减少治愈后复发。

第二节　风痒疹证（老年性皮肤瘙痒）

王某，男，70岁，退休干部，山东省胶州市人。

【主诉】　因全身皮肤瘙痒，夜不能寐五年，于2001年3月8日就诊。

患者于24年前患过急性黄疸型肝炎，经治疗后痊愈。近五年来全身皮肤出现瘙痒，食辛辣食物、生气后以及冬春季节较重，搔抓时皮肤有脱屑，无皮疹。常因瘙痒不能入睡，伴头晕、眼花、大便干燥。血压轻度增高，在本地医院服过中药并常用静脉输液葡萄糖酸钙及维生素C、地塞米松等药物，短期好转，但停药后又有复发，今来诊。

【查体】　血压165/90mmHg，一般情况好，巩膜无黄染，心肺未闻及明显异常，全身皮肤弹性差，躯干四肢皮肤粗糙，有搔抓痕、皮肤脱屑及局部血痂，未见皮疹及渗出。

【舌脉诊】　舌质红，苔薄，脉弦数。

【辅助检查】　血脂分析：血糖5.98mmol/L，CHO 6.4mmol/L，TG 1.67mmol/L

血RT报告：正常范围。

肝功能检查提示：正常范围。

【西医诊断】　老年性皮肤瘙痒。

【中医诊断】　风瘙痒（血虚肝旺）证。

治则：滋阴养血，平肝，祛风止痒。

【处方】 防风 10g 当归 15g 生地 12g 黄芪 15g 白芍药 12g 何首乌 12g 党参 15g 白蒺藜 15g 荆芥 12g 川芎 12g 地骨皮 15g 徐长卿 10g 甘草 10g

十剂，一日一剂，水煎温服。

配以西药维生素 C 片 0.3g 每日 3 次，口服，维生素 BCO 4 片每日 3 次，口服。

二诊 2001 年 3 月 19 日，述服药后皮肤瘙痒等症状明显减轻，夜间已能入睡，大便变软。

【舌脉诊】 舌质淡红，苔白，脉弦。

【处方】 当归 12g 黄芪 15g 地骨皮 12g 红花 12g 全蝎 10g 徐长卿 12g 生地 12g 白芍药 12g 白蒺藜 12g 地肤子 12g 蝉蜕 10g 川芎 12g 防风 10g 党参 12g 甘草 10g

十五剂，一日一剂，水煎温服。

嘱忌食辛辣食物，多食蔬菜和水果，勤洗澡。

三诊 2001 年 4 月 5 日，患者述治疗后皮肤瘙痒已消失；睡眠、饮食、二便均正常。

【舌脉诊】 舌质淡红，苔薄白，脉和缓。病情痊愈。

按语 皮肤瘙痒症，中医称之为皮癣痒或痒风。临床上分为局限性与泛发性二种。《外科证治全书》对本证的描述是："遍身瘙痒，并无疮疥，搔之不止"。多见于老年及青壮年，病因与皮肤组织细胞营养缺失、免疫力减退有关。中医辨证与风热、湿热、血虚、肝旺和血虚受风有关。治疗上相对以疏风、清热止痒、清热利湿、养血平肝、祛风活血为治则，并注意多食果蔬和钙食品，以补充体内维生素和增加血钙含量，改善毛细血管与组织细胞的活性，忌食辛辣，保持皮肤清洁卫生，以利康复。

第三节 湿疮（慢性双下肢顽固性湿疹）

韩某，女，35 岁，工人，吉林省长春市人。

【主诉】 因双下肢瘙痒、疼痛、皮肤增厚、粗糙、反复不愈四年，于 2007 年 10 月 6 日就诊。

患者于四年前双下肢小腿及足部出现多形性红斑及丘疱疹，伴瘙痒不适，夜间尤甚，难以入眠，饮酒及食辛辣食物后加重，去过当地医院诊治给予静脉滴注葡萄糖酸钙，口服氯雷他定片，外用异极石洗剂等，病情一度好转，但停药后数日内又复发作，时常因剧痒难忍而抓破皮肤，流血流水，黏着衣服。并感到口干欲饮，大便干燥，纳差，因反复不愈就诊。

【查体】 一般情况尚好，双下肢及踝关节、足背皮肤增厚、粗糙，呈暗褐色，伴有皮肤皲裂，局部有搔抓痕及血痂。

【舌脉诊】 舌质淡，苔白，脉弦细。

【西医诊断】 双下肢慢性湿疹。

【中医诊断】 湿疮、血虚风燥证。

【处方】 当归 20g 防风 12g 赤芍 12g 川芎 12g 生地 12g 白蒺藜 15g 黄芪 20g 何首乌 12g 川牛膝 6g 白鲜皮 15g 徐长卿 15g 蛇床子 15g 炒枣仁 15g 红花 12g 丹参 12g 苍术 12g 甘草 10g

十剂，一日一剂，水煎温服。

并以药渣再熬局部浸泡。

二诊 2007 年 10 月 17 日，服药治疗及局部外洗后，患者双下肢瘙痒疼痛均减轻，夜间能够入睡，小腿病变皮肤变软，唯踝关节及足背皮肤较厚，角化皲裂仍重。

【舌脉诊】 舌质淡红，苔白润，脉弦细。

【处方】 当归15g 川芎12g 赤芍12g 生地12g 黄芪12g 防风12g 丹参12g 珍珠母6g 炒枣仁15g 何首乌12g 炒白术12g 苍术12g 红花12g 鸡血藤15g 乌梢蛇10g 蛇床子12g 甘草10g

十剂，一日一剂，水煎温服。

西药：曲安奈德50 mg +0.5%利多卡因30ml+维生素B$_{12}$ 0.5mg，于踝及足背角化皲裂较重的皮下局部均匀浸润注射，并用无菌纱布覆盖。

三诊 2007年11月8日。患者双小腿瘙痒、疼痛均消失，局部皮肤变软，颜色近于正常，原踝部、足背病变皮肤也恢复近如正常。

【舌脉诊】 舌质淡红，苔白润，脉象和缓。

为巩固疗效，双踝及足背皮下复注曲安奈德50 mg+维生素B$_{12}$ 0.5 mg+0.5%利多卡因30ml，一次。20%黑豆馏油软膏外涂；口服葡萄糖酸钙片1.0 g 每日3次，口服，维生素C 0.2 g 每日3次，口服。

随访：此病例经治疗后随访三年，双下肢皮肤正常，未再复发。

第四节 外痈溃烂（臀部大面积感染并溃疡）

刘某，女，75岁，农民，山东省胶州市铺集镇人。

【主诉】 因臀部及腰骶部溃烂流脓两个月，于1974年7月5日就诊。

患者于两个月前患发冷、发热，继之右臀部皮肤红肿，伴有灼热感及疼痛，感口渴，大便干燥。在家注射青霉素及链霉素，外贴拔毒膏等，症状未见好转。且伴高热，最高达40℃，疼痛不减。患病后九天疼痛处溃破，流出大量脓液，体温随之下降。但患者食欲不振，小便短赤，大便干燥，破溃处面积越发增大，因疮口久不愈合来诊。

【查体】 T 37℃，P 80次/min，R 20次/min，BP 115/75mmHg。

患者老年，体弱，精神差，呈慢性病容；贫血貌；头颈部未见异常；心律整，无杂音，80次/min；双肺无啰音；腹软，肝脾不大。右臀部见大面积溃疡，上方连及腰骶部，皮下脂肪多已溃烂，深度达肌肉表面，溃烂面积约35.0cm×32.0cm×24.5cm，其疮口表面有稀薄脓液，疮面肉芽组织苍白，血运不佳。

血常规检查：RBC 3.2×10^{12}/L，WBC 9.8×10^9/L，N 0.9，L 0.29，E 0.12，Hb 105g ／L。

【舌脉诊】 舌质淡，舌体胖，苔少，脉沉细无力。

【西医诊断】 臀部感染并大面积溃疡形成。

【中医诊断】 外痈溃烂，气血两虚证。

治则：益气养血，托毒生肌。

方药：托里消毒饮加减。

【处方】 当归12g 黄芪20g 人参10g 甘草10g 川芎10g 炒白术10g 炒白芍12g 金银花15g 皂刺10g 白芷10g 桔梗12g 云苓12g

兑十剂，一日一剂，水煎温服。

局部处理：由于臀部溃烂面积很大，脓液较多，先给予过氧化氢溶液、生理盐水反复冲洗，然后用1∶4000浓度洗必泰溶液纱布局部湿敷，每日两次，每次两小时。并用无菌纱布覆盖。嘱其给予高热量饮食。

二诊 1974年7月16日。病人精神及全身状况好转，面色红润，能坐立床上。伤口脓液基本干净，仅有少量渗出物，溃疡局部肉芽组织转鲜红色，触之出血。

【舌脉诊】 舌质红润，苔薄黄，脉较前有力。

【处方】 阿胶12g （烊化）当归12g 黄芩10g 人参10g 金银花15g 炒白术10g 酒白芍12g 熟地10g 川芎10g 云苓10g 桔梗10g 连翘15g 甘草10g

兑十剂，一日一剂，水煎温服。

三诊 1974年7月27日。服药二十剂后，病人饮食增加，自觉身体比前有力，能下床活动。体温正常，便爽；臀部溃疡较前缩小，局部渗出也减少；疮口肉芽组织新鲜。

【舌脉诊】 舌质红润，苔薄黄，脉和缓有力。

效不更方，原方服用。再兑十五剂，一日一剂，水煎温服。

溃疡局部清洁换药，一日一次，并用无菌敷料覆盖。

四诊 1974年8月14日。病人共服药三十五剂，查全身及局部状况均大为好转，臀部溃疡缩小至15.5cm×12.0cm×11cm，肉芽组织新鲜；精神及食欲好；二便、体温正常。

【舌脉诊】 舌质红润，苔薄微黄，脉和缓有力。

血RT检查：Hb 125g/L，RBC $3.52×10^{12}$/L，WBC $7.8×10^9$/L，N 0.76，L 0.3，E 0.16。

决定停服中药；加强饮食调养；溃疡局部清洁湿敷，于1974年9月8日给予局部点状植皮手术。十天后检查所有植皮均成活，溃疡面愈合，治疗痊愈。

按语 痈证，属外科疮疡范围，有内外痈之分。内痈多见于肺、肝、肠等内脏；外痈则见于体表及肌肉之间。其病因多由外感邪毒或嗜食膏粱厚味，辛辣咸甘，聚湿生浊；邪、毒、浊留于肌肤，致使营卫不和；气滞血瘀，经络壅遏；热毒腐肉，肉腐成脓，而成痈肿。

本证治疗早期应以清热解毒，行瘀活血为主。对热盛肉腐者应和营清热，透脓托毒。若脓肿溃破，气血亏虚，脓液清稀，日久不愈者，则应补气养血，托毒生肌，标本兼治。

本病例年老体弱，痈肿破溃后达两月之久，溃疡面积波及腰骶部，气血均虚。加之饮食不佳，营养不良，溃疡难以愈合。故在治疗上以气血双补、托毒生肌为首选，加之西医药局部处理，以图使溃疡炎症尽快消退。

托里消毒饮基于八珍汤，方以补气补血药为君，托毒生肌之药为臣。临证使用中又加用连翘一物，《雷公药性赋》曰："连翘散诸肿之疮疡，为疮家之圣药"。本例治疗后期还添加阿胶之"血肉有情"之品，配八珍汤使气血得以双补，重点扶正，毒邪祛除，溃烂面缩小。待内外治疗调养溃疡疮面血运良好时，及时给予点状植皮，使溃烂疮面愈合而痊愈。

第五节 白塞病案例

张某，女。44岁，农民，山东省诸城市人。

【主诉】 因口腔溃疡，阴部糜烂，反复不愈，伴发热、口干、全身疼痛，乏力，食欲不振，恶心，便稀，失眠、多梦三年。于2005年4月12日就诊。

患者于来诊前三年，出现不明原因的发热，初病时体温为38.5～40.5℃。伴头痛、全身关节疼痛，腰痛、乏力，食欲不振，恶心、大便稀，一日2～3次，并伴干咳，无痰，时伴失眠、多梦。在乡镇及市医院做各项检查，诊断不一。随之口腔咽峡部、牙龈等处出现黄豆大小不规则溃疡，溃疡边界清楚，周围发红，上有黄白色覆盖物附着，咀嚼及咽下时疼痛，并有阴部及尿道口溃疡及糜烂，排尿时疼痛不适，给予抗生素、激素及大量维生素治疗，病情一度缓解，但停药后又复发热，关节疼痛，口腔阴部溃疡随即复发，后经多家医院诊断为"白塞病"，因病情迁延不愈来诊。

【查体】　T 37.8℃，P 80 次/min，R 20 次/min，BP 115/75 mmHg。

病人发育好，营养中等，神志清，面色虚浮、㿠白，咽部软腭及舌体有大如黄豆小如绿豆大小溃疡数处，尚有黄白色覆盖物，周边发红，扁桃体Ⅰ度肿大，心肺未闻及异常；腹部软，肝脾不大；外阴、尿道口周围有大小不等溃疡及糜烂，黏膜发红，伴局部分泌物。

【舌脉诊】　舌质红，苔黄腻，脉弦滑数。

【辅助检查】

胸部 X 线片："心肺未见明显异常"。

EKG　提示："大致正常心电图"。

血常规检查：WBC 9.6×10^9/L，N 0.9，L 0.3，E 0.02，M 0.01，Hb 105g/L，RBC 2.9×10^{12}/L，CT 2 min，BT 2.5 min。

ESR 45mm/h

血浆蛋白电泳检查报告："α_2-球蛋白9.85%，血清黏蛋白（Harris法）6.7mg%，纤维蛋白原0.8%。

尿常规检查：WBC（+），蛋白（-），管型（-），RBC（-），上皮细胞（-）。

【西医诊断】　①白塞病；②尿路感染；③贫血。

【中医诊断】　①肝经湿热下注；②心肾不交。

【处方】　龙胆草12g　栀子12g　黄连12g　黄芩12g　柴胡10g　生地10g　麦冬12g　车前子10g　泽泻10g　女贞子12g　旱莲草12g　当归10g　木通10g　金银花20g　薏苡仁30g　苍术12g　怀牛膝10g　桑寄生12g　苦参12g　黄柏12g　土茯苓20g　云茯苓12g　莆公英20g　甘草10g

十剂，一日一剂，水煎温服。

内服西药：维生素C片0.3g每日3次，口服，维生素BCO 3片每日3次，口服。

二诊　2005年4月23日，服药十剂后自觉发热、关节疼痛及口腔、阴部溃疡明显好转；进食时疼痛减轻；二便正常；但仍有失眠多梦。

【查体】　T37.5℃，一般情况好。

【舌脉诊】　舌质淡红，苔腻，脉弦滑数。

【处方】　黄连12g　金银花20g　莆公英15g　柏子仁12g　炒酸枣仁20g　天冬12g　当归15g　远志10g　土茯苓20g　云茯苓12g　苍术12g　薏苡仁30g　桑寄生12g　栀子12g　龙胆草12g　地肤子12g　黄柏12g　苦参12g　甘草10g

一日一剂，水煎温服。

三诊　2005年5月8日。原发热、关节疼痛，口腔及阴部溃疡糜烂均消失；食欲较前增加；睡眠时间较前增多；二便如常；病情已明显好转。

【舌脉诊】　舌质淡，苔薄黄，脉濡滑缓。

【处方】　土茯苓20g　云茯苓12g　薏苡仁30g　苍术12g　黄柏12g　炒枣仁30g　柏子仁12g　地肤子12g　苦参10g　茵陈15g　川草薢12g　当归15g　炒白术15g　炒白芍12g　生地12g　远志10g　桑寄生12g

一日一剂，水煎温服。

四诊　2005年5月24日。服药四十剂，患者已无发热、关节疼痛，口腔阴部溃疡糜烂已消失；食欲及二便正常；睡眠好转；唯有时感有头晕，腿酸，乏力。

查面色仍见㿠白，睑结膜淡白。

【舌脉诊】 舌质淡，苔薄腻，脉细濡缓。

【处方】 黄芪20g 当归15g 炒白术15g 党参12g 炒白芍10g 桂圆肉12g 生地12g 金银花15g 栀子10g 黄连10g 黄芩10g 黄柏10g 龙胆草10g 何首乌12g 阿胶12g（烊化） 炒薏苡仁30g 炒苍术20g 土茯苓20g 云茯苓12g 炒酸枣仁20g 木香3g 甘草10g

一日一剂，水煎温服。

五诊 2005年6月15日，服药治疗两个月有余，患病述饮食好；体质明显增强，身感较前有力；未再发热和关节疼痛；口腔及阴部溃疡糜烂已愈。睡眠好转；大小便正常；唯仍感腰痛不适；头晕，少寐、多梦；月经量少，色淡。

【舌脉诊】 舌质淡红，苔薄微黄，双尺脉细弱。

【处方】 全当归15g 黄芪20g 熟地12g 怀山药12g 云伏苓12g 山萸肉10g 粉丹皮10g 枸杞子12g 何首乌12g 炒白术15g 台党参15g 五味子10g 怀牛膝12g 炒杜仲12g 土茯苓10g 桂圆肉12g 炒枣仁15g 远志10g 炙甘草10g

一日一剂，水煎温服。

六诊 2005年7月17日，又连续服药二十余剂，并配合西药维生素C、维生素B、维生素E等内服，患者口腔及阴部黏膜糜烂未见复发。全身关节疼痛消失；精神好；睡眠、饮食、二便如常；全身各系统均未见相关异常症状与体征。

【舌脉诊】 舌质淡红，苔薄微腻，脉濡缓。

血常规复查：Hb 118g/L，WBC 6.8×10^9/L，N 0.76，L 0.3，E 0.02，M 0.01，RBC 3.4×10^{12}/L。

ESR：18mm/h。

尿常规：报告正常。

血清蛋白电泳检查：α_2-球蛋白7.30%、血清黏蛋白（改良Herris法）4 mmg%、纤维蛋白原0.4g%。

病人已临床痊愈。为巩固疗效，继服西药：维生素C、维生素B、维生素E；中成药健脾丸、人参健脾丸、柏子养心丸，交替服用，以善其后。该患者经连续三年随访，身体状况良好，未见复发。

按语 白塞病是一种病因未明的多系统、多临床表现、广泛损害、反复发作的慢性炎性疾病。本病除以上临床表现外，尚有无特异实验室发现；无特效治疗方法的特点。因难以治愈，常令临床医师倍感棘手。

该病主要以口腔、眼、生殖器黏膜溃疡、糜烂及皮肤改变，反复发作，伴有运动、神经、消化、泌尿、呼吸、血液循环等多系统的不同程度的异常表现；实验室检查可见黏蛋白、纤维蛋白原、α_2球蛋白改变；血沉、白细胞升高；病程长者可伴有血红蛋白降低等表现。

在病因方面，笔者认为：该病多由外感、内伤、饮食不节而引起。由于感受风寒湿热之邪，淫毒侵入肌肤、内脏和官窍，寒从热化，或湿热之毒作祟，造成皮肤黏膜溃肿糜烂，六淫之毒杂而合之致经久不愈。内伤多由情志不畅、抑郁或劳倦，劳伤心脾。致体弱乏力，面黄虚浮，气短、懒言、大便溏薄，失眠多梦；饮食不节，嗜食肥甘辛辣，可聚湿、生火、生痰，肾气不足则腰膝酸软，头晕耳鸣，畏寒肢冷，或五心烦热，口干、盗汗，月经不调；心阴不足则阴虚火旺，故口舌生疮，心烦、口干、失眠少寐，脾失健运则水湿内停，母病及子肺金受损，则吐痰咳嗽。

在辨证上，本症与心、肝、脾、肺、肾五脏均有关联。该病属于多系统病变。局部则以口腔、眼、阴部黏膜及皮肤、关节病变为主要临床表现。舌为心之苗，心与小肠相表里，心火上炎可口舌生疮,糜烂疼痛;并见舌红、苔黄、脉数;心火下移于小肠可尿赤,尿痛(泌尿系感染);肝经过少腹络阴器,肝经湿热下注可致阴部糜烂、痛痒、肿胀;口苦,苔黄腻,脉弦数或滑数;脾主肌肉四肢,开窍于口。口腔、皮肤、肌肉、四肢均赖脾血"以灌四傍"的功能,若中央土失职,则灌运无权,湿患自生;肺主皮毛,肺卫主人身之表,若肺气受邪,则吐痰、咳嗽。子侮及母,则脾肺同病,痰湿更甚;肾司二阴,阴部疾病可问津和责之肾脏;肾气不足则腰膝酸软,头晕耳鸣,畏寒肢冷,五心烦热,口干、盗汗、遗精、崩漏,月经不调,迟脉细弱或细数等。

因此,本证有虚实之别:心火上炎、肝经湿热下注属实证;心脾两虚、脾肾两虚、肾气不足、脾肺气虚、痰湿壅肺属虚证或虚实夹杂证;在治疗用药上:心火上炎可用黄连上清丸汤剂,并重用双花、栀子等以解毒、泻火;肝胆湿热者可用龙胆泻肝汤加减;心脾两虚者应用归脾汤加减;脾肾阳虚者用金匮肾气汤加温阳健脾之药或真武汤加减;肾阴虚者可用六味地黄汤合二至九加减;对脾肺气虚,脾湿不运,痰湿壅肺,吐痰咳嗽,肺气不宣者可用玉屏风散加小青龙汤加减,以健脾益气,祛湿化痰;合并血虚者可应用四物汤加阿胶等血肉有情之物;对病程日久,气血虚严重,免疫力低下者,可据情应用十全大补汤加鹿茸、冬虫草、紫河车、土茯苓之品。

总之,由于该病病因病机复杂多样,难以一方一药奏效,因此,临床辨证施药时须灵活运用,随证变通,不可拘泥呆板。

第十七章　中药临床与应用心得

第一节　中药应用与炮制总论

俗话说："用药如用兵"。医者用药如同画家、书法家挥毫泼墨，潇洒自如，浑然天成，发自内心。

药虽为物，富有灵性，代表了医者之心。用药也犹如调兵遣将，一兵一卒，精心设计，周密安排；君、臣、佐、使，各司其职，相辅相成，心灵使然；寒热温凉，升降沉浮，起死回生，爱心使然。

中药性味各异，品种繁多。据不完全统计，到目前为止，我国的中草药品种有 12 800 余种。中医师治病除要熟练掌握"四诊"、"八纲辨证"外，更重要的则是熟悉好药性与方剂。要熟记在心，临床应用时才能得心应手，药证相符；药到病除，恰到好处。要达到以上效果，就离不开高质量的药品；离不开对中药的学习研究；离不开对药品的加工与提纯；而药效的提高就能提高疗效，提高药效加工与提纯最基本的方法就是——炮制。下面我就所述的几方面的问题，以及个人临床常用部分中药的心得总结如下：

一、中药的炮制

炮制，古时候称为"炮炙"、"修事"、"修制"，到现在已经沿用了几千年。

（一）炮制目的

（1）提高和增强疗效。如黄酒炒白芍可增加活血止痛作用；醋炒元胡可增强活血与止痛效果。

（2）减少和去除毒副作用性。如姜矾水制半夏、南星可降低两药的毒性和副作用。

（3）纯净药品，便于储存。如清洗和去除泥土、杂质，切片晒干，以利于保管和使用。

（4）改变药物性能，扩大适用范围。如生地清热、滋阴、凉血、生津；酒蒸后罐存即成熟地作用滋阴养血、生精填髓。

（5）矫味、矫臭，便于服用。如僵蚕、刺猬、乌蛇经炮制后去除特殊臭味，便于服用。

（6）引药入经和便于定向用药。如盐炒黄柏引药入肾以清肾，治疗阴虚发热；醋炒香附、青皮能引药入肝，行气解郁。

由此看来，炮制不但能增强原药的疗效；降低毒副作用；便于储藏和保存以及娇味便于服用；而且能改变药物属性，扩大了应用乏范围，更便于临床使用。

（二）炮制的具体方法

1. 修治

修治包括纯净生药、粉碎与切制三道工序。例如根茎、叶片去除泥土（如党参、黄芪）、去除绒毛（如石韦）、人参、防风去除芦头等。使用根茎的药用刀具切片、晒干（如黄芩、葛根）、果实去壳留仁（如桃仁、杏仁、柏子仁、薏苡仁等），晒干备用，使用时有些先用水浸泡轻煮，然后去皮，再晒干、炒用，（有的直接将仁晒干储存），各种果实纯净后该炒用的炒用。龙骨、牡蛎、海蛤壳该煅用的就要煅用，用时要捣碎方能入药。需要炭制的药物要制炭使用（如地榆、藕节、侧柏、杜仲）等。赭石、磁石、礞石、朱砂、海浮石、贝壳类均应捣碎或研细不能囫囵入药，影响疗效。由于药源日趋紧俏，诸如阿胶、鹿胶、龟胶均应研碎各包烊化，川贝、虫草、蛤蚧、鹿茸、三七等可研粉冲服，以充分利用药效，便于吸收，犀角、羚羊角可切薄片或锉成细末冲服，也可水研内服。

2. 水制

水制包括漂洗、浸泡、喷洒、闷润、水飞等方式，以水纯净药品，去除杂质，去盐、去腥，便于加工和保存，又能增强药效，降低药物毒副作用。

3. 火制

火制的方法很多，有炒、炙、烫、煨、煅五种。

（1）炒：可分为：炒黄、炒焦、炒炭三种。炒黄的如苏子、牛子、谷芽的等；炒焦的如焦山楂、焦麦芽、焦神曲等；炒炭的如艾炭、地榆炭、姜炭、血余炭、杜仲炭等，用于止血、止泻。炒用的材料也很多，临床上常用的有姜炒、盐炒、醋炒、土炒、麸炒、酒炒、童便炒七种。如姜半夏，炒后可增加温胃、止呕、祛痰之功；盐炒黄柏入肾增加清虚热、下焦热之效；如醋炒香附、元胡增强活血止痛效力；酒炒白芍增强敛阴、入肝止痛作用；土炒白术能增强补气、补脾胃的作用；麸炒僵蚕不但可矫味而且可增强祛风之功效。

（2）炙：常用辅料有蜜、酒、醋、姜、盐和童便等。用此方法增强药物疗效，降低药物毒副作用；改变要无属性；扩大了治疗以应用范围。如炙麻黄后降低了麻黄发汗作用，增强了止咳、润肺、平喘效果；炙常山可降低催吐作用；姜炙半夏后增强了温胃止呕作用。

（3）烫：通过加热使药物受热后变为膨胀松脆，再粉碎使用，使其在体内便与吸收。如沙石、滑石、蛤粉等，经高温后冷却存用；山甲、刺猬皮通过烫热后可去除杂质、微生物，使药物热熟膨胀，凉干后使用。

（4）煅：是常用的炮制方法之一，即用猛火直接或间接煅烧使其锻至透红为度，然后离火凉透，使药物质地松脆易碎为用，如煅龙骨、煅牡蛎、紫石英等。

（5）煨：将药物用湿面或湿纸包裹，置于热火灰中或用吸油纸与药物隔层分开进行加热的方法，用以去除药物中的部分挥发性刺激成分，并增强药效。如煨豆蔻、煨生姜、煨葛根等。

4. 水火共制

常用方法有蒸、煮、炖、潬、淬等方法。用水煮或加辅料以去除药物毒副作用，增强药物疗效。如加醋煮狼毒、芫花；姜、矾水煮半夏；酒蒸何首乌、山茱萸、大黄；清蒸玄参、桑蛸、黄精等；炖黄精、熟地、苁蓉；潬天冬、潬马齿苋等。

5. 其他制法

（1）制霜：如皮硝置于西瓜中渗出结晶为西瓜霜等。

（2）发酵：在一定温度下使药物发酵，从而改变药物性质，增大疗效范围。如神曲、半夏曲、建曲、淡豆豉等。

（3）精制：将水溶性药物溶化，去除杂质，再浓缩，静置后析出结晶即成。如将朴硝溶化再置用草绳析出芒硝结晶。

（4）药伴：将药物与同性辅料相伴，以增加药物疗效的方法，如朱砂伴茯神、砂仁伴熟地等。

二、中药原材料质量源头

医者治愈疾病取决于四个基本条件：其一是诊断准确；其二是药证相符；其三是药效可靠；其四是病能所医，四个条件缺一不可。诊断正确才能有的放矢，药证相符是病愈的基础。而三，药品的疗效与质量至关重要。病情虽然诊断明了，但药品质量与效果不好，病就难以治好；其次才是病能所医，也就是说，患者只有具备能好的身体条件才能治愈。药品再好，病入膏肓或已经死亡，再好的药物想起死回生也就难了。如此看来，"上工治病"与"上乘药品"必需密切结合起来，才能真正的提高治愈率，做到药到病除。

这就要求我们狠抓药品质量，提高药物疗效。要做到以上两点，除了严格正确的炮制方法以外，更重要的应该从药物的源头抓起，抓源头就是抓中药材的种植、采集、收购、储存和炮制。

上古时期，中药材全部来自野生和天然，药物没有化学污染，加之正规的炮制，药品质量上乘、放心、疗效可靠。随着人口的剧增，自然环境的破坏，野生中药资源日趋枯竭，目前所用中药半数或多数为人工种植。由于过早（不到生长期和成熟期）采集，未按时节采集，管理上使用化学肥料、农药，使药品质量明显下降，药物残留严重。使用起来用药量大且疗效差，甚至造成人体的损害，这不能不引起大家的注意。

近年来，不法药贩在高额的利润驱动下，丧失人格，在中药中掺假造假，从中获利，给人们健康造成了不应有的损失。应该予以打击。

日前，已经发现的假药数不胜数，笔者发现，越是贵重的药品假冒越严重；以假乱真、以次充好比比皆是。常见的有：假当归：用与当归相似的植物切片冒充当归，从中获利；假五味子：用黑胡椒冒充五味子；假天麻：用凤仙花根茎制作假天麻；假佛手：用佛手瓜切片假冒佛手片；假萹蓄、假瞿麦：用杂草打碎掺入萹蓄、瞿麦、伸筋草等外形相似的药物里以假充真；假红花：用卫生纸染色冒充藏红花，真红花中掺染色重晶石粉以造假增重；假炮穿山甲：用大牲畜蹄角油炸或加硝、矾冒充炮山甲；假冬虫草：用白水泥调色加模具制作假虫草；另外还有假蛤蚧、假阿胶等等。这些人为的假药泛滥和使用，不但治不好病人的病，反而延误病情，给病人造成不应有的损害和负担。同时，也严重的损害了医院和医生的医疗信誉。因此，中药材打假到了非抓不可的时候了！

在抓药品源头工作上笔者有以下建议：

（1）药材种植、采集、加工、收购、销售要列入国家管理计划，制定国际上先进、国家统一的质检标准，以此督导、监管中药市场，并成立质量管理机构和队伍，严把质量关，坚决从源头上杜绝假冒伪劣药材流入医院和社区医疗。

（2）国家医药管理局直接负责中药研究、开发、种植、收购、销售、加工、深加工以及制剂管理。不断研发新药产品，以满足本国人民和世界人民的需求。

（3）国家可以有计划的封山种药，大力发展地道药材。使用优良品种，杜绝使用化学肥料和农药，保证药材生长年龄与出土年限，努力使药材达到和接近野生与自然。并使用正确、严格的炮制工序与方法，确保药品质量。

以上这些措施，只要落实的到位，就能大大提高中药材的质量，确保治病有好药、用好药，才能真正的配合临床需要，提高治愈率。

第二节 中药性能应用与体会

药物的性能，是指与中药疗效有关的性质与功能。它包括药效的物质基础和治疗作用，是中药学最基本的理论，也是中医大夫的必修课。具有十分重要的意义。药物性能包括"四气"、"五味"、"升、降、沉、浮"、"归经"、"引经"、"毒性"等内容。

现根据自己多年来学习药性的肤浅认识和部分临床使用体会略作总结。

（一）四气

四气是指药物的寒、热、温、凉四种特性，又称"四性"。四气以阴阳属性来分，即寒凉属阴，温热属阳，它是与疾病的属性相对而言的，又与辨证施治中的治法相匹配，与"正治"、"反治"紧密配合，实施于临床。例如临床上的外感风寒，要通过辛温发表药物如麻黄、桂枝、荆芥、防风之类发散风寒，而外感风热须使用辛凉解表药物如薄荷、浮萍、牛蒡子、桑叶、菊花、蝉蜕等以疏散风热来治疗。这种"寒者热之"、"热着寒之"的治疗方法称之为"正治法"。而如果疾病的本质属虚，而临床上却表现为"实"的症状，治疗上必须用"补"的方法，用"真实"来治疗"假实本虚"，这种治疗方法称为"反治法"。不管哪种治法都是以药物的特性为依据，再与八纲（阴阳、表里、寒热、虚实）辨证相结合，完成理、法、方、药这一治疗过程的。

1. 四气具有的独特属性决定了药物治疗作用

药物有寒、热、温、凉四性，又有"平性"之说。"平性"是指药物不寒，不热，又属微凉、微温之间，作用和缓，称之为"平性"。实则仍称"四性"，而不称"五性"。四气所具有的独特的属性才决定了药物的治疗作用，犹如"兵来将挡，水来土囤"。"寒者热之"、"热着寒之"，四性（四气）与疾病中的疾病性质结合，药证相符，才能"药到病除"。

《雷公药性赋》在每一味药物中都有"大热"、"大寒"、"有毒"、"无毒"、"阴也"、"阳也"、"阴中之阳也"、"阳中之阳也"等描述，同时又列举了注意事项和怎样炮制才能避免中毒，有效地减毒，去毒，让临床医师在使用时注意，避免因过量和配伍禁忌而发生中毒与不良反应。这些神农先辈们"一日而遇七十毒"，无所畏惧、勇往直前的献身精神是可歌可泣的！所以说如今的药性学是几千年来劳动人们用生命和汗水谱写的一点也不为过。

2. 药物的性能是可以改变的

"人性难移，药性可改"，随着治疗的需求与配伍、炮制，药物的性能是可以改变的。

前面已述，药物虽然具有独特的属性，对疾病的治疗起到旗鼓相当的作用。但是，随着临床实际使用的需求和治疗的需要，须要改变原有的药物属性，以增强疗效、扩大治疗范围、降低药物的毒性和副作用，以便更好的提高治愈率。寒、热、温、凉四性，随着炮炙、配伍可以改变原有的药物性能，而起到与原来不一样或者比原来更好的效果。在讲药物性能方面必须要讲到药物的炮炙和配伍。这在《内经》、《神农本草经》、《本草经注集》、《本草备要》、《本草纲目》、《证类本草》、《新修本草》、《唐本草》、《蜀本草》、《本草拾遗》、《嘉佑本草》、《政和本草》、《炮炙大法》、《得配本草》、《得宜本草》、《名医别录》、《本草经解》、《本草崇原》、《本草逢原》、《本草知名》、《雷公炮炙药性赋》、《珍珠囊》、《玉楸药解》、《中国药学大辞典》等均有不同程度的论述。从这些浩瀚的药性学论著中可以看出，随着时代的推进，人们对药性学的认识也与时俱进，不断提高。炮制诸法：从简单的修治、水制、火制、水火共制，到精制、制霜、发酵等。工艺的逐渐提升，随之也带来了药品质量的提高。综合分析影响药物性能的传统炮炙方法的目的有六条：①提高疗效；②降低毒性；③改变和扩大治疗范围；④便于服用和吸收；⑤便于保管、携带和储存；⑥提高药品档次与经济价值。

以上六条中改变药物性能地目的主要是前三条：提高疗效与降低毒性、改变和扩大治疗范围。使炮制后药物效果1+1＝2或大于2。如红花酒制后能增强活血效果，元胡醋炒后能增强止痛疗效，淫羊藿用羊脂炒后能增强补肾助阳作用，而清半夏主要用作燥湿、化痰；用鲜姜汁炒后则性能改变，主要用作降逆、温胃、止呕，最为常用的甘草，生用可以泻火清热、缓急止痛、解毒、调和诸药，而蜜炙后的甘草即炙甘草，主要作用是甘甜补益，用以补益心脾之气、润肺止咳。现代医药科技的发展更加开拓了药物的治疗范围，如天花粉在传统医药上功能是清热生津、消肿排脓，而经提纯成中成药针剂后则成为妊娠流产药物，以往的饮片煎服则根本无此作用；葛根功用发表解肌、解热生津、升阳止泻、透疹，而经现代提纯制成中成药则用以降血脂、通利心脑血管，治疗冠心及脑血管阻塞性疾患。制法不同，治疗的疾病和范围也不一样。

四气在配伍方面：由于组方中性能相同和不同药物的配伍使用，其药物性能可随药群中它药的性能之别、药量的多寡、配制的方法、加工时间的先后久暂而不同和改变。以《伤寒论》最经典的麻黄汤为例：该方由麻黄、桂枝、杏仁、甘草四味组成，用以治疗外感风寒、恶寒发热、头痛身痛、无汗而喘的太阳中风。方中麻黄发汗、散寒、解表、平喘为君；桂枝助麻黄发表散寒、温经止痛为臣；杏仁苦温，入肺止咳为佐；炙甘草性甘，解毒补益，调和诸药为使。而同在麻杏石甘汤（《伤寒论》）中，组方也是由麻黄杏仁石膏甘草四味，但原来辛温的桂枝换成了辛凉清热的石膏，麻黄的量也较麻黄汤减少，而方中寒凉的石膏用量数倍于麻黄，麻黄的作用因石膏的寒凉而改变，和麻黄汤有别主要用来平喘而不再是发表。整方功能也主要是辛凉宣泄，清热平喘。主治肺热壅盛，身热不解，有汗或无汗，咳逆气急，鼻翕口渴，舌苔薄白或黄，脉浮滑而数。

再如附子一物，性辛甘，大热，有毒。用以回阳救逆，补肾助阳、散寒止痛。是"回阳救逆第一药"。但药理研究该药含乌头碱，用量过多，煎煮不当，配伍失宜，个体差异都可引发心律失常、血压下降和呼吸麻痹而死亡。需用熟附子，用量也要在 3～15g。先煎 30～60 分钟为安全。对该药的用量问题历来有很大争议，有大有小。笔者认为：附子要用制后的熟附子，再是用量要视患者的体质、年龄、与病情而定。该药一定要先煎，这样就可以降低毒性，方可使用安全。

（二）五味

五味，即酸、苦、甘、辛、咸五味。概括了中药的全部气味。此外，还有淡、涩，均不在药物主要气味之内。五味与五行、五脏有机的结合和匹配，代表了药物气味作用与方向。尤如俗话所说的"清气上升，浊气下降"，酸入肝，辛入肺，苦入心，甘入脾，咸入肾；以及酸能收敛，辛能发散，甘能补益，苦能燥湿，咸能软坚。就是人们在日常实践中对气味作用的总结。

1. 酸能收敛、固涩

具体体现在敛汗、止泻、止带、止血、涩精、缩尿等方面。收敛可以制止阴液丢失，常用敛汗药物如五味子、五倍子等，收敛肺气止咳常用药物诃子、五味子，以及固肠止泻常用乌梅、石榴皮等，涩精缩尿常用覆盆子、金樱子等。

2. 辛能散，能开

（1）辛：味香宣散，包括辛散发汗，散发表邪，使邪随汗出。常用以发散治疗在上在外的疾病，驱除六淫之邪，以及用以醒脑、提神、开窍。如麻黄、荆芥、薄荷、肉桂、皂角、肉蔻等。

（2）辛能行、能通：辛味香窜，能走，能通。而气行则带动血、津液的流通。如当归、川芎、红花等活血通脉药多具辛味；香附、木香、陈皮等味辛药具有行气功能，并健胃、燥湿，可治疗腹胀、腹痛。

3. 甘能补、能和、能缓

（1）甘补：甘甜补益。大凡补益的药物多数味甘。如黄芪、当归、人参、党参、甘草等。而由甘味药物组成的方剂也很多，主要用以治疗气、血、阴、阳诸虚。如补中益气汤、当归补血汤、沙参麦冬饮、人参养荣汤、炙甘草汤等等。

（2）甘和："和"即"和中、调和诸药"之意。甘味药物多有和中，健胃与调和主药的作用，如甘草、大枣、饴糖等。参入的代表方剂如小建中汤、黄芪建中汤等。

（3）能缓：能缓是指甘味药物不仅具备和、补两种作用外，还具有缓急、止痛的功效，并有解毒作用。如甘草就具有：①缓急止痛；②缓和药性；③甘甜补益；④解毒功能。

另外，味甘药物尚有甘润功能，起到润肺，润肠通便等作用。

4. 苦能泄、能燥、能坚（即燥湿、泻火、坚阴）

（1）味苦药物能够降泄：起到降泄、清泄、泻下的作用。如临床上常说的清热泻火、清热利湿、清热解毒、清热凉血、清虚热、泻火通便等等。治疗五脏六腑的实火、湿热之证，使热从二阴排除，热去体安。常用药物如：黄连、龙胆草、黄芩、黄柏、栀子、大黄、杏仁等。苦味药参入的方剂甚多，如龙胆泻肝汤、黄连上清丸、茵陈蒿汤、黄连解毒汤、大承气汤等等。

（2）苦能燥：即苦有能燥湿的作用。可以治疗水湿和湿热性疾病。如肝胆湿热、脾胃湿热、胃肠湿热等。常用药物如黄连、苦参、黄芩、黄柏、白鲜皮、龙胆草等。参组和代表的方剂如易黄汤、黄连汤、左金丸、交泰丸、清金丸、清肺汤、易黄汤、栀子柏皮汤、白头翁汤等等。

（3）苦能坚：苦坚之说，出自《素问·脏气法时论》："肾欲坚，急食苦以坚之"。苦坚之药用于阴虚导致的相火旺盛之证，即通过苦味的清泻火热的作用，苦坚是通过清热泻火而达到保存阴液的目的。参组的代表方剂如交泰丸等。

5. 咸能下、能软坚

此包括咸下和咸软两种功能。

（1）咸能下：具有泻下作用药物如，朴硝能泻下通便，治疗大便秘结。

（2）咸软：咸味药物能软坚散结，用以治疗瘰疬、瘿瘤、疮疡、肿块等，常用药物有玄参、海藻、昆布、牡蛎等。参组的代表方剂如海藻玉壶汤等。

另外有"咸入肾"之说，用"咸"起引经作用。与补肾药物一起入肾补肾，或清泻肾热、虚热，如用盐水炒黄柏，以增强清肾、泻虚火的作用。

6. 淡能渗利

众多的药性学涉及具有淡味的药物，有的把淡味归为甘。凡具淡味的药物如茯苓、猪苓、泽泻、薏米等均有淡渗利湿的作用，用以治疗水肿、痰饮、湿浊、小便不利证。

7. 涩能收、能敛

涩味药物具有和酸味相似的收敛、固涩作用，如涩肠止泻的禹余粮、赤石脂、莲子、石榴皮；敛汗、涩精、止带的牡蛎、龙骨、芡实；收敛止血的白芨、仙鹤草，参组方剂如完带汤等。

五味临床应用时必须与五脏、五行结合起来，再与八纲辨证后的病症一起，细心推敲，证药相吻，方能做到完善使用。

第三节 药物的升、降、沉、浮

升降沉浮是药物作用的趋向。它是与人体疾病相对而言的，因为，人体的疾病有在上、在下；在内、在外；在表、在里之分。药物只有具备和疾病方位、程度相匹配的趋向性，才能够到达病源起到治疗疾病的作用。也就是俗话说的"找病"和"对症"。

（一）升降浮沉起源与依据

任何物质除具有一定的物质属性外，尚有其各自的趋向性。古时候人们在日常生活中即对诸多物质进行长期的观察与总结，如对"五行"的观察和研究，最早是从"五材"开始的一样。观察到花草叶片质地轻浮者上升、向外，而金石、种子，质地重坠者下降或向下、向内。《内经》也对气和阴阳做出了记载，如"清阳出上窍，浊阴出下窍；清阳发腠里，浊阴走五脏；清阳实四肢，浊阴归六腑"。

由于阴阳反作，气机升降浮沉紊乱，则导致"清气在下则生飧泄，浊气在上则生䐜胀"。这些总结为升降浮沉理论奠定了基础。

（二）升降浮沉的临床意义与应用

升是指向上提升，浮是指向外发散，降是指向下或降逆，沉是指泄利或收敛。升与浮、沉与降的趋向近似，故通常以"升浮"、"沉降"合称。临床上凡具有升举阳气、解表、发汗、祛风、去寒、涌吐、醒脑开窍功效的药物都能向上向外，药性升浮。而具有清热、泻下、镇静、安神、利水；降逆止呕；平肝熄风；重镇安神；醒脑开窍；涩肠止泻；涩精止带；消食导滞的药物则向下、向内，都是沉降的。升浮的药物大多有解表、发汗、补虚升陷作用；以治疗虚损、外感表征、中气下陷等。

（三）升降浮沉功能确定的根据

前边述及升降浮沉是药物的作用趋向，它是对疾病相对而言的。也就是说之所以治疗疾病，就是因为药物具备能治疗疾病的趋向功能。疗效就是判断药物作用的标准。以下几方面是决定升降沉浮的关键。

1. 药物的质地、气味的厚薄

药物质地的和气味的厚薄决定何影响药物的趋向。质地重的药物如赭石、磁石、朱砂、牡蛎、枳实、苏子等大都重坠、沉降；而植物性药物如苏叶、薄荷、麻黄、荆芥、桑叶等气味轻薄发散的多能升浮。

2. 药物的四气五味

四气中，性寒凉的药物多能清能下；而温热的药物多能发散、通阳、升提。正如《本草纲目·升降沉浮》所说，"寒无浮，热无沉。"

3. 药物的功效

药物的疗效是针对疾病在上、在下、在里、在表的不同，分别使用具有趋向的药物，再用取得的疗效判断药物的作用。如寒邪在表，应用辛温解表药物后使寒邪经发汗去除；再如痞、满、燥、实、坚的阳明腑实证，应用攻下的大黄、枳实、芒硝、厚朴治疗里实主证，这些都是药物针对疾病方位和部位而立法施药的。

（四）药物的趋向升降沉浮不是一成不变的

升降浮沉，可随炮制、配伍方法不同而改变。如麻黄发汗、平喘、利尿、消肿，蜜炙后则发汗力减弱，增强宣肺平喘功效。黄芪甘温补气、升阳，配柴胡、升麻、党参则升提中气，治疗中气下陷。桔梗可载药上行，牛膝可引药下行。药物是可随炮制与配伍改变的。

第四节　药物的归经

归经是中药学的重要组成部分。"归"是指药物的归属，"经"是指人体的经络、脏腑，归经就是药物对人体的定向和定位。归经把药物的作用与人体脏腑、经络联系起来，可以判断药物的疗效，为临床正确用药提供依据。

如《雷公药性赋》在寒性药中开头说："诸药性赋，此类最寒，犀角解乎心热，羚羊清乎肺肝……"。不仅指出了犀角和羚羊角的药性，同时指明了药物的归属部位，即犀角归心，羚羊角归肝。

在归经的部位上，《药性赋》指出了药物归某脏、某经、某部位。如：头角痛须用川芎；巅顶痛须用藁本；偏身肢节痛须用羌活；腹中痛须用白芍、厚朴；脐下痛须用黄柏、青皮；心下痛须用吴茱萸；胃脘痛须用草寇；胁下痛须用柴胡；茎中痛须用甘草梢；气刺痛须用枳壳；血刺痛须用当归；心下痞须用枳实；胃寒痞须用陈皮；补元气须用人参；调诸气须用木香；肌表热须用黄芩；祛痰用半夏，祛风痰须用南星；诸虚热须用黄芪；脾受湿用白术；下焦湿肿用汉防己、龙胆草；中焦湿用黄连；诸泻须用白芍、白术；喘者可用阿胶、天、麦冬。上部见血用防风；中部见血用黄连；下部见血用地榆等等。

又如在《诸药泻诸经之火邪》中说："黄连泻心火；栀子、黄芩泻肺火；白芍泻脾火；柴胡、黄连泻肝胆火；知母泻肾火；木通泻小肠火；黄芩泻大肠火；柴胡、黄芩泻三焦火；黄柏泻膀胱火。"等等。这些大量对药物作用和归经的详尽记载不仅说明了药性，而最主要还是阐明了药物的归经。为后世临床用药指明了方向。

药物归经理论是怎样产生的，又怎样得以证实，并作为成熟的理论经验指导临床并传承至今？总结起来主要有以下几方面：

1. 归经理论

归经理论是历代医家从长期的临床实践中不断观察、认识和总结出来的。

归经是从远古至今，人们在长期与疾病的斗争中，由不知到有知，从少到多，不断实践—认识—再实践—再认识，逐渐总结出来的。其间经历了从神农尝百草"一日而遇七十毒"，口耳相传，至目前拥有相对先进的医药学科技的漫长的历史过程。早在《内经》中即有"五味入五脏"，如："酸入肝、苦入心、甘入脾、辛入肺、咸入肾"的论述，奠定了药物归经的基础。南北朝时期出现了归经的雏形，宋代的药学论著《苏沈良方》有某药入某脏的的记述，经历了元明，至清朝沈金鳌正式提出"归经"一词，并经无数医家千百年不断实践发展与完善。

2. 归经

归经是药物与经络、脏腑相对应，以治疗疾病并取得相当客观的疗效为依据的。

人体由奇经八脉、十二经络、五脏六腑、四肢百骸、五官、五体以及精、气、血、津液等组成。一旦出现病变，必然有其相应的外在表现。如见咳嗽，吐痰、气喘症状，得知属手太阴肺经病变，而选用止咳平喘的麻黄、杏仁服用后症状好转和痊愈，即从中得知杏仁、麻黄归肺经。证见恶寒发热、无汗而喘、头项强痛、舌苔薄白、脉浮紧，脉证互参属外感风寒者，知其风寒在表，故使用解表的麻黄汤治之，以解表、发汗、平喘。从中得知麻黄汤治疗风寒之表实证。若热在阳明经，证见痞、满、燥、实，而选用大承气汤治疗，主证消失，则知大黄、芒硝有归大肠经，有清热泻火、通便散热结的功效。

3. 归经的临床意义

（1）归经将经过实践验证的药物作用的定向、定位进行理论上的总结，以求在临床上对疾病有的放失：即某药入某经？某脏？再加某些特殊的"引经"药，使药物目标准确，或补或泻，直达病所。提高了治疗效果。

（2）指导中药的炮制加工：归经将药物的"五味"与"五脏"结合起来，再用改变药物性味来改变归经路线，从而拓宽了药物的应用范围。改变药物的归经，使治疗能药随证变，随心所欲，得心应手。如黄柏清热泻火，盐炒后专走肾，清肾经虚热；甘草生用泻火，而密炙后则是甘甜补益；元胡活血、行气、止痛，而醋炒后则专入肝，并增强了活血、止痛效果；清半夏燥湿化痰，而姜半夏则化痰、温胃、止呕。据此，炮制可以改变药物属性，以适应不同的病情和治疗的需要。

第五节　临床常用部分中药应用心得

一、人　参

人参为五加科，人参属，人参的根。

性味：味甘，微苦；微温。

归经：归肺脾经。《药品化义》："归脾、胃、肺经"。

人参分为野生、移山、园秧三种。生鲜参白色，晒干变红，浸白冰糖水晒干则微红，因其形状似人故名人参。又因功效卓著，用途最广，故为诸参之首。又称"人衔"、"鬼盖"、"神草"。

《雷公·药性赋》曰："人参味甘，性温无毒，升也阳也，其用有三：止渴，生津液和中益元气，肺寒则可用，肺热还伤肺。"

人参的功效卓著：能大补元气、生津止渴、养血安神、明目益智、止汗固脱、补气安胎、健脾止带、补虚除热……。临床上凡身体虚弱、中气不足、五脏气血津液不足；风寒、风湿、风热、风燥本虚标实以及血脉闭塞、中风、痰湿、疮疡之证属虚中夹实或健忘惊悸、脾胃虚弱、食少泄泻、肺虚咳喘、妇女崩漏、小儿惊悸、气虚感冒、疮疡不愈等等均可使用。实践证明人参扶正祛邪，攻补兼施，一药多用。正气虚弱，抵抗力不足及正虚邪盛或正虚邪陷等生理性器质性病变均是其治疗范围。笔者仅从《方剂学》和《汤头歌诀》两书不完全统计，就有121个方剂中使用了人参，涉及专科有内、外、妇、产、儿多科。用现代医学分类人参应用于循环、呼吸、泌尿、消化、生殖、神经、运动、内分泌等多个系统。病种有上百个。下面就含有人参的部分方剂不避其繁列述，仅供参考：独参汤、人参归脾汤、天王补心丹、人参养荣汤、十全大补汤、炙甘草汤、清燥救肺汤、人参败毒散、人参羊肉汤、人参胡桃汤、参苏饮、参苓白术汤、升麻汤甘草泻心汤、升阳益胃汤、中和汤补肾固冲汤、胎元饮、肠宁汤、桔梗汤、通乳丹、补血解晕汤、毓麟珠、三痹汤、涤痰汤、独活寄生汤、温胆汤、十味温胆汤、半夏白术天麻汤、大活络丹、化癥回生丹、保元汤、七味白术散、资生丸、补中益气汤、举元煎、生脉饮、人参蛤蚧散、四君子汤、八珍汤、泰山磐石饮、石斛夜光丸、龟鹿二仙胶、败毒散、温脾汤、新加黄龙汤、半夏泻心汤、黄连汤、生姜泻心汤、竹叶石膏汤、清心莲子饮、清暑益气汤、温中汤、吴茱萸汤、大建中汤、回阳救急汤、九仙散、真人养脏汤、桑螵蛸散、完带汤、珍珠母丸、安神定志丸、至宝丹、枳实消痞丸、四磨丸、旋覆代赭汤、橘皮竹茹汤、丁香柿蒂汤、温经汤、小续命汤、消风散钩藤饮、麦门冬汤、琼玉膏六合汤、附子汤、健脾丸、理中安蛔汤、布袋汤、托里透脓汤、托里消毒饮、内补黄芪汤、保元大成汤、大补元煎、六君子加归芎汤固阴煎、固本止崩汤、建固汤、安老汤、补肾固冲汤、通乳丹、黄芪当归散、补气运脾丸、顺气和中丸、螵蛸丸、内托黄芪汤、人参五味子汤、人参乌梅汤、滋生健脾丸、缓肝理脾丸、固真汤、调元汤、菖蒲丸、益脾镇惊丸、三棱和伤汤、老年带下合剂、参附汤、柴平汤、六君子汤、香砂、六君子汤、养心汤、补肺汤、竹沥达痰汤、白虎加人参汤、附子理中汤、四逆加人参汤、桂枝人参汤、异功散、圣愈汤、理中化痰汤、鳖甲煎丸等。

药理研究证明：人参有抗休克作用，特别适用于失血性休克和中毒性休克，人参皂苷能兴奋垂体-肾上腺皮质系统，提高应激反应能力，提高脑功能；有抗疲劳促进蛋白质、RNA、DNA的合成，促进造血功能、调节胆固醇代谢、增强心率、增强机体免疫功能；能增强性腺功能，有促性腺激素样作用；能降低血糖。此外，尚有抗感染、抗过敏、抗利尿及抗肿瘤等多种作用。

配伍禁忌：人参反藜芦；恶皂角；畏萝卜、五灵脂。

人参的应用：

1. 大补元气

人参味甘，大补元气，对人体有良好的强壮作用，适用于各种危重、急慢性虚弱病症治疗，如《景岳全书》云："独参汤一味水煎服治疗卒然虚脱、大汗亡阳，有拯危救脱之效"；再如产后大出血所致之血虚气脱证可用独参切片煎汤治之，心脏病的气脱亡阳证见出汗、肢冷征象同样适用。这是因为气虚常致阳虚，气脱常伴亡阳，见有亡阳之证人参多与回阳救逆的附子同用，如参附汤（《严氏济生方》）、回阳救急汤（《伤寒六书》）等。

2. 脾胃虚弱

脾胃虚弱出现的食欲不振、恶心、腹胀、腹泻，体倦乏力，可服人参健脾胃；若脾虚挟湿泄泻较重，可服参苓白术散；脾虚伴失眠、多梦、健忘、头晕证属心脾两虚者可用人参归脾丸；若中气不足脱肛或内脏下垂者可应用补中益气汤，如李东垣《脾胃论》。

3. 肺气虚、肺气不足（慢性支气管炎、肺气肿）

支气管哮喘气喘、气短、出汗、乏力，动则喘重，属于气虚证型者应用人参可补益肺气，如人参蛤蚧散（《经验方》）；对合并气虚感冒，屡犯不止者可合玉屏风散效果更好。

4. 气血虚证（再生障碍性贫血）

"气为血帅，血为气母"，气血相济，阴阳互生。如元气不足，阴血化生无依，证见气短懒言，动则汗出，面色㿠白或苍白，心悸怔忡，头晕目眩或妇女崩漏、月经不调等；可用十全大补汤《传信适用方》治疗，也可用人参归脾汤（《正体类要》）治疗。同时配黄芪、当归、甘草治疗气血虚弱之虚证发热，即"甘温除大热"也。

> 孙某，女，50岁，患再生障碍性贫血后在三甲医院治疗半年，每到夜间即有发热，体温为38～39.5℃，伴出汗，晨起则退，给予大量抗生素及激素、输血、应用球蛋白等，体温一度好转，但停药即复发。查体：贫血貌，双肺有少许干啰音，心尖部有收缩期Ⅱ级杂音，血常规 Hb 75g/L，RBC 2.3×10^{12}/L，尿常规中有 WBC（+），诊断为再障并肺内感染，泌尿系感染。病人舌质淡，舌体胖大、少苔，脉虚弱。给与十全大补汤并重用参、芪，服用六剂后热退汗止，体温正常。

5. 心悸、心动悸（心率失常、频发早搏）

人参可抗心肌缺血、有扩张冠状动脉的作用，常用以治疗心律失常。如炙甘草汤（张仲景《伤寒论》），以益气养血、通阳复脉。

> 王某，男，70岁，因头晕、心慌、气短、乏力腿懒、怕冷、动辄出汗、食欲不振三个月，做心电图为频发早搏。病人血压120/75mmHg，身体较瘦弱，面色㿠白；心律不齐，早搏频发，各瓣膜无杂音；双肺无啰音；病人舌质淡白、苔薄，脉结代。给予炙甘草汤十剂病情好转，后予炙甘草汤加淫羊藿、丹参、红花、柏子仁、茯苓等，服三十剂病愈。

6. 气虚病人复感外邪（风、寒、湿、热）

表现有恶寒、发热；头痛、身痛或头重、身体困倦、恶心、便溏。用一般发表药物如辛温解表、辛凉解表、去湿解表等往往会辛散太过或过于发汗更易伤津、伤阳、散气，使病情难愈。故用人参加解表药物扶正祛邪、益气解表。使解表不伤正，邪去正安。如人参败毒散（《太平惠民和局方·卷二》），再如益气养血、祛风胜湿的三痹汤（见《妇人大全良方》），也应用人参。

7. 疮疡久溃不愈

疮疡溃久，气血亏虚，越是亏虚则疮疡越不愈合，使成恶性循环。人参大补元气，特别适用于气虚或气血虚弱疮疡久亏不愈者。在《医宗金鉴·外科新法要诀》中含有人参的方剂就有二十余首。如圣愈汤（《脉因证治》）：益气、补血、摄血，不但治疗妇女月经先期，量多色淡，精神倦怠，四肢无力。而且对疮疡不愈，内热心烦，少气不足，气血亏虚伴有疼痛适宜；补中益气汤

（《内外伤辩惑论》），适应于疮疡溃后元气不足，四肢倦怠无力，饮食乏味，心烦气短，口干，脉洪大，脾气下陷者；人参黄芪汤则适应于疮疡溃后气虚内热，证见失眠、纳差，或寒湿内结，疮口作痛者；而独参汤更是外科最常应用的，常用于疮疡溃后脓血过多，致元气大虚欲脱，证见大汗不止、脉虚弱，托里透脓汤（《医宗金鉴》）扶正祛邪、托里透脓，适应于痈疮已成未溃。这些含有人参方剂，分别治疗不同阶段和兼证的气虚、气血虚疮疡之证。效果斐然。

独参汤歌诀：

> 脓水过多元气伤，气虚不愈独参汤，
> 徐徐代饮无穷妙，枣莲元肉共煎尝。

托里透脓汤歌诀：

> 托里透脓治痈疽，已成未溃服之宜，
> 参术甲芷升麻草，当归黄芪刺青皮。

二、党　参

党参为桔梗科，党参属植物党参的根。

别名：潞参、台党参、防党、狮头参。

性味：甘平。

归经：归脾、肺经。《本草再新》："入心、肺、脾三经"。

功效：补中益气、生津养血。

党参功效和人参各有所长。两者相比：党参人参均为补气药，但人参大补元气，党参善补中气；人参力大，党参力缓而平和。

（一）药理作用

（1）强壮作用：党参能抗疲劳，并能提高耐高温能力，对交感和副交感神经的兴奋抑制过程都有一定作用。

（2）抗应激：提高抗应激能力。

（3）抗衰老、增强机体抗寒能力：抗辐射，抗缺氧，增强记忆，增强免疫功能，能增强巨噬细胞的吞噬功能，增强细胞内 DNA、RNA、糖类 TTP 酶的活性，能调正胃肠运动，改善消化功能。

（4）增强心肌收缩力、增加心输出量：有抗心肌缺血作用，能调整血压，升高血糖，扩张外周血管；并能对抗肾上腺作用。

（5）抑制血栓形成，改善血流：党参提取物能明显抑制血小板的聚集，降低血液黏稠度，对心脑血管作用明显。

（6）增加 RBC、Hb、WBC：党参可使红白细胞、血红蛋白数量增加，也可以增加放疗、化疗下降的细胞数，在脾切除后，红白细胞仍可增加，这说明党参有促进红白细胞生成的作用。

（7）其他：党参有抗癌、抗感染作用；对子宫有有明显兴奋作用以及有止咳作用。

配伍禁忌：党参药性平和，能补气生热助邪，凡气滞、怒火盛者禁用（《得配本草》），正虚邪实者不宜单独应用。

（二）临床应用

1. 中气不足与中气下陷

党参善补中气。中气者，脾胃之气也。脾为后天之本，水谷化生之源，"中央土以灌四傍"。

若脾气虚弱可表现为食欲不振、恶心食少、腹胀、腹泻、身倦无力。党参性甘味平，不燥不腻，善补中气，常配伍炒枳实、陈皮、焦三仙、炒谷芽、炒内金使用。中气下陷之久泻、脱肛、内脏下垂可用补中益气汤，与升麻、黄芪、炒白术等共用；慢性腹泻，肠炎可使用参苓白术散以益气健脾、渗湿止泻。

2. 气虚咳嗽或气阴两亏咳喘证

慢性支气管炎、支气管哮喘、老慢阻（慢性老年性阻塞性肺气肿）。证见咳嗽、气短懒言、声音低微、口干咽燥、痰少清白或易感冒，常用党参代人参加黄芪、白术、沙参、桑白皮、五味子、紫菀等同用。以补肺益气、止咳平喘。

3. 治疗气血不足、贫血、崩漏

"气能行血，气能生血，气能摄血"。党参补气，生津养血，特别治疗慢性贫血效果良好。如归脾汤，常以党参代人参使用，药性平和，补而不燥，可治疗心悸怔忡、失眠多梦、盗汗虚热、面色萎黄、体倦少食、便血紫斑、妇女崩漏、月经不调、舌淡苔白、脉细弱证属心脾两虚者。

> 翟某，女，45 岁，教师，因头晕不适、四肢乏力、失眠多梦、气短懒言、伴月经淋漓不断三个月就诊。查：患者面色㿠白，精神不振，贫血面容；Hb 75g/L，RBC 2.3×10^{12}/L；舌质淡，边有齿痕，苔白微腻，脉虚细。证属崩漏，气血虚弱、心脾两虚。给予归脾汤加减治疗。用党参代人参并加海螵蛸、茜草、牡蛎、龙骨、地榆炭等，经随证加减化裁服药二十三剂后，流血停止，月经正常。原失眠多梦、四肢乏力等也均痊愈。

4. 治疗冠心病

党参对心血管系统有良好的治疗作用，主要是增加心肌收缩力，改善冠脉供血，改善心室舒张功能。所以对冠心病有明显治疗作用。对气虚合并血瘀者可以方剂中加用活血化瘀的红花、丹参、鸡血藤、川芎、当归、三七参等。例如：可以与血府逐瘀汤（《医林改错》）加减化裁。

三、黄　芪

黄芪始载于《本经》，原称黄耆。为豆科多年生草本植物蒙古黄芪或膜荚黄芪的根。

别名：绵黄芪、箭芪、口芪。

性味：甘、微温。

归经：归脾、肺经。

功效：补气升阳、益气固表、利水退肿、托疮生肌。

《校正雷公药性赋》曰："黄芪味甘，性温无毒，升也，阳也；其用有四：温肉分而实腠理；益元气而补三焦；内托阴证之疮疡；外固表证之出汗"。

《药性本草》："主虚喘、肾衰、耳聋、疗寒热"。

《日华子本草》："黄芪助气壮筋骨，长肉补血，破癥癖，瘰疬、瘿赘、肠风、血崩、带下……产前后一切病，月候不均，消渴、痰咳"。

《医学衷中参西录·药物》："黄芪能补气，兼能升气，善温胸中大气——即宗气下陷"。

据近代研究证明：黄芪主要含苷类、多糖、黄酮、氨基酸、微量元素。其中膜荚黄芪主要含黄芪皂苷甲和皂苷乙、胡罗卜苷，谷甾醇等。蒙古黄芪主要含多糖和微量元素。

（一）药理作用

1. 增强免疫功能

多糖和皂苷可明显提高非特异性免疫功能，对体液免疫和细胞免疫均有增强和促进作用，对干扰素有明显刺激作用。

2. 保肝

黄芪有保肝的作用，能升高 IgG、Ig A 水平，对急慢性中毒性肝炎，可防止肝糖原减少，实验证明此为黄芪皂苷的作用。在肝炎慢性阶段出现的气虚表现，应用黄芪可以起到补气保肝、提高免疫力、促使肝细胞修复与新生、减轻和消除腹水的作用。

3. 利尿，预防感冒

黄芪补气，升阳固表；黄芪善补肺脾之气，而"肺为人身之华盖"。卫气主人身之表，脾肺虚弱，卫气不固则易感冒，出汗；气能生津也能行津，气虚则尿液生化排泄异常。临床上常用黄芪治之，如玉屏风散（《医方类聚》）。

> 张某，男，45 岁，农民，患咳嗽、憋气、伴吐白痰七年，每年冬春季节好发，且易感冒。平素气短懒言、四肢无力、畏寒怕冷。查体：血压正常，面色㿠白，体胖，身着厚衣，双肺有少许干啰音，心律整；舌质淡、体胖大，边有齿痕，苔薄白，脉虚弱。证属气虚咳喘，卫阳不固。给予黄芪 30g、炒白术 15g、防风 10g、炙麻黄 10g、炒杏仁 12g、半夏 12g、桔梗 12g、茯苓 10g、甘草 6g，一日一剂，水煎服。经服药三十剂后咳嗽、憋气等症状消失，也未再感冒。

4. 抗衰老、抗疲劳、益智

研究证明：黄芪能使细胞寿命延长，降低脑中单胺氧化酶-B 活性，减轻因衰老所致该酶活性升高，并有抗疲劳、抗缺氧、增智的作用。

5. 有扩张血管、降压、和促进造血功能

实验研究证明，黄芪有明显扩张周围血管、冠状血管及脑肾血管和肠血管的作用，还可以改善微循环，增强毛细血管抵抗力，防止理化因素所致的毛细血管脆性和通透性增加。这些作用既可以纠正因肾上腺及儿茶酚胺样作用。防止冠状动脉供血不足，改善外周血管阻力，有效的对抗和改变心、脑、胃肠及外周血管的脆性与通透性增加，并治疗相应的病变，又可以防止血小板凝聚，防治和减轻骨髓造血功能损害，促使血细胞生成、发育和成熟过程，对抗和减轻由肿瘤化疗带来的血液及骨髓损害等。

黄芪参入组成的最简便，最有代表性，也最经典的方剂当数当归补血汤《内外伤辨惑论》。主方由黄芪 30g　当归 10g　组成，是气血双补的代表方。主治血虚发热证，证见面红肌赤、烦渴欲饮、舌淡，脉洪大而虚，重按无力；亦治妇人经期产后血虚发热，头痛，或疮疡溃后气血亏虚久不愈合。

6. 抗感染、抗菌、抗病毒、抗肿瘤作用

"正气在内邪不可干；邪之所凑其气必虚"。人之生命不外乎"气血"二字，《内经》曰：气为阳，血为阴。气血调和充盛，人体五脏六腑、四肢百骸才能够正常代谢，发挥正常功能。营气行脉中，卫气行脉外，共同完成人体组织的濡养、代谢与护卫。这些都离不开人体气的作用。

研究证明：黄芪补气能增强人体免疫力，提高巨噬细胞的吞噬能力；并能直接灭活多种细菌和病毒。如革兰阳性阴性细菌：如葡萄球菌、链球菌、白喉杆菌、痢疾杆菌、炭疽杆菌、溶血性链球菌、流感杆菌、流感病毒等；又能对肿瘤细胞有抑制作用。

7. 调剂血糖、促进蛋白质合成等作用

黄芪对血糖有双向调节作用，既当血糖低时可促使血糖合成和利用，增高血糖储量。而当血糖过高时又可抑制糖原合成，减少糖原分解，有效的控制血糖含量。

黄芪"补气、又能升气"，"长肉补血"，"温通血脉、流行经络"，其补气补血功效卓著。中医"气能行血；气能生血；气能摄血"的功能可以治疗糖尿病、久病体弱、气虚、正气不足、免疫力低下、再生障碍性贫血、肝炎、胃炎、月经不调、崩漏、胎动不安、溃疡久溃不愈等等。因临床上黄芪的应用范围广，不胜枚举。

（二）临床应用

1. 治疗感冒及虚寒咳喘

临床上对免疫力低下易于感冒及因肺气不足咳嗽、气喘、遇寒则加重、冬春季节易犯的慢性支气管炎支气管哮喘患者应用黄芪治疗，代表方剂首选玉屏风散加减。因为气虚则卫气不足，气虚多伴肺虚；而气虚则卫阳不固，阳气虚弱则不胜风寒，遇冷则重，气喘咳嗽。玉屏风散中黄芪、白术补气；防风祛风、散寒；药方虽小，体现了扶正驱邪、标本兼治的治疗法则，因此屡屡得验。

2. 治疗胃肠诸病

如胃十二指肠溃疡、慢性胃炎、慢性肠炎、脏器下垂及肝病。临床常以黄芪治疗消化系统诸病，研究表明：黄芪注射液能修复胃及十二指肠溃疡［黄芪注射液治疗消化性溃疡《江苏医药》1977.（1）：20］，治疗慢性胃炎、肝炎、肠炎及脏器下垂等，笔者在临床上也应用颇多。如黄芪建中汤（《金匮要略》）治疗脾胃虚寒型为十二指肠溃疡、慢性胃炎与肠炎，以温中补气、和里缓急。对伴有泛酸、嗳气疼痛较重者重用白芍，并加金铃子散、海螵蛸、醋香附、炒鸡内金；对过敏肠炎者加减痛泻药方（《丹溪心法》），对气虚夹湿肠炎可加减参苓白术散；对内脏下垂者可用补中益气汤加减化裁治疗。

3. 心脑血管病

如冠心病、心律失常、心肌梗塞、脑梗塞并肢体瘫痪等疾病黄芪应用最广。大家最熟悉的方剂当属清代王清印的补阳还五汤（《医林改错》），该方补气活血通络，是治疗气虚血瘀之中风的常选方剂，方中以黄芪120g为主药，彰显了治风先治血的治疗理念。黄芪有抗心律失常的作用，笔者临床上常用它跟生脉饮合用，增加了益气养阴生脉的效果。

4. 用于造血系统疾病

根据祖国医学阴阳互根、气血互生的理论，对气血虚弱诸病，如贫血、再生障碍性贫血以及

白血病、肿瘤化疗后骨髓抑制等，黄芪在组方治疗中有非常显著的效果；常用方剂有当归补血汤（《内外伤辨惑论》）、人参归脾汤（《正体类要》）、十全大补汤（《传信适用方》）、人参养荣汤（《三因极一病正方论》）等等。

> 　　赵某，男，30岁，潍坊市高新区人，诊断为再生障碍性贫血半年，输血数次，血色素不升65g/L、红细胞$2.1×10^{12}$/L，患者自感头晕、乏力、失眠、多梦、气短、动则汗出。查：面色萎黄，贫血貌，舌淡、体胖大，苔白，脉虚弱。证属气血两虚，心脾同病，给予补益心脾，益气养血方药。选归脾汤加减，重用黄芪、当归，经随证加减治疗半年痊愈。

黄芪在气血双补中常配伍人参、党参、炒白术、茯苓、阿胶、大枣、炙甘草、肉桂等加减应用。

四、白　术

白术为菊科多年生草本植物白术的干燥根茎。

别名：于术。

性味：苦、甘、温。

归经：归脾、胃经。

功效：补气健脾，燥湿利水，止汗、安胎。

《药性赋》曰："白术味甘，性温无毒，可升可降，阳也。其用有四：利水道有除湿之功；强脾胃有进食之效；佐黄芩有安胎之能；君枳实有消痞之妙"。民国张锡纯在《医学衷中参西录》曰："白术性温而燥，气香不窜，味甘微辛；善健脾胃，消痰水；止泄泻；治脾虚做胀，脾湿做渴，脾弱四肢无力，甚则作痛；与润凉药同用又善补肺；与升散药同用又善调肝；与镇安药同用又能补心；与滋阴药同用又善补肾……为后天资生之要药"。

（一）药理作用

现代药学研究白术含苍术醇、苍术酮及芹子烯、白术内酯。此外又含白术三醇、多种氨基酸等。其药理作用主要有以下几方面：

1. 抗衰老、抗氧化、补虚强壮

实验证明，白术能抗氧化，增强机体对自由基的清除能力；减少自由基对机体的损伤；通过补气，增强机体各器官组织的活力，增强组织细胞的含氧量，增强全身组织修复能力；对身体起到抗衰老和强壮作用。

2. 增强免疫功能

白术能增强机体的特异性与非特异性免疫功能。主要表现在白术能保肝利胆，抗消化道溃疡，治疗急慢性肝炎、胆囊炎及慢性胃炎、肠炎等。白术能减少肝细胞损害，降低谷丙转氨酶，防止肝糖原减少，促进脱氧核糖核酸的恢复，增加胆汁分泌量；能降低胃液酸度，减少胃酸和胃蛋白酶的分泌量，因而抑制和修复消化道溃疡。

3. 白术对肠道有双向调节功能

表现在肠管处于兴奋时呈抑制作用，当肠管处于抑制时呈兴奋作用。白术这种独特的药理作用，完善了中医治则中"通因同用"、"塞因塞用"理论。

理、法、方、药是一个完整的施治过程，在此过程中，治法与方药是两个最为接近的程序。因脾胃虚弱，运化无力而出现胃肠蠕动减弱，平滑肌收缩迟缓，以及对食物机械性、功能性及化学性消化不良，表现为本虚标实或本实标虚，纳差、腹胀等改变；而应用白术补气消痞、增进食欲即是"塞因塞用"治则的临床体现。

4. 降糖、降脂、降血压作用

动物实验白术有降糖、降脂、降血压的作用。如半夏白术天麻汤（《医学心悟》），功用燥湿化痰，益气健脾，平肝熄风。主治头痛、眩晕，血压升高。可视病情和兼证予钩藤、决明子、菊花、寄生、代赭石、白芍、杜仲、白蒺藜、淮牛膝、山楂、水蛭等加减应用。

5. 抗菌、抗凝血、抗肿瘤、利尿作用

白术制剂在体外实验对金葡菌、溶血性链球菌、肺炎球菌等有抑制作用，并能延长凝血酶原时间；白术挥发油对癌细胞有抑制作用；白术能促进电解质特别是钠的排泄，此亦即是白术的健脾利水作用。

（二）临床应用

1. 治疗脾胃虚弱、中气下陷

白术性温而燥，味甘、微温，善补脾胃。而脾为"后天之本"，脾气虚弱则因虚致寒，因虚致热，因虚致满、致陷……脾为阳脏，喜燥恶湿，脾被湿困则聚湿成泻，脾胃虚弱，中气不足则气虚下陷。白术健脾燥湿治疗胃及十二指肠溃疡、泄泻、内脏下垂等证。如临床上常用以治疗胃及十二指肠病、慢性胃肠炎、内脏下垂常与苍术、党参、升麻、云苓、薏米、白扁豆、半夏、陈皮等伍用。如四君子汤（《圣济总录》）主治脾胃气虚，证见面色萎黄，食少便溏，气短乏力，语声低微，舌淡苔白，脉虚弱者。是健脾益气的基本方剂。参苓白术散（《太平惠民和剂局方》），治疗饮食不化，胸脘痞闷，肠鸣泄泻，四肢无力，形体消瘦，面色萎黄，舌淡、苔白腻，脉虚缓的脾虚挟湿证，亦即西医的慢性胃炎，肠炎。补中益气汤（《内外伤辩惑论》）用以补脾益气、升阳举陷。适用于脾不升清，证见头晕目眩，视物不清，耳鸣耳聋，少气懒言，面色萎黄，纳差便溏，舌淡脉弱。气虚发热证见：身热自汗，渴喜热饮，气短乏力，舌体胖大，色淡，脉大无力，中气下陷证见脱肛、子宫脱垂、胃下垂、肾下垂、久泻久痢、崩漏，伴气短、乏力、纳差、便溏、舌淡脉虚细者。

2. 脾肺气虚，卫表不固；自汗易感冒

白术补脾益气，对卫气不足、表虚自汗、易感冒患者有良好的治疗和预防效果。常与黄芪、牡蛎、麻根、防风伍用，如玉屏风散，有益气、固表、御风止汗之功；如阴虚盗汗也可配伍应用，可配牡蛎、生地、五味子；阴虚发热者可配知母、黄柏、山栀子等。

刘某，男，9岁，患怕冷、易感冒、伴咳嗽喘憋、食欲不振两年。每次发病端坐呼吸，出冷汗，一遇天气变化即发病。查体：体质消瘦，营养不良，呈弱不禁风状，面色萎黄，头部冷汗，双肺闻有散发性干湿啰音，以哮鸣音为多；胸部 X 片双肺纹理增重；诊为喘息性支气管炎、支气管哮喘。中医辨证属脾肺气虚，卫阳不固。给予玉屏风散加炒杏仁5g、紫菀5g、百合5g、人参3g、炙麻黄4g、石膏3g、五味子3g、甘草3g，化裁服药三十剂病愈。

3. 脾虚气弱、胎动不安、先兆流产（胎漏）

白术补气，乃中焦要药。妊娠期胎儿血液全赖中焦脾血滋养，若脾气虚弱则胎元不固，胎失所养，胎动不安，甚则发生胎漏。若气虚致胎动不安可用保胎丸服之；若气虚有热可佐黄芩；气虚血虚者加当归、熟地、白芍、阿胶；合并肾虚者加寄生、杜仲炭、川断；兼有气滞者加苏梗、陈皮、砂仁；气虚较重者加人参、黄芪；若先兆流产者血热胎漏加生地、茜草、海螵蛸、山栀子；血虚胎漏者用人参归脾汤加阿胶服之。

石某，女，32岁，停经两个月，因腰痛伴阴道流血两天来诊。经B超检查及尿妊娠试验诊为先兆流产。患者平素腰痛、头晕、乏力、食欲不振、腹胀便稀；月经先后不定期，量少、色淡；舌质淡、舌体胖大，苔薄白；关尺脉细弱。证属脾肾两虚，给予炒白术15g、当归12g、党参15g、黄芪15g、阿胶12g（烊化）、熟地12g、炒山药12g、龙眼10g、桑寄生12g、川断12g、杜仲炭12g、云苓12g、木香3g，水煎服。服三剂后阴道流血停止，共服药 8 剂痊愈，并足月生一男子。

4. 脾虚水泛，发为水肿

临床多多见于低蛋白性水肿、养不良性水肿、肝源性水肿、心源性水肿、肾源性水肿等。而证见面色萎黄或㿠白、虚浮，头晕乏力，气短懒言，腹胀便溏，腹大如牛或遍身浮肿，舌淡体胖，边有齿痕，苔白或腻，脉虚细或细弱者。

应用白术健脾益气，燥湿利水，常与云苓、猪苓、泽泻等利水渗湿药合用，以治疗水肿证。如四苓散（《丹溪心法》）；若气虚水肿伴有畏寒肢冷者可加肉桂或桂枝、熟附子、生姜、白芍、云苓等温补肾阳、化水和益气药如真武汤（《伤寒论》）服之。

白术在健脾补气、燥湿利水方面效果卓著，适应于以上各种水肿证。也是益气保胎之圣药，临床应用广泛，在此不做赘述。

五、茯　苓

茯苓别名：云苓。为多孔菌科真菌茯苓的菌核，寄生于松树根上，以云南产者良，曰云苓。其中心部分色纯白、质优良者曰茯神；其个子的皮曰苓皮。

性味：甘、淡、平。

归经：归心、脾、肾经。

功效：利水渗湿，健脾安神。

《神农本草经》曰："主胸胁逆气，忧恚邪恐悸；心下结痛；寒热烦满；咳逆；口焦舌干；利小便。久服安神；养心不饥；延年。

《雷公·药性赋》云："茯苓味甘淡，性温无毒；降也，阳中之阴也；其用有六：利窍而除湿；益气而和中；小便多而能止；大便结而能通；心惊悸而能保；津液少而能生"。

现代医学研究：茯苓菌核含 β-茯苓聚糖、茯苓酸胆碱、麦角固醇、组氨酸、卵磷脂及钾盐等。

（一）药理作用

①利尿；②增强免疫：茯苓多糖能提高吞噬细胞的吞噬功能；③抗肿瘤：茯苓多糖有抗肿瘤作用；④抗菌：对多种细菌有抑制作用。

（二）临床应用

1. 健脾益气

茯苓味甘淡平，能健脾益气善治疗脾胃虚弱，常与白术、苍术、党参、山药等同用。如升阳益胃汤（《内外伤辨惑论》），治疗脾胃虚弱且湿阻中焦证，证见饮食无味，食不消化，脘腹胀满，面色㿠白，畏寒畏风，小便赤涩，口干舌干；健脾丸（《证治准绳》）治疗脾虚胃弱，食积内停证，证见食少难消，脘腹满闷；大便溏薄，苔腻微黄，脉象虚弱等。

2. 祛湿和中

茯苓祛湿，又能和中。其淡渗利湿之功平和，为祛湿要药。祛湿之应用广泛，由此也治疗诸多方面的水湿疾患：如水湿内停、脾为湿困、湿热内蕴、寒湿内生、痰湿阻肺等等。

常见方剂如厚朴温中汤（《内外伤辨惑论》），功用行气除满、温中化湿。治疗中焦寒湿证，证见脘腹胀满疼痛、不思饮食、四肢倦怠无力，舌苔白腻，脉沉弦者；再如猪苓汤（《伤寒论》），功用利水渗湿、清热养阴。治疗水热互结证，证见小便不利，发热、口渴欲饮、或心烦不寐、呕恶下痢、小腹满痛、热淋血淋；防己黄芪汤（《金匮要略》），功用益气祛风、健脾利水。治疗气虚之风水、风湿证，证见汗出恶风、身重或肿，小便不利，舌淡苔白脉浮，相当于西医过敏性皮炎、急性肾小球肾炎等；五皮饮（《华氏中藏经》），功用利水消肿，行气祛湿。主治水停气滞之皮水证，证见头面四肢悉肿，心腹胀满上气喘急，小便不利，或妊娠水肿，苔白腻、脉沉缓；再如真武汤（《伤寒论》），功用温阳利水，治脾肾阳虚水湿内停证，证见小便不利、四肢沉重疼痛、甚则肢体浮肿，腹痛不利，不渴，苔白脉沉或太阳病发汗仍发热，心下悸，头晕，身瞤动振振欲擗地；实脾饮（《重订严氏济生汤》），功用温阳健脾、行气利水。治疗阴水属脾肾阳虚，水停气滞者，证见身半以下肿甚，胸腹胀满，手足不温，口中不渴，大便溏薄，舌苔白腻，脉沉细。

蒋某，男，40岁，工人，因眼睑浮肿，身体沉重，腰痛、畏寒头痛、怕冷，大便稀，小便不利一周邀诊。查病人 T36.5℃、BP：145/95mmHg，面色㿠白虚浮，心肺未闻及异常，腹部软，肝脾不大。尿常规检查：蛋白（++），WBC（+），上皮细胞（+），RBC（+），管型细胞（+）。舌质淡白，脉沉迟。证属脾肾阳虚，水湿停聚。西医诊断：肾小球肾炎。治以为补脾健肾，温阳化水，拟方：

茯苓 12g　炒白术 12g　熟附子 10g　炒白芍 10g　生姜 12g　车前子 12g（包煎）一日一剂，水煎温服。

服药六剂后，BP130/78mmHg，尿量增多，浮肿减轻，自觉症状好转，尿常规显示减轻。二诊加桂枝 10g，再服 15 剂，主证消失，血压及尿常规正常，病情痊愈。

3. 治疗心神不安、多梦失眠

茯苓健脾安神、治心神不安、少寐失眠。心脾两虚不寐可用，心阴不足失眠也可用之；代表方剂有归脾汤（《正体类要》），天王补心丸（《校注妇人良方》），柏子养心丸（《体仁汇编》），酸枣仁汤（《金匮要略》）等等。经不完全统计，仅方剂歌诀一书中有茯苓的方剂就有 142 个，主要分布在健脾益气、祛湿和中、祛痰止咳、清热祛湿、利水通淋、蠲痹通络、安神定悸等诸多方面。其良好的药理作用医者皆知。

另外，笔者多年来临床验证茯苓对白塞氏病、寻常性天疱疮、红斑狼疮等恶性大疱性及免疫性皮肤病与土茯苓、黄芪、当归等伍用疗效显著。

六、当　归

当归为伞形科植物当归的根。过去以产于甘肃东南岷县者质量优。

性味：甘、辛、温，无毒。

别名：秦当归、云当归、川当归。

归经：归肝、心、脾三经。

功效：补血调经；活血止痛；润肠通便。

《名医别录》曰："当归能温中止痛，除客血内塞；中风痉，汗不出；湿痹；中恶客气，虚冷；补五脏，生肌肉"。

《日华子本草》说："治一切风、一切血；补一切劳；破恶血；养新血及主癥癖"。

《景岳全书·本草正》云："当归味甘而重，故专能补血；其气轻而辛，故又能行血。补中有动，行中有补；诚血中之气药，亦血中之圣药也……。大约佐之以补则补，故养营补血、补气生精；安五脏，强形体，益神志，凡有虚损之病，无所不宜。佐之以攻则通，故能祛痛通便；利筋骨，治拘挛、瘫痪、燥、涩等证……。惟其气辛而动，故欲其静者当避之；性滑善行大便不固者当避之；凡阴中火虚者当归能动血，亦非所宜。阴中阳虚者，当归能养血乃不可少。若血滞而痢者正所当用，其要在动滑两字。若妇人经期血滞，临产催生，及产后儿枕作痛，具当以此为君；小儿痘疹惊痫，凡属营虚者，必不可少"。

当归含挥发油，其中有酚性油如香荆芥酚、苯酚等；中性油，如藁本内酯、α-蒎烯等；酸性油，如樟脑酸，茴香酸等还含马鞭草烯酮、黄樟醚等。非挥发性成分有棕榈酸、新当归内酯、阿魏酸、烟酸、琥珀酸、β-谷甾醇、胡萝卜苷、单糖、多糖、磷脂、多种氨基酸，以及 23 种无机元素等。

（一）药理作用

1. 促进造血

当归补血，亦即造血。其中当归多糖能促进血红蛋白及红细胞的生成；也可使白细胞及网织红细胞增加。

2. 扩张心脑血管、抗心肌缺血

当归可使血流加快，血细胞解聚；冠状血管及脑血管扩张。当归挥发油及成分藁本内酯、正丁烯内酯、正丁烯酰内酯、能拮抗血小板释放 TXA2 引起的血管收缩；阿魏酸具有抑制 TXA2 生成作用；当归中性油能扩张冠脉，增加冠脉流量，从而抗心肌缺血。

3. 抑制和防止血小板凝聚、抗血栓

当归中的阿魏酸钠有明显抗血栓作用，能增加纤维蛋白溶解活性，防止和对抗动脉粥样硬化的发生。

4. 抗心律失常

当归有奎尼丁样作用，能降低心肌兴奋性；对乙酰胆碱、肾上腺素等引起的心律失常有拮抗作用。

5. 对子宫的作用

当归含有兴奋子宫和抑制子宫平滑肌两种成分。抑制成分主要为挥发油及阿魏酸；兴奋成分为水溶性或醇溶性的非挥发性物质。当归对子宫的作用根据子宫的功能状态可以产生抑制或兴奋效应，呈现双向调节。当归能促进子宫内膜增生，所需能量来自糖的代谢。

6. 抗炎镇痛功能

当归的抗炎作用主要是降低毛细血管的通透性；而镇痛强度为乙酰水杨酸钠的 1.7 倍。

（二）临床应用

1. 补血、活血

当归甘温；为血家圣药，补血药之首。俗话常说"十处方九当归"可见当归应用之广。

临床上常与川芎、白芍、熟地合用，如四物汤（《仙授理伤续断秘方》），功用补血活血，治疗营血虚滞、心悸失眠、头晕目眩、面色无华、形瘦乏力、妇女月经不调，量少或经闭不行；脐腹作痛，胞宫失养，血不养胎，胎动不安；舌淡，脉细涩。

对外伤血瘀，疼痛，当归能活血化瘀止痛，如跌打丸（《中医成方处方集》），功用活血破瘀、接骨续筋、治疗跌打损伤，筋断骨折、瘀血攻心等。常与川芎、赤芍、自然铜、骨碎补、没药、乳香等同用。

郭某，女，37 岁，因行经腹痛，经血量多，伴头晕乏力、气短、失眠多梦。查：面色苍白，贫血貌；舌质淡，舌边有齿痕；苔白、有瘀血点，脉弦细。B 超检查报告：子宫轻度肌腺增生现象。血常规检查：Hb 95g/L。证属心脾两虚、气虚血瘀证。给予八珍汤加坤草 12g、红花 12g、黄芪 15g、阿胶 12g、元胡 12g、五灵脂 12g、炒枣仁 15g，共加减服用十五剂腹痛消失，月事正常，头晕、乏力、气短、失眠多梦等均痊愈。

2. 治疗心律失常

当归养血、补血、活血。心主血脉，若血虚气弱则血不养心，出现头晕、乏力、心悸气短、胸闷心慌，舌淡、脉虚弱；心血瘀阻则胸痛，面色紫黯；舌质紫黯，脉结代等。而心血虚、心气虚；或气滞血瘀、气虚血瘀、心血瘀阻者常用当归加川芎、红花、郁金、桃仁、川牛膝、黄芪等合用。如血府逐瘀汤（《医林改错》）合生脉饮治疗心血瘀阻并心律不齐（也即冠心病并心律失常）者。

李某，男，46岁，因胸前区发闷、疼痛、气短月余加重3天来诊。患者平素有吸烟、喝酒嗜好。近期又逢农活较多过于劳累，一月前感有胸闷、胸前刺痛、气短，近3天明显加重。查：Bp 140/90mmHg　患者神志清，面色及口唇暗，舌质紫黯，苔白，脉结代。EKG　提示"T波异常"。证属心血瘀阻、胸阳不振证。处方：

当归15g、川芎12g、红花15g、郁金12g、丹参20g、桃仁12g、三七参12g、附子10g、肉桂10g、五味子10g、炙甘草15g

水煎服。经加减服药三十五剂，症状、体征消失而愈。

3. 血虚受寒，筋脉失养、肢体疼痛或麻木

人体四肢百骸全赖气血濡养，内经云："眼受血而能视；足受血而能步。"若血虚受寒，筋脉失养，则发生肢体麻木、疼痛；发凉、拘挛，功能障碍，甚则麻木痹痛不用；当归活血补血、温经、通络并止痛，是通血脉、行经络之要药。临床多与桂枝、黄芪、独活、寄生、红花、苏木、细辛、姜黄、没药等同用。如独活寄生汤《备急千金要方》，功用：祛风湿、止痹痛；益肝肾、补气血。治疗肝肾两亏、气血不足，腰膝痹痛，畏寒不温，肢体麻木不仁；舌淡，脉细弱者。

陈某，男，50岁，农民，因腰痛、畏寒、全身关节疼痛，遇冷加重，伴麻木；双手小关节肿大畸形半年，化验血沉及类风湿因子均在正常范围，西药治疗反复不愈来诊。查：体温正常；面色无华，双手部分手指关节肿大畸形；活动受限，舌质淡，脉沉细弱。证属血虚风寒痹证，治宜：养血祛风；温经，散寒；止痛。拟方：

当归15g、独活15g、黄芪15g、秦艽12g、防风12g、川芎12g、细辛3g、熟地12g、炒白芍12g、炒杜仲12g、牛膝12g、桑寄生12g、人参10g、川断12g

一日一剂，水煎服。先后加减服药三十六剂，主证均大为好转。

4. 当归为妇科良药

对血虚之月经不调、痛经；经久不孕、胎动不安；产后血瘀腹痛等疗效卓著。如保产无忧散（《傅青主女科》），与川芎、菟丝子、厚朴、艾叶、芥穗等同用，治胎动不安，腰酸腹痛、胎位不正；当归黄芪汤（《太平惠民和剂局方》），与黄芪、生姜、芍药同用治产后自汗，壮热气短，腰脚痛不可转；生化汤（《傅青主女科·产后编上卷》），与川芎、炮姜、桃仁甘草同用治疗产后血虚受寒，恶露不行，小腹冷痛。也可与失笑散合用。

肖某，女28岁，青岛市胶南县人，产后三天，下腹疼痛，并有硬块，恶露不下，小便排出困难，已给于导尿三次，查：痛苦表情，下腹部有一硬块，状如儿枕，按之疼痛；舌质淡白，脉虚迟。证属血虚受寒、恶露不行，滞于胞宫。处方投入：

当归15g、五灵脂12g、炮姜12g、川芎12g、炒桃仁12g、甘草6g、醋元胡12g

水煎服，一日一剂，服药两剂既有恶露陆续排出。共服药七剂，下腹疼痛停止；腹部硬块消失，恶露尽而愈。

5. 血虚便秘、老年性习惯性便秘血虚便燥者

中医学认为"津血同源"；血虚则津枯。津液不足，肠道推动力差，肠蠕动减弱，食物在肠道停留时间过长，造成便秘发生。治以养血润燥，润肠通便。常用当归与寸云、枳壳、牛膝等合用，如济川煎（《景岳全书·新方八阵》）；老年因肾虚血亏者可配何首乌、炒桃仁、胡桃肉、火麻仁等煎服。

注意事项：当归味甘滑肠，凡胃肠虚弱、中满、不思饮食、湿盛大便泄泻者不宜服用。

七、川　芎

川芎为伞形科植物川芎的干燥根茎。以产于四川的为优。

性味：辛、温。

归经：归肝、胆、心包经。

功效：活血行气，祛风止痛。

《雷公药性赋》曰："川芎味辛性温，无毒，可升可降，阳也。其用有二：上行头角助元阳之气而止痛；下行血海养新生之血以调经"。

李时珍《本草纲目．卷十四》："血中气药也，肝苦急，以辛补之，故血虚者宜之，辛以散之，故气郁者宜之。

《本草汇言》："芎劳，上行头目，下调经水，中开郁结，血中气药。尝为当归所使，非但止血有功，而治气也亦神验也。凡散寒湿、去风气，明目疾，解头风，除胁痛，养胎前，益产后，又癥瘕结聚；血闭不行；痛痒疮疡；痈疽寒热；脚弱痿痹；肿痛却步；并能治之。味辛性阳，气善走窜而无阴凝黏滞之态；虽入血分，又能去一切风，调一切气。同苏叶，可散风于表分；同芪、术可以温中气而通肝脾；同归、芍可以生血脉而贯通营阴，若眼科、疮肿科，此为要药"。

现代药理学研究：川芎主要含藁本内酯、川芎内酯等挥发油，川芎嗪等生物碱、阿魏酸等酚性物质。尚含 β-酯醇等酯醇类维生素。

（一）药理作用

（1）对心脏的作用：川芎嗪能增加冠脉血管流量；使心肌收缩减弱；心率减慢。

（2）扩张脑血管：减低血管阻力；增加脑血管流量；对脑血管有保护作用。

（3）改善微循环：防止血小板凝聚，因而有抗血栓作用。

（4）镇痛和利尿作用：川芎的活血化瘀功效：能抑制平滑肌痉挛，肠肌、子宫收缩；川芎嗪能增加肾血流量，减少肾组织损害并有利尿作用。

（二）临床应用

1. 头痛、偏头痛

川芎味辛甘、性温。能温经发散，活血化瘀，治疗头痛、偏头痛：如川芎茶调散（《太平惠民和剂局方》），功用：疏风止痛。主治外感风寒头痛，偏正头痛，或巅顶痛。证见恶寒、发热；目眩鼻塞，舌苔白，脉浮者。风寒较重可加防风、细辛、白芷；若风热头痛可于原方加菊花、石膏、僵蚕；风湿头痛可配羌活；而血瘀头痛可配桃仁、麝香、老葱、红花、当归等。

> 刘某，男，39岁。患偏头痛五年，遇冷则重。血压正常，五官科检查无鼻炎、中耳炎及头面其他病变。舌质淡白，脉浮紧。证属风寒型偏头痛，投予川芎茶调散加减。拟方：
> 川芎15g、荆芥12g、防风12g、细辛3g、白芷12g、僵蚕15g、当归12g、甘草10g
> 茶叶引，一日一剂，水煎服。服药四剂头痛即止。睡眠及精神好。共进十剂，头痛未再复发。

2. 冠心病、心肌梗塞、脑血管梗塞及肢体静脉炎、雷诺病、贝尔格病

川芎活血行气，祛风止痛，为血中气药，气行血亦行，多与当归伍用，有相加作用，尤如姊妹也。对冠心病的治疗川芎多配当归、桃仁、瓜蒌、红花、生地、枳壳、牛膝、赤芍、丹参等，如血府逐瘀汤（《医林改错》）；胸痛者加元胡、郁金、三七参；血瘀痰湿者加半夏、茯苓、胆星、桔梗；伴气虚者加人参、黄芪；血脂高者加水蛭、地龙；血压偏高者加钩藤、决明子、天麻、蒺藜、桑寄生、怀牛膝、代赭石、生杜仲等，对周围血管病川芎有良好的活血、止痛作用，可用于雷诺氏病及贝尔格氏病，可与阳和汤、四妙勇安汤等配伍使用。

> 郑某，男，43岁，患右侧下肢血栓性静脉炎三年，多方治疗效果不佳。就诊时右侧下肢肿胀、粗大，是对侧正常肢体的三倍，压痛明显，原裤腿剪开。患肢皮肤肿胀发亮，皮温降低，酷似南方丝虫病淋巴管堵塞之象皮肿。B超检查探见"深静脉内有血栓形成"。舌质淡白，有少量瘀点，脉沉细。证属：寒凝血脉、瘀阻不通证。拟方：
> 川芎15g、当归20g、红花15g、肉桂12g、麻黄6g、炮姜12g、白芥子10g、鹿角胶12g、熟地12g、生草5g、没药10g、熟附子6g（先煎）、川牛膝10g
> 经加减化裁治疗用药七十余剂，配合肢体运动锻炼，右下肢肿胀疼痛消失，患肢恢复正常。

3. 痛经、月经不调

川芎甘温、辛散。上行头目，下行血海。"上行头目治血虚受风之头痛，下行血海，治妇人不尽之月经"。笔者体会所谓川芎治不尽之月经，是治血瘀性月经不调或胞宫内瘀血内停。有"瘀血不去，新血难生"，去瘀生新之意。川芎"调经水、养胎前、益产后；开郁结，养新生之血而调经"。因而治疗月经不调、经闭、痛经及不孕不育等。

甄某，女，30 岁，教师，患双侧输卵管粘连十年，来经时下腹冷痛、腰痛、经色暗黑有块；腹痛时按之稍舒，得温痛减；舌质暗，苔薄白，脉沉涩。证属胞宫血瘀受寒证，给以少腹逐瘀汤加减。拟方：

川芎 15g、炮姜 12g、炒杜仲 12g、牛膝 12g、五灵脂 12g、元胡 12g、赤芍 12g、炒小茴 12g、生蒲黄 10g、肉桂 12g、当归 12g、制没药 10g

加减服药三个月经周期，共用药十六剂，病人腰腹疼痛消失，月经正常，来经时未再疼痛。

另外在痹证，风、寒、湿等病因为病而伴血虚、血瘀疼痛时，川芎配合其他祛风胜湿；温经散寒；活血化瘀药辨证应用，常会取的良好的效果。

八、红　花

红花，为越年生草本植物红花的干燥花。主产河南、四川、浙江、西藏等地。藏红花原名泊夫兰，为鸢尾科多年生草本植物番红花的干燥花柱头产欧洲及中亚地区，印度、伊朗多产。产西藏者深红浓郁，曰藏红花。

别名：红蓝花。

性味：辛温。《开宝本草》："味辛、温，无毒。"

归经：归心、肝经。

功效：活血祛瘀，通经止痛。

《本草经疏》："红蓝花乃行血之要药。其主产后血晕口噤者，缘恶血不下，逆上冲心，故神昏而晕及口噤。入心入肝，使恶血下行，则晕与口噤自止。腹内绞痛，由于恶血不尽，胎死腹中，非行血活血则不下；瘀行则血活，故能止绞痛，下死胎也"。

《药品化义》："红花，善通利经脉，为血中气药，能泻而又能补，各有妙义。若多用三四钱，则过于辛温，使血走散。同苏木逐瘀血；合肉桂通经闭；佐归、芍治遍身或胸腹血气刺痛，此其行导而活血也。若少用七八分，以疏肝气，以助血海，大补血虚，此其调畅而活血也。若只用二三分，入心以配心血，解散心经邪火，令血调和，此其滋养而生血也，分量多寡之义，岂浅鲜哉"。

（一）药理作用

红花含红花苷、红花醌苷、新红花苷、红花黄色素、绿原酸、儿茶酚、多种挥发性成分；还含有氨基酸、多糖、β-多甾醇、棕榈酸、亚油酸等。其药理作用主要有：

（1）对心、脑血管系统的作用：增加冠脉流量，降低冠脉脉阻力，对心肌缺血、脑供血不足；心梗、脑梗、心律失常均有对抗作用。目前，中成药针剂已有红花注射液、丹参红花注射液等，临床使用效果尚好。

（2）降血脂、抗血栓、抗血凝：红花能抑制血小板凝聚；增强纤维蛋白溶解；延长血栓形成时间；降低血脂。这些作用可广泛应用于心脑血管病变，有效地清除血管内的垃圾；防止动脉粥样硬化；提高脑供血量；改善脑细胞缺氧，防止老年性痴呆的发生。

（3）对子宫有兴奋作用：红花中的 β-谷甾醇可增加子宫血流量及子宫重量，兴奋子宫有雌激素样作用。

（4）实验研究：红花对小白鼠有止痛作用。以此可以推断这与红花增加子宫血管、微循环血流量和改善血液凝聚以及调节脑垂体缩宫素水平有关。

（二）临床应用

1. 心肌供血不足，心绞痛

红花活血化瘀、通脉止痛。是血家圣药。已广泛应用于心、脑血管，妇产科疾病，四肢血管病变等。"六腑以通为用，痛则不通，通则不痛"，这句话不仅是对五脏六腑功能的总结，也是对气血津液的功能与走向是否正常的概括。红花对人体组织的作用总结可以用两个字"通"和"活"来形容。只有血液流"通"，人体脏腑、组织才会有"活"力，才会发挥正常功能，人的生命才不会停止。

> 郝某，女，50 岁，教师，因胸闷不适，伴时发刺痛十多天就诊。患者以往有高血压史、吸烟史。近十天来感有胸闷，并时而胸前刺痛，入院经查：BP150/97mmHg，心律整，A2>P2，双肺呼吸音清；舌质黯紫，苔薄白，脉弦涩。EKG 示："心肌供血不足"；血化瘀证属胸痹证；胸阳不振、心血瘀阻。给以：
>
> 红花 15g、枳壳 12g、薤白 12g、荜拨 12g、瓜蒌 12g、桂枝 12g、细辛 3g、郁金 12g、丹参 20g、川芎 12g、川牛膝 12g、甘草 6g、勾藤 12g、决明子 12g
>
> 水煎服，一日一剂。服药三剂后胸闷、胸部刺痛即缓解。经加减化裁治疗二十四剂，胸痛、胸闷均消失，舌质黯紫减轻，脉象和缓。EKG 复查 ST 段及 T 波明显好转。

2. 月经不调、疼痛

红花活血化瘀、行经止痛，在妇产科应用甚多，最常见如桃红四物汤（《玉和微义》），功用养血活血。治疗妇女月经先期，血多有块，色紫黏稠，经来腹痛。

> 李某，女，17 岁，学生。主诉因来经时腹痛、腰痛，色黑有块，量多黏稠，舌质黯，苔薄白。脉沉涩。B超"查子宫、附件大小、形态未见明显异常"。拟方：
>
> 红花 12g、川芎 12g、当归 12g、炒桃仁 12g、酒白芍 12g、熟地 12g、醋元胡 12g、五灵脂 6g、菟丝子 10g、炒杜仲 12g
>
> 六剂，一日一剂，水煎服。服药后腹痛腰痛均好转。再月来经，经色、量均见好，血块基本消失；舌质由黯转淡，脉平和；原方再进六剂。治疗第三月月经正常、主证均痊愈。

3. 跌打损伤

红花活血止痛、化瘀通脉。对跌打损伤、瘀血作痛尤为适用。常与当归、川芎、乳香、没药、土元等伍用，如复元活血汤《医学发明》；功用：活血祛瘀、疏肝通络。适用于跌打损伤、胁肋瘀肿、痛不可忍。

九、丹　参

丹参，为唇形科多年生草本植物丹参的干燥根茎。产自山西、山东、河北、四川、江苏等省。别名：赤参、紫丹参。

性味：辛、微寒；《本经》："味苦、微寒、无毒"；《本草经疏》："味苦、平、微温。"

归经：归心、心包、肝经。

功用：活血祛瘀、养血安神、凉血消痈。

《本草纲目·卷十二·丹参》曰："活血，通心包络，治疝痛"。

《本草便读》张秉成曰："丹参虽有参名，但补血之力不足，活血之功有余，为调理血分之首药。"

《名医别录》曰："养血，去心腹痼疾结气，腰脊强，脚痹；除风邪留热，久服利人。"

现代药理研究：丹参主要含丹参酮、异丹参酮、隐丹参酮、异隐丹参酮、羟基丹参酮、丹参新酮、左旋二氢丹参酮、丹参酚等。此外，尚有原儿茶酸、乳酸、维生素 E 等。

（一）药理作用

（1）对心脑血管的作用：丹参对心脑血管有扩张作用，可使冠状动脉血流量增加；改善心肌功能；缩小心肌梗塞范围；并能改善外周循环。

（2）降血脂、抗血栓、抗凝血：有云："一味丹参饮，胜过四物汤"。丹参的活作用主要表现在降血脂、抗凝血、抗血栓方面。能促进纤维蛋白溶解而有抗凝作用。

（3）镇静、镇痛、抗炎、抗过敏、保肝：丹参能提高痛阈；抗炎、抗过敏、尚有抗病毒作用。

（二）临床应用

1. 冠心病、心绞痛、心肌梗死、脑梗塞

丹参活血化瘀，尤其适用心脑血管梗塞性病变以及高血脂患者。心血管病可以与血府逐瘀汤加减配伍；脑血管梗塞性病可以与补阳还五汤（《医林改错》）加减应用；对合并气虚患者可加黄芪；痰热者加胆南星、竹茹；痰湿者加半夏、陈皮、茯苓；阴虚者加生地、麦冬、玄参；血压偏高者加杜仲、决明子、白蒺藜、石决明、钩藤、白芍等；对肢体活动障碍者加全蝎、蜈蚣、僵蚕等。

　　韩某，男，58 岁，因突然头痛、言语不清、肢体活动不灵半天来诊。患者以往有吸烟饮酒史，清晨起来觉头痛、随即说话不清，流口水，左侧上肢活动不灵。查：BP150/100mmHg，神志清，精神不振，心律整，双肺未闻及异常，腹部软，肝脾不大。左上肢肌力Ⅱ级；舌质黯紫，苔薄腻，脉弦滑。证属中风，血瘀经络，兼痰湿郁阻。治宜活血化瘀，化痰祛湿。拟方：

　　清半夏12g、炒白术15g、天麻12g、丹参15g、红花15g、川芎12g、钩藤12g、白芍12g、橘红12g、茯苓12g、生姜3g、大枣3枚

　　一日一剂，水煎温服。另加肢体康复锻炼。经服药七剂，左上肢活动好转，言语比前转清，精神好转，前后共服药二十六剂，肢体活动恢复，血压正常，生活自理。

另外，随着近年来生活水平的提高，心脑血管病呈上升趋势，不少人应用野生丹参切片浸水频频饮用，以治疗和预防冠心病、脑血管供血不足、脑梗塞等心脑血管病取得了不错的效果。

2. 治疗失眠、少寐

丹参性味苦、微寒。归心、心包、肝经。药理实验有镇静作用，可以治疗少寐和失眠。本品色赤入心和心包络，不但能养血活血，更治因血虚、虚热而致的失眠、少寐。如天王补心丹（《校注妇人良方》），功用：补心安神；滋阴清热。该方用了三参：三参即丹参、人参、玄参，用以补心气、养心血、滋心阴、清虚热、安心神，以治疗阴亏内热、心神不宁、虚烦不眠之证。

> 赵某，女，40岁，个体业主。主诉头晕、失眠、心悸半年，伴有虚烦，每晚仅睡二至三小时。白天精神疲乏，心力交瘁。曾服中成药及西药，病情反复不愈。血压不高，心电图大致正常。查患者舌质淡红，少苔，脉虚细数。当以滋阴清热，养心安神。拟方：
> 丹参15g、柏子仁12g、天冬10g、麦冬10g、茯苓12g、炒枣仁15g、生地12g、玄参10g、人参10g、桔梗12g、朱砂1.5g、龙骨15g、当归12g、远志12g、五味子10g、甘草10g、淡豆豉6g
> 一日一剂，水煎温服，经间断服药二十三剂，配合服西药谷维素20mg一日三次。病情渐愈。

3. 治疗妇女血瘀证，月经不调

《本草正义》曰："丹参专入血分，其功在于活血行血，内之达脏腑而化瘀滞……外之利关节而通经络。"《重庆堂随笔卷下》曰："丹参为调经之要药。"如丹参散（《妇人良方》），治疗月经不调，来经腹痛。常与桃仁、红花、五灵脂、元胡、同用。血瘀受寒可用丹参合少腹逐瘀汤加减治疗，每能获效。

十、生　　地

生地，为玄参科多年生草本植物地黄的根块。以河南怀庆产者为优。别名；地黄、生地黄、干地黄。

性味：甘、苦、寒。

归经：归心、肝、肾经。

《雷公药性赋》曰："归心、肝、脾、肺经。"

功用：清热凉血、养阴生津。

《本经》曰："主折跌绝筋，伤中，逐血痹，填骨髓，长肌肉；做汤除寒热积聚，除痹，生者优良。"

《本经逢原》说："干地黄，内专凉血滋阴，外润皮肤荣泽，病人虚而有热者宜加用之。"戴元礼曰："阴微阳盛，相火炽强，来乘阴位，日渐煎熬，阴虚火旺之证，宜生地以滋阴退阳。……病人元气本亏，因热邪闭结，而舌干焦黑，大小便秘，不胜攻下者，用此于清热药中，通其结秘最佳。以其有润燥之功，而无滋腻之患也。"

药理研究：生地含有β-谷甾醇、甘露醇、梓醇、地黄素、维生素A类物质。

（一）药理作用

1. 抗氧化、抗感染、抗肿瘤、抗衰老、免疫功能、降血糖作用

生地黄含有 20 多种微量元素；鲜地黄含有 20 多种氨基酸，这些氨基酸对蛋白质的合成，有效提高组织渗透压，增强组织修复能力，对抗自由基，提高组织细胞抗氧化能力，抗炎、抗衰老及增加糖原利用，提高免疫功能，增强网状内皮系统的吞噬功能等起到了重要的作用。

2. 强心、保肝、补血、止血

生地的滋阴补血作用，有效的平衡了人体内部的阴阳，使阴血、津液充足，滋养全身。对心、肝、脾、肺、肾有滋阴血、强肝肾、强心等功能。

3. 滋阴补肾，治疗月经过多

肾为先天之本，脾为后天之本，先天及冲任对女子月经的调节非常重要。若阴虚阳浮，化热动血，则月经过多，用生地黄清热凉血，滋阴制阳，壮水之主，以制阳光。

（二）临床应用

1. 阴虚内热，骨蒸劳热

生地味甘苦寒，滋阴清热、凉血生津，能清虚热、疗骨蒸。凉心火之血热，泻脾土之湿热，止鼻中之衄热，除五心之烦热。如犀角地黄汤《备急千金要方》功用：清热解毒、凉血散瘀。主治：热灼心营、身热谵语；热伤血络，吐血、衄血；蓄血瘀热，胸中烦热，喜忘如狂。清营汤（《温病条辨》）功用：清营解毒，透热养阴。治疗热入营分，身热夜甚，神烦少寐，口渴或不渴，斑疹隐隐，舌绛而干，脉细数。

> 潘某，女，40 岁，潍坊市人。诉因食欲不振，心烦乏力，心悸失眠，腰膝酸软，五心发热，夜间盗汗，口干，来诊。查：血压正常，消瘦体质，营养欠佳，心肺未闻及异常；腹部软，肝脾不大；胸部 X 片排除结核病变；ESR 10mm/h，舌红少苔，脉细数。脉证合参属心肾阴虚之证。给予知柏地黄汤合养心汤加减，拟方：
>
> 生地 12g、知母 12g、盐炒黄柏 12g、玉竹 10g、炒白芍 12g、炒山药 12g、山萸肉 12g、丹皮 12g、泽泻 6g、生龙牡各 12g、炒枣仁 12g、五味子 10g、天冬 12g、当归 12g、山栀子 10g、甘草 10g
>
> 六剂，一日一剂，水煎服。服完六剂后，患者自觉症状大为好转。效不更方，再经服药十二剂，心悸、心烦、失眠、盗汗、五心烦热、腰膝酸软等主证消除，食欲增加而愈。

2. 治疗五脏六腑之虚火实火

生地滋阴、清热、凉血常用以治疗心肝肺肾之火，如胃火之牙痛清胃散（《脾胃论》），功用：胃火上攻，面颊发热，牙龈肿痛糜烂，出血，口气热臭，口干舌燥；舌红苔黄，脉滑大而数；肝火之带状疱疹，龙胆泻肝汤（《医方集解》）功用：泻肝胆实火，清下焦湿热；主治肝胆火上炎证

头痛目赤，胁痛口苦，耳聋耳肿舌红苔黄，脉弦数有力；肝胆湿热下注证，证见：阴肿、阴痒；筋萎阴汗；小便淋浊；妇女带下黄臭；男子阴囊、睾丸肿痛；疱疹；舌红苔黄腻；治阴虚肺热之吐血，百合固金汤（《慎斋遗书》）功用：养阴润肺，化痰止咳；治疗肺肾阴虚，虚火上炎之咳血证，证见：咳痰带血，咽喉干燥，手足心热，骨蒸盗汗；舌红少苔脉细数；心阴心血不足之失眠多梦，天王补心汤（《校注妇人良方》）功用：滋阴清热；补心安神。主治：阴虚内热，心神不宁证。证见：虚烦少寐，心悸神疲，梦遗健忘，大便干结，口舌生疮，舌红少苔脉细数；一贯煎（《续名医类案》）功用：滋阴疏肝。治疗阴虚肝郁，胸脘胁痛，吞酸吐苦，咽干口燥，舌红少津，脉细弱或虚弦；新加黄龙汤（《温病条辨》）功用：滋阴益气，泻热通便，治热结里实、气血不足，腹胀，口干咽燥，大便秘结，舌焦苔黄，脉沉实有力等。

齐某，女，39岁，农民。因牙齿周肿痛七天来诊，患者右侧上、下磨牙周边肿痛，不敢咀嚼食物；夜间尤甚；伴口臭、口干思饮；便干、尿黄。查：磨牙周边牙龈红肿，触痛，易出血。西医诊断为牙周炎。证属胃火炽盛牙痛、牙龈肿痛。治以：清热凉血、泻火之痛；拟方：

生地12g、石膏12g、黄连12g、当归12g、丹皮12g、升麻6g、制没药6g、双花15g、甘草6g

六剂，水煎服，一日一剂。服药一剂肿痛即见好转，服六剂后肿痛渐消失。

3. 养阴生津，治疗消渴证

常与花粉、玉竹、玄参、沙参、麦冬、山药等同用，以滋阴消渴；对气阴两亏者加黄芪或西洋参、太子参等益气养阴。

十一、熟　　地

熟地，又名熟地黄、大熟地。为干生地加黄酒30%，拌和，蒸之内外黑润，取出，晒之八成干时，切厚片，干燥即成。或把干地黄置蒸器中蒸八小时后，焖一夜；次日翻过再蒸八小时，再焖一夜，取出，晒之八成干，切片再晒干。

性味：味甘、微温。《本草纲目》曰："甘，微苦、温。"

归经：归肝、肾经。

功用：养血滋阴，补精益髓。

《本草拾遗》："温补。"

《本草纲目卷十六地黄》："填骨髓、长肌肉、生精血、补五脏、内伤不足……利耳目，黑须发、男子五劳七伤；女子伤中胞漏；经候不调，胎产百病。"

《药品化义》："熟地，籍酒蒸熟，味苦化甘，性凉变温，专入肝脏补血；因肝苦急，用甘缓之，兼主温胆，能益心血，更补肾水。"

（一）药理作用

（1）影响骨髓造血系统：熟地促进红细胞及血红蛋白的恢复加快多能造血干细胞、骨髓造血祖细胞的增殖、分化。

（2）降血脂、降血压、降血糖：熟地可使血中胆固醇、甘油三酯含量下降；降脂作用以胆固醇为主。

（3）抗氧化、抗衰老：熟地能增强血中谷胱甘肽过氧化物酶的活性。故具抗衰老作用。

（4）抑制血栓形成。对血小板凝聚有抑制作用，对抗凝血酶有激活作用，对纤溶系统有活化作用，因而可抑制血管内血栓形成。

（5）影响免疫系统。

（6）促进肝糖原合成。

（7）保护心肌。

（二）临床应用

1. 促进造血，治疗再障等血液病

熟地，甘温，"大补气血不足，通血脉，益气力"，是四物汤补血之中主药。其养血滋阴之力平和，常与当归、川芎、白芍药同用；补肾多与山药、山萸肉、茯苓、首乌等配伍；参入八珍汤（《瑞竹堂经验方》）、十全大补汤（《传信适用方》）、人参养荣汤（《三阴极一病症方论》）等组方。因其滋肾水、填骨髓、补益真阴，所以对造血系统疗效卓著。

赵某，男，19岁，学生，诊断患再生障碍性贫血四年，应用西药增血药物、激素、维生素若干贫血一直未能纠正。三年前来诊时，面色微黄，心慌气短、头晕乏力、腰膝酸软、动则出汗、食欲不振、伴下午低热，便干，舌质淡、苔白；脉虚细无力。血常规检查 Hb 7.5g%，给予十全大补汤加减治疗。拟方：

熟地黄12g、当归12g、黄芪20g、人参15g、阿胶12g、（烊化）鹿茸3g、制何首乌12g、淮山药12g、山萸肉12g、丹皮12g、泽泻6g、黄精10g、茯苓12g、白芍12g、川芎10g、炒白术12g、炙甘草10g

一日一剂，水煎服。另不乏配合口服维生素B$_{12}$、维生素C等药物。经服药二十剂病情即见好转；心慌气短、面色萎黄、头晕乏力等均减轻；服药五十剂后，Hb 升至11.5g%，后于方中加菟丝子12g、枸杞12g、紫河车1具，煅皂矾3g、元肉12g、当归12g、阿胶12g（烊化）、黄芪20g、大枣3枚，又服三十剂，检查骨髓象、血象，均正常。

2. 降压、治疗心律失常

熟地养血滋阴，不但补血填精，补肝肾之阴，而且通过补阴治疗阴阳失调主证。如肾阴不足的腰膝酸软、头晕耳鸣、遗精、盗汗、手足心热、舌红少苔、脉细数等；肝阴不足的头痛眩晕、面部烘热、两目干涩、雀目夜盲、虚烦不眠、肢麻肉瞤、口干、舌红少苔、脉弦细；心阴不足之心悸不宁、少寐多梦、惊惕不安、口干舌燥、面红升火、口疮频发、盗汗、五心发热、舌红少苔、脉细数；而阴虚阳亢的头晕头痛、恶心呕吐、肢体震颤、口眼歪斜、言语不清、舌红、脉弦证是肝阴血不足，风动阳亢，阴阳失调的表现。治疗应该滋阴、平肝、潜阳；五脏六腑阴亏血少均可用熟地治疗。熟地参入的方剂很多，如治肾阴虚的六味地黄汤（《小儿药证直诀》）；治心阴不足、阴血亏虚、心肾失调、少寐多梦、舌红少苔的柏子养心丸（《体仁汇编》）；治肝阴不足，养血柔肝的归芍地黄汤，主治：肝阴血不足所致的头晕头痛、夜盲眼干、面部烘热虚烦不寐、口干、舌红少苔、脉弦细者；胃阴不足的玉女煎（《景岳全书》），主治：烦热干渴、头痛牙痛、牙龈出血、

松动、消谷善饥、舌红苔黄、脉浮洪滑大。熟地在以上各阴虚病证中应用广泛。

鞠某，女，50岁，教师。该患者平素性格内向，因失眠多梦、心悸心烦、盗汗、口干、五心烦热、便干尿赤、口舌生疮一年，时伴腰痛、月经量少。经常服地西泮方能少寐，查：患者血压正常，心肺未闻及异常，舌质红，苔薄黄，脉细数。证属心阴伴心血虚并心火上炎证，治当滋阴养血、泻火安神、调经；拟方：柏子养心汤加减：

柏子仁12g、熟地12g、茯苓12g、当归12g、菖蒲10g、枸杞10g、麦冬12g、玄参12g、黄连6g、丹皮10g、栀子10g、牛膝6g、炒杜仲12g、知母12g、牡蛎15g、女贞子12g、甘草6g

六剂，一日一剂，水煎温服。服药六剂后，口疮消失，睡眠及心烦明显好转。前后加减服药十七剂，睡眠好；五心烦热、盗汗停止；来经正常，主证均除体安。

十二、荆　芥

荆芥，原名：假苏，始载于《本经》。为唇形科一年生草本植物荆芥带花絮全草或花穗。花穗为芥穗，荆芥炒黑为荆芥炭。

性味：味辛、温。

归经：归肺、肝经。

功用：祛风解表、祛风止痉、祛风透疹、炒能止血、疗疮。

李时珍《本草纲目·假苏》曰："散风热、清头目、利咽喉、消疮肿、治项强，目中黑花及生疮阴颓，吐血、下血、衄血、血痢、崩中、痔瘘"。

《药性论》："治恶风、贼风、口面㖞邪，遍身顽痹，心虚忘事，益力填精，主辟邪毒气、除劳，治疗疮。"

药理研究：荆芥含有挥发油，主要成份为右旋薄荷酮及少量右旋柠檬烯。

（一）药理作用

（1）解热镇痛：有一定的解热降温作用。

（2）抗感染、抗病毒：煎剂体外实验对金葡菌、白喉杆菌有较强的抗菌作用；对炭疽杆菌、伤寒杆菌、痢疾杆菌等也有一定抑制作用。

（3）止血：炒炭后有一定止血作用。

（4）抗过敏、抗氧化作用。

（二）临床应用

1. 治疗风寒或风热感冒

荆芥有抗病毒；解热、镇痛作用；因而治疗外感风寒、风热感冒，及引起的头痛、全身疼痛、恶寒、发热；常与防风相伍为用；药效增加。治疗外感风寒、恶风、无汗常配防风、麻黄、桂枝等；治风热常配薄荷、双花、连翘；治风湿常配羌活、苍术、蚕沙；治受风日久并有气血虚弱者加当归、黄芪等。如荆防败毒散（《摄生众妙方》），功用：发汗解表、消疮止痛。治疗外感风寒湿邪证，而体不虚者以及疮疡初起红肿疼痛，恶寒、发热、无汗、不渴、苔薄白，脉浮数者。

朱某，男，42岁，农民。因着雨着凉后恶寒、发冷、头痛、鼻塞、关节疼痛不适、无汗两天，在家注射复方氨基比林4毫升，稍有好转，但一天后又有加重，头身疼痛沉重，不思饮食。查体：T37.8℃，神志清，精神不振，心肺未闻及异常。舌质淡，苔薄白微腻，脉浮濡。证属外感风寒湿证。治当发汗解表、散寒祛湿，拟方：

荆芥12g、防风12g、茯苓10g、羌活12g、独活10g、川芎10g、柴胡10g、前胡10g、甘草6g、桔梗6g、枳壳6g、麻黄10g

三剂，一日一剂，水煎温服。服药三剂，患者已出汗，发冷、头痛、身痛、鼻塞均好转。原方减麻黄，加薏苡仁15g再服三剂，主证消除而痊愈。

2. 治疗皮肤瘙痒、皮炎、寻麻疹

荆芥辛温、发散，能开鬼门，祛风寒、湿热之邪。常与地肤子、白鲜皮、徐长卿、土茯苓等合用，对受风日久，可与当归、红花、川芎等合用，如消风散（《外科正宗》），治疗风毒湿热之风疹、湿疹。

魏某，女，39，乡镇干部。患全身皮肤瘙痒一年。面、颈部、躯干、四肢皆有瘙痒，伴少量散发性斑片状疹块，患者服用葡萄糖酸钙片及激素、维生素即好转，但停服随即复发，来诊查：面部㿠白肿胀，全身见有搔抓痕，有的出血结痂；并见少量固定性散发指甲大小片状癣块，其上皮肤干燥脱屑，但又非同银屑病，舌质淡，苔薄白，脉浮无力。治当祛风止痒，益气养血。拟方：

荆芥12g、防风12g、赤芍12g、牛子10g、当归15g、黄芪20g、白术12g、蝉蜕12g、木通6g、茯苓12g、胡麻10g、陈皮10g、川芎10g、徐长卿12g、蛇床子12g、白鲜皮12g

八剂，一日一剂，水煎服。服药两剂瘙痒即感好转，八剂后瘙痒基本停止。效不更方，又经原方再进十剂，全身皮肤瘙痒停止，面部虚浮消失。经观察半年未见复发。

十三、防　风

防风，为伞形科多年生草本植物防风的根。产于东北三省、山东等地。

性味；辛甘、微温。《本草再新》："味辛、性平、无毒"。

归经：肝、脾、膀胱经。

功用：祛风解表；胜湿止痛；解痉。

《本经》："主大风头眩痛，恶风风邪，目盲无所见，风行周身，骨节疼痛。"

《本草汇言》："散风寒湿痹之要药也，故主风周身不随，骨节疼痛四肢挛急，痿躄痫痉等证。又伤寒初病太阳经，头痛发热、身痛无汗；或伤风咳嗽，鼻塞咽干；或痘暗将出，根点未透，用防风辛温轻散，润泽不燥，能发邪从毛窍出，故外科肿疮肿毒，疮痍风癞主证，亦必需也。为卒伍之职，随引而效，如无引经之药，亦不能独奏其功。故如芎、芷上行，治头目之风；与羌、独下行治腰膝之风；与当归治血风；与白术治脾风；与苏、麻治寒风；与芩、连治热风；与荆、柏治肠风；与乳、桂治痛风及大人中风、小儿惊风；防风尽能去之。若入大风厉风药中，须加杀虫活血药方可。"

药理学研究：防风含有挥发油、色酮类成分、甘露醇、苦味苷、酚类、多糖类及有机酸等。

（一）药理作用

（1）解热、降温。防风煎剂有明显降温作用。可应用于感冒、风湿病类风湿等病。

（2）镇静、镇痛、抗惊厥。

（3）抗炎、影响免疫功能及抑制平滑肌收缩功能。

（4）止泻。防风能醒脾、止泻。特别适应于风寒泄泻即西医过敏性肠炎的治疗。

（二）临床应用

1. 用以治疗风湿、类风湿性关节炎；证属风寒湿痹者

防风性味辛、甘温，能去寒、散风、胜湿。治疗外感风寒湿痹、关节肿痛、四肢挛急证。临床在于随症加减。治外感风寒表证与荆芥、桂枝、麻黄、苏叶、细辛、辛夷、白芷等配伍；外感风热与菊花、蔓荆子、牛子、葛根、升麻、薄荷、蝉蜕、浮萍等合用；治风湿与羌活、独活、秦艽、灵仙、蚕沙、防己等合用；对痹症日久气血虚弱者加黄芪、当归、牛膝、川断等；如《此事难知》（九味羌活汤），功用：发汗祛湿、兼清里热，证见：恶寒发热、肌表无汗、头项强痛、肢体酸楚、口苦而渴、苔白脉浮者；蠲痹汤（《杨氏家藏方·卷四》），治风寒痹痛、四肢挛急；三痹汤（《妇人大全良方》），功用：益气养血、祛风胜湿。治疗气血不足感受风寒湿邪，手足拘挛、麻木疼痛。

袁某，女、45岁，因右髋关节、右下肢疼痛行走不便三个月，遇冷则疼痛加重，得温痛减。食欲差，便稀。经 X 片现查为右侧股骨头无菌性坏死，给以多种药物治疗仍疼痛不减来诊。

查 T、P、R、BP 正常，舌质淡，舌体胖大，苔薄白，脉沉迟无力。辨证为风寒湿痹并脾气虚之证。治以祛风胜湿，养血益气，健脾，给予三痹汤加减治疗。拟方：

防风 12g、独活 12g、桑寄生 12g、川断 12g、秦艽 12g、细辛 3g、川芎 12g、当归 12g、黄芪 20g、炒白术 15g、川牛膝 12g、白芍 10g、熟地 12g、肉桂 12g、炒杜仲 12g、鹿角胶 12g（烊化）

水煎服，一日一剂，服药十二剂时疼痛既有所减轻，食欲增加，便较前变干，脉较前浮大；服药五十剂后疼痛消失，行走基本如常。共间断加减服药四个月，服药七十五剂，症状消失，经 X 拍片右侧股骨头恢复正常。

2. 治疗慢性过敏性肠炎

防风：辛、甘、温。能祛寒醒脾、胜湿止痛。对过敏性肠炎（即对某些食物相当敏感，冷凉尤甚。入胃则顷刻腹痛，肠鸣频作，大便泄泻，泻完则舒），对此泄泻证笔者习惯应用痛泻要方加减治疗，每每获愈。

马某，男，40岁，患反复发作性肠炎五年，每于外出赴宴饮酒吃菜后，稍微感凉即发腹泻，进食少时即肠鸣腹痛，大便如泻，泻完方舒，给以西药柳氮磺胺吡啶有效，但不痊愈。查：面色萎黄，舌淡苔白、脉沉弦。治以：

补脾泻肝、温中散寒、缓急止痛。拟方：防风12g、炒白术15g、炒白芍12g、陈皮12g、熟附子12g、（先煎）炮姜12g、甘松10g、炒薏米20g、炒白扁豆12g、党参12g、木香5g

六剂，一日一剂，水煎服。经加减化裁服药二十五剂，病愈，未再复发。

3. 治疗外感风寒、风热主证

防风辛散，凡风寒、风热可加减其他药物予以治疗。如防风通圣散（《宣明论方》），功用：疏风解表、泻热通里。治疗风热壅盛，表里俱实证。证见：发热憎寒、头目昏眩、目赤睛肿、咳嗽喘满、口苦而干、咽喉不利、大便秘结、小便赤色、舌苔黄腻、脉数有力。

4. 可治疗风疹、荨麻疹等皮肤病变

防风辛甘温，祛寒散风，常与荆芥、蝉蜕、薄荷、地肤子、胡麻等合用；久病不愈，气血虚弱者，本着"治风先治血，血活风自灭"之意，配以当归、黄芪、红花等以增强治疗效果。

十四、麻　　黄

麻黄，为多年生草本状小灌木草麻黄或干燥草质茎。其根为麻根；炙后为炙麻黄；功用润肺、止咳、平喘。与生麻黄不同。

别名："节节草"、"笔筒草"、"野麻黄"等。

性味：辛、微苦、温。

归经：归肺、大肠、膀胱经。

功用：发汗解表、宣肺平喘、利水消肿、温散寒邪。

《本草经疏》曰："麻黄轻可去实，故疗伤寒，为解肌第一。专注中风伤寒头痛、温疟，发表出汗，去邪气者，盖以风寒湿之外邪，客于阳分皮毛之间，则腠理闭拒，荣卫气血不能行，故谓之实，此药轻清，故能去其壅实，使邪从表散也。"

《本经》云："主中风，伤寒头痛，温疟，发表出汗，去邪热气，止咳逆上气，除寒热。"

药理学研究：麻黄含生物碱1%–2%，其中主要为麻黄碱、伪麻黄碱。此外，含挥发油，油中含1–α松油醇，木贼麻黄主要成分是麻黄碱，伪麻黄碱、此外含鞣质、黄酮苷等。

（一）药理作用

（1）发汗解热：麻黄碱对汗腺有兴奋作用；其发汗作用部位在中枢。

（2）平喘止咳：动物实验麻黄碱对支气管有扩张作用，并能镇咳祛痰；解除支气管痉挛。

（3）利尿：伪麻黄碱有明显利尿作用。

（4）升压：麻黄碱能收缩血管，升高血压，作用缓慢而持久。多对中枢神经系统有兴奋作用；多服有烦躁不安、失眠等现象。

（5）抗病原体、抗炎：实验又抗病毒、抗菌。对乙肝抗原HbSAG有显著抑制作用。

（6）兴奋中枢：兴奋大脑皮层。

（7）兴奋心室肌：使收缩力增强，心输出力增加；扩张冠脉；使血流量增加；能使肾、脾、等内脏和皮肤、黏膜血管收缩，血流量降低。

（二）临床应用

1. 治疗外感表征，感冒

麻黄味辛甘温，为解表主药。主升主阳，《内经》云："清阳发腠理，阳气走上窍，其性开散，走肺与膀胱经，开腠理，散风寒，为发表第一药也"；可"开鬼门，洁净府"；宣泄风水；通利水道；能疏肺郁、降逆气、解肌热、消斑毒、故治疗风寒表实证。咳嗽、气喘、风水水肿、小便不利、风疹瘙痒、风湿痹痛、肌肤不仁等。如最常见的治疗外感风寒表实证麻黄汤（《伤寒论》），主治：恶寒、发热；头痛身痛；无汗而喘；舌苔薄白，脉浮紧；治疗风水证的越婢汤（《金匮要略》），主治：风水恶风，一身悉肿，脉浮而渴，无大热，自汗出，即相当于某些急性肾小球肾炎早期。

麻黄生用解表发汗，利水；蜜炙用润肺平喘、止咳化痰；麻根主降，用于止汗。

王某，女，30岁，因全身乏力、水肿、小便不利，恶风、无汗、头痛、低热四天来诊。患者于一周前因冒雨后咽部疼痛不适，低热，到卫生室检查为咽炎，给予抗炎药物治疗咽痛减轻。但感全身乏力、小便少，恶寒、头痛、面部浮肿、无汗。查：BP120/75mmHg，面部及眼脸浮肿，心肺未闻及异常。尿常规报告：WBC（+）RBC（++）上皮细胞（+）管型（+），舌质淡，苔薄白，脉浮紧。证属风水证。治宜发汗、利水。拟方：

麻黄12g、石膏10g、甘草10g、大枣三枚生姜10g、连翘12g、赤小豆20g

六剂，一日一剂，水煎服。服药后有少量汗出，恶寒、头痛等减轻；小便量多，面部浮肿好转；二诊再于原方兑药十剂，服药后面部浮肿全消，复查尿常规正常。

2. 止咳、平喘：治疗急、慢性支气管炎，肺气肿等症

麻黄性味辛甘温。入肺、大肠经；能宣肺、平喘、止咳。临证多与杏仁、石膏、远志、紫菀、川贝、百合、麦冬、五味子等合用。如麻杏石甘汤（《伤寒论》）：功用辛凉宣泄，清肺平喘。该方无论风寒风热均可使用。关键在于随证组方加减，凡风寒重、无汗、咳嗽、喘憋、吐白痰；舌白、脉浮大或浮紧者，方中重用麻黄，少用石膏；风热犯肺、肺气不宣，证见：发热、咳嗽、吐黄痰、憋喘，或口干渴，有汗出者，于方中重用石膏少用麻黄，以宣泄肺热，止咳平喘；对患病日久咳喘并有表虚、卫阳不固者可于麻杏石甘汤加减玉屏风散，以补气固表。

高某，男60岁，患慢性支气管炎十年，每逢秋冬季节天气转冷即发咳嗽、憋气，动则加重，咳吐清稀白痰；平素乏力、怕冷、易感冒；每次发病给以静脉滴注多日方病情减轻，但久治不愈。初诊见患者畏寒、多衣；双肺闻及散在性干湿啰音，心律整。胸部X片示：慢支、肺气肿。舌质淡、苔白，脉浮滑而数。选麻杏石甘汤加减治疗。拟方：

炙麻黄 12g、石膏 10g、炒杏仁 12g、防风 6g、黄芪 15g、炒白术 12g、紫菀 12g、冬花 12g、甘草 10g

六剂，一日一剂，水煎温服。服药后咳嗽、憋气、吐痰、怕冷、乏力均好转。听诊双肺啰音减少；舌脉象较前转好。二诊于方中加桔梗 12、清半夏 12g、陈皮 12g，续服十五剂，咳嗽、憋气、吐痰，均大为好转，后每于冬季来临前即加减服药数剂。连续六年未患感冒，咳嗽、憋气也很少发作。

十五、桂　枝

桂枝，为樟科植物肉桂的嫩枝。又名柳桂。与肉桂同为一株，其树干、粗枝的粗厚皮为肉桂，或曰桂皮；枝杈、分枝的嫩枝及皮为桂枝。

性味：辛、甘、温。

归经：归心、脾、膀胱经。

功用：发汗解表，温经通阳。

《名医别录》云："心痛、胁风胁痛，温筋通脉，止烦出汗。"

《雷公药性赋》曰："味辛性热，有毒，浮也；阳中之阳也。气之薄桂枝也；气之厚者肉桂也；气薄者则发泄，桂枝上行而发表；气厚则发热，肉桂下行而补肾；此天地亲上亲下之道也。"

《医学启源》：《主治秘诀》："去伤风头痛，开腠理，解表，去皮肤风湿。"

《本草经疏》："实表祛邪，主利肝、肺气，头痛，风痹骨关节痛。"

药理学研究：桂枝含挥发油，其主要成分为桂皮醛等。另外尚含有酚类、有机酸、多糖、苷类、豆精香及鞣质。

（一）药理作用

（1）解热、降温作用。

（2）抗菌抗病毒作用：煎剂及浸液对金葡菌、白葡菌、伤寒杆菌、常见皮肤真菌、痢疾杆菌、肠炎沙门氏菌、霍乱弧菌、流感病毒、等均有抑制作用。桂皮醛、桂皮油对结核菌有抑制作用。

（3）桂皮油有健胃、缓解胃肠痉挛及利尿、强心作用。

（二）临床应用

1. 发汗、解表；治疗感冒

桂枝性味辛、甘、温；气薄向上、发散；助阳、发汗、解表；治疗太阳中风证。证见：发热恶寒。头项强痛，用之有汗能止，无汗能发；汗出不解或表实无汗均可加减应用。故次被称为调和营卫、解肌、散风寒、逐表邪第一要药。如经典方剂麻黄汤（《伤寒论》），被堪称发汗解表第一方。适用于外感风寒、发热无汗、头身疼痛，无汗而喘，舌苔薄白，脉浮紧者。

汤某，女，37岁，公安局工作。因感风寒全身发冷、头痛身疼；流鼻涕、打喷嚏，偶尔咳嗽，无汗，查：T 37.7℃，咽部稍充血；白细胞计数：6700/mm³，舌苔薄白，脉浮紧。证属风寒表实证，给予发汗解表、宣肺止咳。拟方：

麻黄12g、桂枝12g、炒杏仁10g、甘草6g、荆芥10g、苏叶10g

四剂，一日一剂，水煎温服。服药后既有汗出，头身疼痛减轻；咳嗽即止；嘱避风寒，多饮开水，四剂服完主证消失，邪去病安。

2. 发散肌表、温通经络，治疗风寒湿痹证

桂枝发散，通阳，利关节、其性条达温散，行臂膝肢节，温通经络而治疗风寒湿痹证。常与附子、当归同用，以散寒通痹止痛，如桂枝附子汤。

3. 治疗中焦虚寒，脘腹冷痛

桂枝温经散寒止痛，常与补虚药合用如小建中汤（《金匮要略》），功用温中补虚，缓急止痛。治疗中阳虚衰、阴寒内盛证。证见心胸中大寒，痛呕不能食，腹中寒，舌苔白滑，脉细紧者。

梁某，男，39岁，患上腹疼痛两年，伴有神疲乏力，嗳气，遇冷饮食即痛，得温则舒，便稀。曾去市级医院做胃镜检查，诊断为"慢性胃炎"，初诊见面色无华，舌淡苔白，脉弦细。证属中焦虚寒、肝脾不和。给予温中散寒，和里补虚调理，拟方：

桂枝12g、生姜12g、甘草6g、大枣6枚炒白芍12g、饴糖30g、甘松6g、元胡10g

三剂，一日一剂，水煎服。

服药三剂后，上腹疼痛减轻，感上腹转暖，食欲较前增加且觉饭后舒适。原方加炒鸡内金12g，又进八剂，查精神好，自述腹痛、嗳气疼痛均消失，大便转干。舌苔薄黄，脉和缓有力。证已痊愈。

4. 治疗胸阳不振，寒凝心脉之胸痛、胸痹（冠心病、心律不齐）

桂枝甘温，通阳散寒、温通心脉。治疗脉动不齐，心悸、胸闷不舒。如枳实薤白桂枝汤（《金匮要略》）功用：通阳散结，下气祛痰。治疗气结在心，胸满而痛，心中痞气气从胁下上逆抢心，苔白腻，脉沉弦或紧。

于某，男，58岁，农民，主诉因胸闷、胸痛三天，胸痛时彻背，不能平卧，出冷汗，呼吸不畅，遇寒则重，手足发凉，在家服消心痛片即缓解。查：面色苍白、舌质淡苔白，脉沉紧。EKG显示：ST段异常，T波地平报告："心肌供血不足"。此系寒凝心脉，胸阳不振证。治以辛温散寒，宣通心阳、活血止痛。拟方：

桂枝12g、瓜蒌12g、薤白12g、枳实10g、厚朴10g、当归12g、丹参20g、细辛3g、红花15g、郁金12g、甘草6g

五剂，一日一剂，水煎温服。服药后胸闷、胸部疼痛均好转，感呼吸舒畅，二诊舌苔薄白，脉沉紧略好。于原方加荜拨12g续服。前后共服药三十剂，自觉症状体征基本消失。舌苔薄黄，脉和缓。EKG示ST段及T波恢复正常。

5. 温经散寒、祛瘀养血，通利血脉，破瘀消癥，并可治疗妇科肿瘤

桂枝与茯苓、桃仁、赤芍、丹皮同用，如桂枝茯苓丸（《金匮要略》），功用：活血化瘀、消散癥积。

十六、山　药

山药，为薯蓣科多年生蔓生草本植物薯蓣的干燥根茎。又名淮山药、怀山药。

性味：甘平。无毒。

归经：归脾、肺、肾三经。

功效：益气养阴；补脾、肺、肾。

《名医别录》："止腰痛，补虚劳羸瘦，充五脏，除烦热，强阴。"

《本经》曰："主伤中，补虚，除寒热邪气，补中益气力，长肌肉，久服耳目聪明。"

《日华子本草》曰："强筋骨……主泄精健忘。"

《景岳全书·本草正》："山药，能健脾补虚，滋精固涩。"

《药品化义》："山药，温补而不骤，微香而不燥，循循有调肺之功，治肺虚久渴，何其稳当。因其味甘气香，用之助脾，治脾虚泄泻；怠惰嗜卧，四肢困倦。又取其甘则补阳，以能补中益气，温养肌肉，为脾肺二藏要药。土旺生金，金盛生水，功用相仍，故六味丸中用之治肾虚腰痛，滑精梦遗，虚怯阳痿。"

《本草经读》："山药，能补肾填精，精足则阴强，目明耳聪。"

现代药理学研究：山药含薯蓣皂、黏液质、淀粉、胆碱、尿胆素、糖蛋白、多巴胺、甾醇、甘露醇、以及多种矿物质。黏液质中植酸、甘露多糖等。

（一）药理作用

（1）抗衰老、抗氧化。山药多糖能降低维生素 C 还原性辅酶 II 及 Fe^{2+} 半胱氨酸诱发微粒体过氧化脂质的含量；直接清除自由基，减低自由基对细胞膜脂质过氧化的作用。

（2）促进胃肠运动：促进肠道运动和排空。

（3）降血糖。

（二）临床应用

1. 补脾胃，治白带

山药甘、平无毒。甘能补益。对脾胃有良好的治疗作用。多用于脾为虚弱、气阴两伤，消瘦乏力，食少便溏，或脾虚不运，妇女湿浊带下，如常用之经典名方参苓白术散（《和剂局方》），治带下的完带汤（《傅青主女科》），多与白术、党参、白扁豆、茯苓、砂仁、薏苡仁等同用。

> 郭某，女，45 岁，因易生气，白带增多，清稀无味，伴倦怠、肢体乏力，便稀，一日多次，无脓血及后重。小便清长。服药不愈来诊。查：面色萎黄，舌淡苔白，脉濡弱。证属肝郁脾虚。治以补脾疏肝，化湿止带。拟方：

炒白术 15g、炒山药 30g、黑芥穗 3g、炒白芍 10g、陈皮 6g、甘草 6g、人参 10g、柴胡 10g、车前子 6g

八剂，一日一剂，水煎服。用药后白带明显减少，食欲增加，大便较前变干，感身体较前有力，情绪好转。舌质淡，苔白，脉仍濡弱。原方加龙骨 15g、牡蛎 15g、远志 10g、芡实 10g，取十剂，一日一剂，水煎温服。服药后白带基本停止，乏力倦怠好转；感身体较前有力，精神也足；大便转干，舌质红润，苔薄白，脉较前有力。

2. 滋肾阴，补肾水

山药滋阴补肾，兼有涩性。故治疗肾阴虚的腰膝酸软，头晕目眩，耳鸣，盗汗，临床上常与山萸肉、茯苓、泽泻、熟地、丹皮等同用。如肾阳虚可与附子、肉桂同用；如阴虚有热、虚烦盗汗、腰膝酸软、遗精可与知母、黄柏、牛膝、川断、杜仲等同用。如六味地黄汤（《小儿药证直诀》）；知柏地黄汤（《医方考》）等。

蒋某，男，35 岁，主诉：因腰膝酸软、耳鸣、夜间出汗，醒则停止，有时遗精，精神不振，记忆力弱，口干，有时失眠少寐，五心烦热来诊，初诊时舌质红，少苔，脉细数。证属肾虚、肾水不足；水火不济；心阳偏亢、心肾不交证。拟方：六味地黄汤合交泰丸加减：

生地 12g、淮山药 12g、山萸肉 10g、茯苓 12g、泽泻 6g、丹皮 12g、龙骨 12g、牡蛎 12g、芡实 12g、黄连 12g、肉桂 3g、黄柏 12g、甘草 6g

十剂，一日一剂，水煎温服。患者服五剂后盗汗、发热心烦即明显好转；睡眠时间延长；遗精减轻，感较前精神好。服药十剂后睡眠如常，盗汗、烦热、遗精停止，腰膝较前有力。二诊时原方再兑六剂，再诊时患者自述主证消失，精神好；舌质红润，苔薄黄，脉平和有力，病愈。

3. 益气养阴，治疗消渴

山药益气养阴，是治疗消渴要药，常与玉竹、石斛等合用。如玉液汤（《医学衷中参西录》），益气生津，润燥止渴。治疗肾虚胃燥之消渴，证见口渴引饮，小便频数，量多；困倦气短，舌嫩红而干，脉细数无力者。

十七、山　萸　肉

山萸肉，为山茱萸科落叶灌木或乔木山茱萸去果核的果肉。

性味：酸、微温。《名医别录》："微温、无毒"；《本经》："味酸，平"。

归经：归肝肾经。《药品化义》："入心、肝、肾。"

功效：补益肝肾，收敛固涩。

《雷公炮炙论》："状元气，秘精。"

《雷公药性解》："山茱萸味甘、酸，微温、无毒；入肝肾二经，主通邪气，逐风痹；破癥结，通九窍，除鼻塞，疗耳聋，杀三虫，安五脏；壮元阳，固精髓，利小便。"

《药性本草》："止月水不定，补肾气，兴阳道，填精髓，疗耳鸣……止老人尿不节。"

《名医别录》："治耳聋，面疮，温中，下气，出汗，强阴，益精，安五脏；通九窍，止小便利；明目，强力。"

现代药学研究：山茱萸含山茱萸苷、皂苷、鞣质、没食子酸、苹果酸及维生素 A 等。

（一）药理作用

（1）降血糖、降血脂、抗应激、抗氧化：实验证实山萸肉有降血脂、降血糖及抗氧化、抗应激作用。并能降低血小板凝聚，降低血液黏滞度，同时还能高红细胞中 SOD 活性，对抗过氧化损伤，减轻糖尿病病人的心血管损害。

（2）对免疫系统的影响：可降低网状内皮系统的吞噬功能，抑制 SRBC 或 DNCB（2，4-二硝基氯苯）所致迟缓性反应，抑制 T 淋巴细胞活化。可加速血清抗体 IgG、IgM 形成。

（3）抗炎、抗菌：对金葡菌、肠球菌、痢疾杆菌等有抑制作用。

（4）对心血管系统的作用：山茱萸有强心作用，增强心肌收缩力、心输出量，提高心脏工作效率。收缩动脉，提高血压。

（二）临床应用

1. 治疗肾精不足、肾阳虚衰

证见头晕、耳鸣，腰膝酸软，遗精滑精，月经不调。治肾阴不足可与生地、山药、丹皮；治肾阳不足可与淫羊藿、仙茅、熟附子、肉桂等合用；治遗精可配金樱子、芡实、龙骨、沙苑子、菟丝子等。如六味地黄汤（《小儿药证直诀》），滋补肾阴，清退虚热；桂附八味丸（《金匮要略》），温补肾阳，益肾填精；右归饮（《景岳全书》），温补肾阳，益精补血。由山萸肉参入的方剂较多，主要应用于西医泌尿系统和生殖系统及造血系统者居多。如慢性肾炎、不育不孕症、尿毒症、月经不调、再生障碍性贫血等。

2. 崩漏、月经过多

山茱萸补益肝肾，固冲止血：常与龙骨、牡蛎、黄芪、五味子、白术、川断等同用，以固冲止血，治疗月经过多及崩漏证。如固冲汤（《医学衷中参西录》）。

于某，女，41 岁，患月经过多，伴经期间淋漓不断三个月，经色淡，伴头晕、无力、体倦，心悸气短，腰膝酸软，偶而腰痛，在本地医院取环后仍流血较多；服用止血药物等效果不佳来诊。查患者面色㿠白，舌质淡，脉细弱。证属脾肾两虚，治宜健脾补肾，固冲摄血。拟方：

山萸肉 12g、牡蛎 15g、龙骨 12g、黄芪 15g、炒白术 12g、白芍 12g、五倍子 10g、茜草 12g、棕榈炭 12g、熟地 12g、炒山药 12g

十剂，一日一剂，水煎温服。服药六剂后，自觉症状明显好转，十剂后感全身较前有力，头晕心悸，乏力减轻；阴道流血停止。舌质转红润，苔薄，脉较前有力。再次来经前一周以原方加川断 12g、炒杜仲 12g、阿胶 10g（烊化），再取十剂。服药后感主证渐消失，再次来经色量均已正常。

十八、阿　　胶

阿胶，为动物驴的皮，经煎煮、浓缩加药制成的固体胶。主产山东，浙江。现沪、京、津、沈阳、武汉均有生产。历史上以山东东阿县东北地道饲养的纯黑驴屠宰后取其皮加黄酒、冰糖、豆油，并用阿井的水熬制、浓缩成胶者良。

性味：甘平。

归经：归肺、肝、肾经。

功效：滋阴补血；润肺止血。

《汤液本草》："阿胶益肺气，肺虚极损咳唾脓血，非阿胶不补；仲景猪苓汤用阿胶，滑以利水道。"

《本经》曰："主心腹内崩，劳极洒洒如虐状，腰腹痛，四肢痠痛，女子下血，安胎，久服轻身益气。"

《本草纲目·阿胶》云："疗妇人血痛，血枯、经水不调，无子，带下；胎前产后主疾……及痈疽肿毒。""活血滋阴，除风润燥，化痰清肺；利小便，调大肠。"

现代药理学研究：阿胶主要由明胶蛋白组成，水解可产生多种氨基酸，主要是甘氨酸、脯氨酸、谷氨酸等。又有二十多种无机元素。

（一）药理作用

（1）促进造血功能：人所共知，阿胶有良好的造血功能。具有提高红细胞数和血红蛋白数量、促进造血作用。其滋阴养血补血作用表现在多个方面：诸如消化道出血的治疗，呼吸道出血的治疗，妇产科血证的治疗，再者是再生障碍性贫血骨髓造血障碍的治疗等等。其适用范围不分年龄、性别，被誉为"血肉有情之品"。

（2）止血：阿胶能非常明显的促进凝血过程，使凝血时间缩短。

（3）对血管通透性的影响：阿胶有扩张静脉及扩容的作用，可抑制用油酸后毛细血管收缩和减少微血管流量，改善器官血液供给，增强抗炎力，减轻病变。

（4）影响免疫功能：明显提高腹腔巨噬细胞的吞噬能力；明显增加脾脏的免疫特性，玫瑰花结形成细胞或特异性玫瑰花率。又能对抗氢化考的松的免疫抑制作用，提高单核细胞的吞噬功能，促进健康人淋巴细胞的转化作用。

（5）抗疲劳、耐氧化、耐寒冷、抗辐射、抗肌萎。

（二）临床应用

1. 滋阴补血

阿胶滋阴补血，为"血家良药"，"血肉有情之品"。不但适用于妇科，也适用于男科，内科；应用范围更广。如妇科的经期；产科的胎前、孕中和产后；崩漏；男的精血缺少，不育不孕；内科呼吸道疾患引起的咳血；再生障碍性贫血等治疗，均可随证应用。如（《金匮要略》）的胶艾四物汤，用以养血止血，治疗妇女冲任虚损，崩漏下血，月经过多，淋漓不止；及胎漏下血，腹中疼痛等；（《伤寒论》）的黄连阿胶汤，用以滋阴降火，除烦安神。治疗阴虚火旺，心肾不交，之失眠证并口咽干燥，腰膝酸软，或遗精，舌红、脉细数。

姜某，男，17岁，学生，因头晕乏力、心悸气短、动则出汗，食欲不振，腰膝酸软两个月，经三甲医院就诊断为再生障碍性贫血，给予激素、维生素、中成药治疗，血色素及红细胞均上升缓慢，就诊时血色素8.5g，红细胞250万/mm³，面色苍白，舌质淡红，边有齿痕，少苔，脉细数无力。证属气血不足，脾肾两虚。治当气血双补；滋阴补肾。拟方：

黄芪20g、当归15g、阿胶12g（烊化）、人参10g、生地12g、白术12g、茯苓10g、炒山药12g、山萸肉10g、牛膝10g、菟丝子10g、丹皮6g、甘草6g

一日一剂，水煎温服。并注意饮食调节，适量运动。以增强食欲，增进体力。服药治疗月余后，患者饮食增加，自觉头晕、心悸、气短、出汗均大为好转，感身体较前有力，便干。查：血色素10.0g，红细胞升至350万/mm³，舌质较前稍红润，脉细，较前有力。复诊后拟方：原方加何首乌12g、肉苁蓉10g、黄精10g、鹿茸1.0g、紫河车1具、猪脊髓1付。一日一剂，水煎服。经随症加减服药四个月，再诊病人述身体体力已恢复，面色已红润，原头晕、心悸、气短、腰膝酸软、出汗均已愈。查血色素12.5g，红细胞350万/mm³，舌质红润，脉平缓有力，病情已愈。

2. 止血、安胎

阿胶味甘、甜、无毒，不但滋阴补血，又能止血安胎。适应于妇产科先兆流产、胎动不安、崩漏等，常与杜仲、条芹、菟丝子、芥穗炭合用。如胶艾汤（《金匮要略》），治肺结核、支气管扩张，阿胶有润肺、止咳、止血的作用，用以治疗虚劳咳喘、肺阴不足，痰中带血者，多与杏仁、麦冬、百合、芍药、鸡子黄等同用。如补肺阿胶汤（《小儿药证直诀》）等。

管某，女、39岁。怀孕两个月，阴道流血三天来诊，患者以往即月经过多，两个月前停经，到医院做妊娠试验阳性，于三天前发生阴道流血，为淋漓状，伴腰痛，下腹部隐痛，头晕、查面色无华，舌质淡红，少苔，脉虚数。拟方：

阿胶12g（烊化）、当归12g、川芎6g、生地12g、白芍12g、艾叶8g、甘草10g、菟丝饼12g、杜仲炭12g、地榆炭12g

六剂，一日一剂，水煎温服。

服药后，阴道流血减少，腹痛腰痛减轻，感身体较前舒适。二诊后原方加川断12g再取六付，以善其后。服毕，阴道流血停止，腰腹痛消失，查舌质红润，苔薄白，脉和缓。一月后B超检查"胚胎发育正常"。后足月顺产一男婴，母子均安。

3. 养血复脉，治疗心律失常

阿胶养血复脉，又滋阴润肺。如炙甘草汤（《伤寒论》），主治：脉结代，心动悸。虚赢少气；自汗盗汗、咽干舌燥、咳嗽、虚烦不眠，大便干、脉虚数或结代者。阴虚者常与麦冬、石斛、生地、人参、五味子等合用；阳虚者多与桂枝、荜拨、熟附子、干姜等同用；痰湿者多与瓜蒌、薤白、半夏同用；血瘀者用丹参、红花、川芎、三七等伍用。如加减复脉汤（《温病条辩》），滋阴养血，生津润燥。治温热后期，邪热久留阴液亏虚，口干舌燥，脉虚大等。

孙某，男，70 岁，有吸烟史，近一年来时感胸闷、胸痛、呼吸不畅，头晕；查：BP 150/90mmHg，面色黯，心律不整，约 65 次/min，舌质黯红，苔薄白。脉结代。EKG 示"心肌供血不足"。拟方：炙甘草汤加减治疗：

炙甘草 12g、生地 15g、阿胶 12g（烊化）、人参 12g、桂枝 12g、麦冬 12g、麻仁 10g、丹参 15g、红花 15g、生姜 10g、大枣 20 枚、三七参 10g

十剂，一日一剂，水煎温服。经加减化裁服药三十剂，自觉症状消失，舌质黯转淡，脉象正常。EKG 复查报告为："大致正常心电图"。

十九、地　　龙

地龙，又名蚯蚓。药材称"土地龙"。

性味：咸、寒。

归经：归肝、脾、膀胱经。

功效：清热息风、平喘利尿，通络。

《本草纲目·卷四十二·蚯蚓》："其性寒而下行，性寒而能解主热，下行故能利小便，治足疾而通经络也。"

现代药理学研究：地龙主要含地龙素、地龙解热素、地龙毒素、琥珀酸、黄嘌呤、胆碱、胆甾醇、脂肪酸类、类脂化合物、核酸衍生物、多种氨基酸、维生素、及无机盐；所含丁二酸与黄嘌呤为平喘主要成分。

（一）药理作用

（1）溶栓和抗凝：延长凝血酶时间，增强纤溶酶元激活物活性。

（2）对心血管作用：能够抗心律失常，降低血压。

（3）对中枢神经系统的作用：具有抗惊厥和镇静作用。能治疗脑卒中，降低死亡率。

（4）平喘：阻滞组织胺受体。

（5）抗癌：抑制肿瘤增长。

（6）解热作用。

（二）临床引用

1. 高血压、脑供血不足；脑卒中偏瘫

地龙咸寒、宣泄，性走窜，善通经络。有舒张血管、降压和改善脑供血作用，临床常用以治疗脑动脉硬化、高血压、脑供血不足及脑卒中。临床常与天麻、僵蚕、钩藤、菊花、寄生等同用。如治疗高血压，服用 40% 蚯蚓酊，一日三次，每次 1ml，平均治疗 29.7 天，治疗 34 例，效果良好（毛文红，蚯蚓酊治疗高血压病临床观察。上海中医杂志，1999.4：39）。再如小活络丹（《太平惠民和集局方》）治疗关节伸不利、疼痛等。王清任补阳还五汤（《医林改错》）治疗治疗气虚血瘀之中风，半身不遂、语言蹇涩，舌黯淡，苔白，脉缓者。

王某，男、53岁，农民，清晨起床后突然右侧半身麻木，言语不清，流涎两天来诊。查：BP 150/92mmHg，言语不清，反应迟钝，流涎，需旁人搀扶行走，右侧上下肢肌力Ⅲ级，肌张力尚好。舌质黯，苔薄白。脉涩缓。治以补气活血通脉。拟方：

地龙12g、黄芪30g、赤芍12g、川芎12g、归尾15g、桃仁10g、红花12g、甘草5g、天麻10g

一日一剂，水煎温服，前后经加减服药三十八剂，加之功能锻炼，语言清楚，肢体功能完全恢复。

2. 慢性支气管炎：支气管哮喘的治疗

地龙能清热平喘，扩张支气管平滑肌，故有平喘作用。常与知母、黄芩、杏仁、石膏等同用。

3. 治疗带状疱疹

地龙有清热、止痛作用，常用以治疗带状疱疹。经验方用肥地龙洗净，加食盐、白糖，取地龙渗出浆液直接涂于疱疹表面，效果良好。

4. 治疗泌尿系感染、砂石淋

地龙咸寒走肾与膀胱，通利水道。可治疗热结膀胱、热淋、砂石淋等。常与公英、冬葵子、车前子、木通等同用。

二十、枸 杞 子

枸杞子，又名枸杞实、枸杞果。为茄科落叶灌木植物宁夏枸杞的成熟果实。主产宁夏、甘肃、新疆内蒙等地。

性味：甘、平。

归经：归肺、肝、肾经。

功用：滋补肝肾、明目润肺。

《药性本草》："能补益精诸不足，益颜色，变白、明目、安神。"

《本草纲目·枸杞·地骨皮》："滋肾、润肺。"

《本草经疏》："枸杞子润而滋补，兼能退热，而专于补肾润肺，生津益气。为肝肾真阴不足，老乏内热，补益之要药。老人阴虚者十之七八，故服食家为益精明目之上品。"

《本草汇言》："俗云：枸杞善治目，非治目也，能壮精益神，神满精足，故治目有效。"

《景岳全书·本草正》："枸杞味重而纯，故能补阴；阴中有阳，故能补气；所以滋阴而不致阴衰，助阳而不使阳旺。……此物微助阳而无动性，故用之助熟地最妙。其功则明耳目、填精固髓，健骨强筋，善补劳伤。尤止消渴，真阴虚而脐腹疼痛不止者，多用神效。"

现代药学研究：枸杞含甜菜碱，枸杞多糖类、多种氨基酸、维生素 B_1、维生素 B、维生素 C、烟酸、胡萝卜素、β-谷甾醇、莨菪亭及钾、钠、钙、锌、铜、锰、硒等多种无机元素。

（一）药理作用

（1）促进造血：可促进骨髓细胞增殖分化；通过胸腺促进骨髓造血功能。

（2）抗氧化、抗疲劳：枸杞可提高羟脯氨酸浓度，从而提高肌力，增强抗疲劳能力。

（3）降糖、降脂、降血压：提高糖耐量；其作用可能与含胍的衍生物有关；枸杞可减低胆固醇，减轻动脉硬化的形成；并有轻微的降压作用。

（4）保肝、保肾作用：枸杞能抑制血清的肝脂质过氧化，抑制脂肪在细胞内沉积，和促进肝细胞新生。并对肾脏有良好的保护作用。

（5）抗肿瘤、抗突变、抗衰老、抗菌、抗辐射：枸杞能抑制肿瘤细胞 DNA 的合成与复制；维护细胞正常发育，提高 DNA 的修复能力；增强血中谷胱甘肽过氧化物酶的活力，降低氧化脂质；并对多种细菌（统计有 17 种）有较强的抑制作用；能升高白细胞，实验证明对辐射后的小动物有明显增强细胞对 ConA、LPS 的增值反应。

（6）提高人体免疫力：枸杞中的多糖不仅是免疫增强剂，而且是免疫调节剂。能增强人体的免疫功能。

（二）临床应用

1. 治疗肝肾阴虚证

肝肾阴虚，阴液不足，阴不制阳，阴虚阳亢。枸杞子性甘平，滋补肝肾之阴，补而不腻。若临床上证见头晕目眩，耳鸣健忘、烦热、口燥咽干，失眠多梦，胁痛，腰膝酸软、五心烦热、颧红盗汗，男子遗精，女子经少，舌红少苔，脉细数。可据证与生地、熟地、石斛、玉竹、山药、萸肉等同用。

> 孟某，男，41 岁。主诉患腰痛腿软，精力减退；口干咽燥、健忘耳鸣，有时失眠多梦，遗精，五心烦热，在家服用六味地黄丸有所好转，但仍未痊愈来诊。查：精神不振，舌红少苔，脉细数。给予左归饮加减：
>
> 　　枸杞子 12g、山萸肉 12g、山药 12g、熟地 12g、生地 12g、茯苓 10g、甘草 10g、炒杜仲 12g、牛膝 12g、龙骨 12g、牡蛎 12g、芡实 12g
>
> 　　十剂，一日一剂，水煎温服。服药后精神较前饱满，感腰膝有力，遗精停止；烦热减轻，症状好转。按脉左迟仍细。原方加知母 10g，又进五剂，病情痊愈。

2. 治疗阴血亏虚、须发早白，面色萎黄

枸杞性甘补益，对肾阴不足，虚劳内伤，筋骨酸软，有良好的治疗和预防作用，《重庆堂随笔》："枸杞子，专补以血，非他药所能及也。"；"发为血之余"血虚则头晕耳鸣，面色萎黄，神疲体乏，须发早白，因此，以上主证用枸杞治疗最佳。农家也有顺口溜说："常饮枸杞水，活到一百岁。"这与枸杞抗疲劳、抗氧化、抗衰老，促进造血、增强勉疫力等功能密切相关。

二十一、何　首　乌

首乌，为蓼科多年生草本植物首乌的干燥块根。

别名：首乌、制首乌。其藤名：夜交藤、首乌藤。根、藤功能有别。

炮制：去除杂质，洗净、稍浸、润透。切厚片或块，干燥即成生首乌。或蒸制后用，方法：先用黑豆 10kg，加水适量，约煮 4 小时，熬水约 4 小时，熬汁约 15kg，豆渣再加水煮 3 小时，熬

汁约10kg，合并。再取生首乌片（块）100kg，用黑豆汁拌匀，置非铁质的适量容器中内，密封，用隔水或蒸汽加热法炖制，或直接放入适量容器内蒸制，至黑豆汁尽，并呈曾褐色时，取出干燥而成。

性味：苦、甘、涩、微温，无毒。

归经：归肝、肾、经。《本草再新》："入肺、脾、肾三经。"

功用：生用：解毒、截虐；制用：补益精血。

《何首乌录》："治五痔，腰膝之病，冷气心痛；积年劳瘦、痰癖，风virus败劣，长劲力，益脊髓，壮气、驻颜、黑发、延年、妇人恶血萎黄，产后主疾，赤白带下，毒气入腹，久痢不止"。

《本草纲目·卷十八·何首乌》："白者如气分，赤者入血分。肾主封藏，肝主疏泄，此物气温，味苦涩，苦补肾，温补肝，能收敛精气，所以能养血益肝，固精益肾，坚筋骨，乌髭发，为滋补良药。不寒不燥，功在地黄、天门冬之上。气血太和，则风虚，痈肿、瘰疬主疾可知也。"

《药品化义》："益肝、敛血、滋阴。……截虚疟，止肾泻。"

《本草求真》："首乌苦涩、微温；阴不甚滞，阳不甚燥，得天地中和之气。熟地、首乌虽具补阴，然地黄蒸虽至黑，则专入肾，而滋天一真水矣，其兼补肝肾者也因补肾而兼及也。一为峻补先天真阴之药……以为常服，长养精神，却病调元之耳。"

药理学研究：块根部含磷脂约3.7%，羟基蒽醌衍生物约1.1%，主要为大黄酚、大黄素。其次为大黄酸，大黄素甲醚，大黄酚恩酮等。还含芪类化合物、没食子酸、右旋儿茶精及β-谷甾甾醇等。

（一）药理作用

（1）抗衰老：经动物实验首乌有明显延缓衰老，延长寿命的作用。

（2）促进造血功能：首乌可使骨髓造血干细胞数、骨髓粒–单系祖细胞及红系粒细胞数以及外周血网织红细胞比例明显增加。

（3）增强免疫功能：首乌能增强胸腺和脾脏重量，提高巨噬细胞的吞噬能力。

（4）降血脂、抗动脉硬化：能明显抑制血浆中总胆固醇、甘油酸脂，游离胆固醇、和胆固醇脂的升高。明显延缓动脉硬化的形成和发展。降低病变率。

（5）保肝：实验证实对脂肪肝和肝功能损害的血清转氨酶增高有显著对抗作用，能降低肝细胞损害、增加肝糖原，有利于肝脏的保护。

（6）对循环系统的作用：首乌可增加心肌收缩力，增加冠脉流量。

（二）临床应用

1. 治疗精血亏虚，以及血证；西医的再生障碍性贫血等

精、气、血、津液是人体的精微物质，又是五脏六腑相互联系的介质和纽带。精虽有狭义的先天"生殖之精"和后天的"水谷之精"，但更有《内经》所谓的"五脏六腑皆藏精"之广义之"精"。又有"精血同源"之说。其范围之大，又与五脏六腑密切相关。"肾藏精"，血又由心、肝、脾主管、储藏和统摄，而肾和脾又是先、后天之本，五行中又有木生火，火生土，水生木之理。因此，精、血共同构筑了人体生命的桥梁，维系着五脏六腑、四肢百骸、形体官窍的正常功能。

首乌苦、甘、涩、微温；补益精血，滋肝肾之阴。能促进造血，而精血充足则五脏具安。笔者临床上多用制首乌与枸杞、黄芪、熟地、山药、当归等同用治疗再生障碍性贫血及骨髓抑制；

化疗后精血亏虚；脱发等。

> 刁某，女，41岁，因直肠癌手术化疗后一年，头晕乏力、眼干眼花、耳鸣、腰膝酸软，气短懒言，头发脱落，细软变白，有时低热，月经量少；大便干。初诊时 Hb 95g/L、RBC 2.53×10^{12}/L，面色萎黄，舌质淡红，苔薄白，脉虚细。治以益气补血；滋阴填精。拟方：
>
> 黄芪20g、当归15g、制首乌15g、生地12g、熟地12g、桑葚12g、黑芝麻15g、怀山药12g、山萸肉12g、枸杞子12g、丹皮6g、茯苓10g、炒白术15g、元肉12g、石斛12g、黄精10g、甘草6g
>
> 一日一剂，水煎温服。经服药十二剂后，患者感头晕、乏力、眼花、眼干气短，便干等均见好转。先后加减服药四十剂，贫血症状及体征改善；头发开始变黑、增多，舌质红润，脉象和缓有力。查 Hb 115g/L，RBC 3.6×10^{12}/L。停用中药，改服左归丸以善其后。经五年观察病人情况良好。

2. 治疗精血不足、津液亏乏之便秘

首乌滋阴、补益精血，润肠通便，特别适应于老年性阴虚型便秘，临床上常与生地、麦冬、玄参、沙参、石斛、当归等合用。对大便如羊粪者可加火麻仁同服。

> 陈某，男，80岁，因年老少动，头晕耳鸣、五心烦热、做强不健，大便数日一行，状如羊粪，查舌质红、少苔，脉细数。给以滋阴润便，选六味地黄汤加减。拟方：
>
> 生首乌12g、熟地10g、生地12g、山药10g、山茱萸10g、丹皮12g、泽泻6g、火麻仁20g、伏苓10g、甘草6g、当归12g
>
> 一日一剂，水煎温服。服药两剂大便即通，患者感腹部舒适，饮食增加，后间断数日服用一剂。大便通畅。

二十二、苍　术

苍术，为菊科多年生草本植物毛苍术或北仓术的干燥根茎。

性味：辛、苦、温。

归经：归脾、胃、肝经。

功效：燥湿健脾；祛风散寒；明目。

《珍珠囊》曰："能健胃，安脾，诸湿肿，非此不能除。"

《本草正义》云："苍术，气味雄厚，较白术愈猛，能彻上彻下，燥湿而宣化痰饮，芳香辟秽。胜四时不正之气，故时疫之病多用之。风湿困脾阳，倦怠嗜卧，肢体酸软，胸隔满闷甚至瞋胀或为中满或为泄泻虐痢……"

现代药理研究：毛苍术含挥发油，主要成分为毛术醇、β-桉叶醇等。其他尚有苍术酮、维生素 A、维生素 B 及菊糖等。

（一）药理作用

（1）影响中枢神经：挥发油少量有镇静作用，多量可致呼吸抑制和麻痹。

（2）保肝：苍术酮对肝细胞有保护作用。

（3）降血糖。

（4）抗菌：对多种病毒、支原体金葡菌、链球菌、黄曲霉菌，真菌均有杀灭作用。

（5）抗肿瘤。

（二）临床应用

1. 治疗慢性胃炎、肠炎、结肠炎、泄泻等消化系统疾病

苍术气味香窜，健脾燥湿，为化湿要药，无论湿在中焦、下焦、还是肌表均可应用。如治疗湿在中焦，证见脘腹胀满、恶心呕吐、便溏体倦，苔浊腻，脉濡缓的平胃散（《太平惠民和剂局方》）。苍术燥湿止泻治疗脾为湿困，清浊不分，水谷混杂。如《太平惠民和剂局方》的曲术丸。

2. 发汗、抗风湿

苍术辛燥、发散治疗风寒夹湿、肌表受邪，证见恶寒发热，头痛身痛，无汗鼻塞之表证。常与白芷、羌活、细辛、川芎同用。如神术散（《太平和剂局方》）。

3. 治疗雀盲及两目干涩

药理学研究，苍术含有大量的维生素 A、维生素 D，故可治疗以上眼疾。

4. 治疗湿热下注证

筋骨疼痛、两足痿软无力，或足膝红肿疼痛，或下部湿疮、小便短赤、湿热带下，舌黄苔腻。如《丹溪心法》的二妙散等。

二十三、薏 苡 仁

薏苡仁为禾本科一年或多年生植物薏苡的种仁。又名苡米、薏仁。

性味：甘、淡、微寒。

归经：归脾、肺、胃经。

功效：利湿健脾、利湿除痹；清热排脓。

《本经》曰："主筋急拘挛不可屈伸，风湿痹，下气。"

《名医别录》："除筋骨邪气不仁、利肠胃、消水肿，令人能食。"

《本草纲目·卷二十三·薏苡》云："薏苡仁阳明药也，能健脾、益胃。虚则补其母，故肺痈，肺痿用之；筋骨之病，以治阳明为本，故拘挛筋急、风痹者用之；土能胜水除湿，故泻痢水肿用之。"

现代药理研究：薏苡仁含脂肪油 4.65%，油中含薏苡仁脂（薏苡脂）、薏苡内脂（薏苡素）等。

（一）药理作用

（1）抗癌：薏苡仁的提取物中不饱和脂肪酸有抗癌作用。

（2）对骨骼及的作用：能抑制骨骼肌收缩。可缓解痉挛和疼痛。

（3）镇痛清热作用。

（4）对肠管和子宫的影响。有一定兴奋作用。

（二）临床应用

1. 治疗胃肠道炎症

泄泻暨西医的慢性胃肠炎、消化不良。证属脾为湿困；或遍身水肿证。如《太平惠民和剂局方》参苓白术散，功用：益气健脾，渗湿止泻。主治：脾虚夹湿，饮食不化，肠鸣泄泻；四肢无力；气短咳嗽、痰稀量多；舌淡苔白，脉虚缓者。

> 魏某，男，39岁，因腹泻，消瘦，四肢乏力，四年未愈治疗无效来诊。四年前患有腹泻，大便以水泻为主，伴食物不化，全身及四肢无力，体倦困重，口淡无味，小便清少，在家曾服过健脾丸，稍见好转，但饮食稍不注意即发腹泻，大便一日两至三次，无腹痛及便血。查：消瘦体质，精神不振，双颧耸立，舌质淡苔白腻，脉濡缓。证属脾为湿困。治以健脾燥湿、止泻。拟方：
>
> 党参15g、茯苓20g、炒薏苡仁30g、炒白扁豆12g、炒山药12g、砂仁10g、建莲子10g、甘草6g、炒白术15g、桔梗6g、防风5g
>
> 一日一剂，水煎温服。服药五剂后腹泻即减轻，感身体较前有力，饮食有增，舌脉诊察较前转好。复诊于原方加陈皮10g水煎服。先后服药十七剂，患者主证痊愈，大便正常。

2. 治疗风湿痹痛

西医的风湿、类风湿性关节炎。薏苡仁利湿除痹，是祛湿要药。临床多与羌活、独活、蚕沙、防风、川乌、草乌、杜仲、川断、寄生等同用。如独活寄生汤加减合用。

3. 用以治疗肺痈及肠痈

薏苡仁清热、排脓，利湿，可用以治疗肺及肠痈。临床上常与桔梗、苇茎、桃仁、冬瓜仁、麻黄、杏仁、甘草等同用，以治疗肺痈；与附子、败酱草、大黄等同用治疗肠痈脓成，毒结阳伤，腹肿疼痛、拒按、脉数者。

> 周某，男，29岁，因转移性右下腹痛8天，伴恶心，呕吐两次。8天前感脐周围疼痛，呈持续性，后固定于右下腹部。拒按，伴有发热，体温38~39℃，大便干，口渴。右下腹扣及拳头大包块。舌质红、苔黄，脉洪数。证属肠痈。给予：
>
> 清热解毒、排脓消肿。拟方：薏苡仁30g、连翘12g、桔梗12g、冬瓜仁20g、大黄10g、败酱草30g、丹皮12g、桃仁10g、金银花20g、甘草5g
>
> 一日一剂，水煎温服。服药四剂后大便稀薄，伴有脓性物，有腐臭味。一周后便出物减少，腹痛减轻，原右下腹部包块减缩小。二诊时再加蒲公英20g，并嘱局部热敷，前后服药十六剂，腹痛及包块消失而愈。

第六节　药物的药对与药排

"药对"与"药排"，在中药专著及相关中药学教科书中没有专门的论述。但有关两种药性、作用相似或药性虽异但配伍后疗效特别的配伍阐述较多。诸如麻黄与桂枝；荆芥与防风；川乌与草乌；生地与熟地；人参与党参；羌活与独活；天冬与麦冬；附子与肉桂等等。下面我就"药对"与"药排"的认识做一简要叙述。

一、概　　念

1. 何谓"药对"、"药排"

"药对"和"药排"是指两种（也称对药）和两种以上性能、作用相似但又不完全相同或两、三种药性各异的药物配合应用，产生相加或者相乘效果，并起到协同和互补效应，与单用一种药物相比有事半功倍的疗效的药物组合。一般的讲，"药对"是指两种药物同用（也称对药），如川乌与草乌（称二乌对）；"药排"是指三种药物配伍（又称排药），如苍术、黄柏、薏米（称三妙排）。

2. "药对"、"药排"的意义

徐灵胎曰："一病必有一诸方，一方必有一主药"。与西药抗生素联合使用（俗称二联、三联）一样，中药"对"和"排"组合的目的也是专药对专病，增强药效，提高疗效。用数学形式来表示，两种药物相加比一种药物更能彰显其疗效，是1+1等于2，或大于2，或者大于3。而且"对"、"排"起到作用互补、相得益彰的好处。以麻黄与桂枝为例，在麻黄汤中，麻黄辛温、解表、发汗、平喘为君，桂枝辛温通阳，发汗解表，又温通经络，既助麻黄发汗解表，又能治疗麻黄不能兼顾的头项疼痛而为臣，两药相配即增强了发表之力，又扩大了治疗范围。

3. "药对"和"药排"的共有特点

（1）两种或三种药物的药性相近，作用相似，属于同类药物，但又各有其药性特点，或者两、三种药物作用不同，但配伍后却是治疗某证、某病最佳组合最切中病症的药物。

如温经散寒的附子、肉桂；补气的党参、黄芪；祛风胜湿的羌活、独活等。附子温中散寒，温经散寒，回阳救逆，而肉桂通阳散寒、止痛，温肾助阳，温熙气血，补命门火。两药配对增强了温通、回阳、散寒之力，也增加了温肾助阳之功效。

（2）针对疾病的性质，药物既协同，又分工，强强联合，出奇制胜。如黄连与吴茱萸，两药配伍后名曰左金丸，出自朱丹溪《丹溪心法》。该方中两药药性遏然不同，一寒一热，一上一下，黄连苦寒，泻火解毒、燥湿凉血、善清泻上焦之火，而吴茱萸味辛苦热，能温中散寒，降逆止呕、燥湿止痛，疏肝止痛。肝为下焦，黄连、吴茱萸按6∶1比例配伍，两药合用，以清泻肝火、降逆止呕，治疗肝气化火，横逆犯胃，恶心吞酸，嘈杂嗳气，胁痛口苦，舌红、脉弦数，也即西医的慢性胃炎、十二指肠炎、胃溃疡、胆囊炎等症。临证可视寒热与脉象调整药量比例。常起到不同的临床效果。

现将临床上常用的少部分"药对"、"药排"应用认识分述如下，便于在组方使用时胸有成竹，灵活运用，举一反三。

二、药　对

（一）麻黄与桂枝

麻黄：辛温，功效：发汗解表；宣肺平喘；利水消肿，又能散风止痒、发汗透疹、"开鬼门，洁净府"。治疗外感风寒的表实证，恶寒、发热、头身疼痛、无汗而喘；或者恶寒、遍身浮肿的风水证等。

桂枝：辛甘温，功效：发汗解肌；温通经脉；助阳化气、通调营卫、治疗肢体痹痛。

两药同属辛温解表药，均能发汗解表，散寒，但麻黄偏于发汗、散寒、平喘、利水；而桂枝偏于温阳发表、温通经络、散寒止痛、解肌化气。在治疗上两药常配合使用，如桂枝配麻黄助其发汗散寒之力，且能温经散寒治疗外感风寒，头项强痛，恶风无汗，咳嗽而喘，如麻黄汤（《伤寒论》）。

（二）荆芥与防风

荆芥：辛微温，功效：祛风解表、透疹效疮、止血。因辛香发散，故长于发表散风，治疗风寒感冒，发热恶寒，头痛无汗，常与羌、独活合用。另治麻疹不透，风疹瘙痒，疮疡初期兼有表证，以及吐衄下血。

防风：辛甘、微温，功效：祛风解表、胜湿止痛、止痉。治疗外感表证，风寒和风湿皆可配伍应用。又可治疗风疹瘙痒、破伤风等证。

荆芥、防风两药同属辛温解表药，且均能祛风解表。荆芥兼能透疹消疮，并能止血；防风除祛风解表外，尚能胜湿止痛、止痉。治疗外感表征、风疹瘙痒及风湿痹痛、及破伤风证。临床上两药常配合应用，以治疗外感风寒、风湿表征。如荆防败毒散（《摄生众妙方》）等。两药相配使用，祛风解表、散寒效果极佳。

（三）川乌与草乌

川乌：辛、苦、热，有大毒；功效：温经止痛、祛风湿。治疗风寒湿痹，心腹诸痛，寒疝疼痛，及跌打损伤。

草乌：性味与川乌相似，但毒性更强。功效："搜风胜湿，开顽痰，治顽疮，以毒攻毒"。

两药配伍使用，均有祛风、散寒、止痛作用，适用于风寒湿邪所致的头痛、腹痛、关节肢体痹痛。多与活血通络药一起治疗风寒湿邪或痰湿瘀血滞留经络，肢体挛痛，关节伸屈不利，如活络丹等；"二乌"也常与补气、补血药一起配伍，治疗因气血虚弱又感受风、寒、湿邪，遍身疼痛、麻木不仁等症。

其药用量不宜过大，以 1.5~3g 为宜，并先煎 30~60 分钟，以减轻毒性。

（四）赤芍与白芍

赤芍：性微寒、味苦，功效：清热凉血、祛瘀止痛。主治：血分郁热，发热斑疹、血热妄行之吐血、衄血；跌打损伤、胸腹血瘀等。临床常与凉血滋阴之生地、丹皮、犀角同用，治疗血热发斑、神昏谵语、吐血、衄血，如犀角地黄汤（《备急千金要方》）。治疗血淋、热淋常与白茅根、小蓟、茜草等同用。与炮姜、元胡、五灵脂、小茴香、肉桂同用治疗血瘀、虚寒痛经如少腹逐瘀汤（《医林改错》），治疗胸部血瘀疼痛的血府逐瘀汤等。另外能活血化瘀对跌打损伤有活血止痛的效果。

白芍：苦酸、微寒；功效：养血敛阴、平抑肝阳、柔肝止痛。治疗肝血亏虚、面色无华、头晕耳鸣、双目干涩、视物昏花，也可与阿胶、生地、麦冬等同用并合四物汤治疗。妇女肝血不足、冲任亏虚，本品可调经止痛，可与艾叶、炮姜、肉桂同用治疗胞宫受寒疼痛。与青皮、柴胡、当归、茯苓、郁金同用治疗肝郁气滞胁痛及乳房胀痛如逍遥散（《太平惠民和剂局方》）。另外白芍滋阴敛汗，可治盗汗也可治自汗，常与五味子、牡蛎、浮小麦、柏子仁等同用。也可与黄芪等配伍，治疗不分瘥寐，不因劳作之气虚自汗。白芍与生地、鳖甲、牡蛎、麦冬同用，治疗肝阴不足之虚风内动如二甲复脉汤（《温病条辨》）。

赤芍、白芍同为多年生草本植物毛茛科芍药花之根，因根和花的颜色不同，有赤、白之分。

两药均能入血分、凉血、止痛，但赤芍偏于活血凉血、祛瘀化斑、调经通脉、活血止痛；而白芍偏于滋阴柔肝、敛阴止痛，并能平抑肝阳，调和营卫，敛汗，解肝郁止痛。两药配伍既敛阴凉血，又能活血止痛。

（五）双花与连翘

双花：味甘性寒。功效：清热解毒。主治：外感风热、暑热、温病初起热毒泻痢、外科疮疡、内痈等。临床常与连翘同用，治疗外感风热、风温证。与竹叶、连翘、荆芥、牛蒡子、薄荷、桔梗、甘草、豆豉、芦根如银翘散（《温病条辨》）；治疗外科疮疡常与野菊花、地丁、天葵子、蒲公英同用，以清热解毒，如五味消毒饮（《医宗金鉴》）、仙方活命饮（《校注妇人良方》）等。再者双花可治疗肠痈、乳痈、痢疾等热毒疾患。

连翘：味苦，微寒。功效：清热解毒、消痈散结。主治：外感风热或温病初起，外疮内痈，瘰疬，痰核，喉痹等证，有"疮家圣药"美誉。临床上多与双花同用，称清热解毒"药对"。治疗外科疮疡；连翘能清心热，多与莲子心合用如清宫汤（《温病条辨》）。

双花、连翘同为清热解毒药，均能治外感风热，风温初起，外疮内痈；但双花清热解毒之力较大，还能治暑热、热痢，而连翘除清热解毒功能外，治外疮内痈之力大于双花，为"疮家圣药"。另外连翘还能治疗瘰疬、痰核、喉痹。两药对用增强了清热解毒的功效。

（六）天冬与麦冬

天冬：味甘苦、性大寒。功效：滋阴润肺，降火清燥，清肺降火力较强。主治：虚劳及肺燥咳嗽，热病伤阴，内热消渴，咽喉肿痛滋阴润燥，生津止咳，多与桑叶、沙参、杏仁同用，以清燥、疏风、解表；治疗阴虚劳咳，或痰中带血，多与麦冬、沙参、生地、阿胶等合用，另外治疗热病伤阴或消渴证。

麦冬：味甘、微苦、性微寒。功效：养阴润肺、益胃生津、清心除烦，兼能润肠。主治：燥邪伤肺，阴虚咳嗽，胃阴不足，内热消渴，心烦失眠，肠燥秘结。麦冬性寒，味甘，微苦。滋阴润肺，生津止渴，治疗肺燥咳嗽，咽喉干燥肿痛、白喉、阴虚咳嗽，临床多与天冬、石斛、生地、玄参、白芍、丹皮、薄荷、花粉、甘草、知母、贝母等同用，如养阴清肺汤（《重楼玉钥》）；治疗肺胃阴虚之肺痿咳嗽，咳吐涎沫，短气喘息，咽喉干燥或气逆呕吐，舌红、少苔，脉细数。如麦门冬汤（《金匮要略》）；治疗心肺阴虚，益气养血，通阳复脉的炙甘草汤（《伤寒论》）；治疗心阴不足、内热炎上，虚烦不眠，梦遗健忘，大便干燥，口舌生疮，舌红少苔，脉细数的天王补心丹（《校注妇人良方》）等；

天冬、麦冬均为滋阴药，均能滋阴润肺、生津止渴，常用二冬配伍成滋阴"药对"。但天冬偏于清肺降火，滋阴润燥，治多饮消渴；而麦冬偏于清心除烦，益胃生津，治心烦不眠，兼能润肠；两药相配，药效相加，相得益彰。

（七）青皮与陈皮

青皮：味辛苦、性温；功效：疏肝破气、散结消积。治疗肝气郁结胁痛，乳房胀痛，疝气疼痛，食积气滞等证。青皮辛散温通，疏肝解郁，苦泻下行，能破积散滞。治胁痛可配郁金、柴胡、金铃子、元胡；治乳房胀痛可配白芍、柴胡、香附、当归、茯苓、白术、薄荷；治疝气可配小茴香、木香等；治疗食积气滞可配消食、导滞、和胃的保和丸，见《丹溪心法》。

陈皮：味苦、性辛温。功效：理气调中，燥湿化痰。治疗痰湿壅滞，湿浊中阻，肺失宣降，脾胃气滞、消化不良等。临床上常用以理气运脾，燥湿化痰、除满和胃。常与木香、半夏、枳实等合用治疗脘腹胀满、恶心、呕吐、嗳气；与白术、白芍、防风等治疗肝木乘脾，脾气虚弱引起的腹痛腹泻，如痛泻要方（《丹溪心法》）；治疗湿阻中焦之胸闷腹胀、食少倦呆、大便溏薄、舌苔厚腻，如平胃散（《太平惠民和剂局方》）。陈皮辛温发散，燥湿化痰、开发腠理，祛湿和中可用以治疗肺失宣降、咳嗽痰稀、量多，常与半夏、竹沥、茯苓等同用，相当于急慢支、肺气肿、支气管扩张等。陈皮理气化痰之力缓和，可与补气、止泻、升和降药一起配伍，有"客随主便"的随和之性，如在补气药中使用，能起到补而不滞之功。

青皮、陈皮为芸香科小乔木橘的皮，青果期皮为青皮，成熟期的皮称陈皮。二皮常配行气"药对"，均能理气。但在理气方面"青皮力猛而陈皮缓也"。青皮善于破气，疏肝解郁、破积；陈皮善于燥湿，并能燥湿化痰、运脾除满、和中。两药对用，既理气、燥湿又疏肝、破气、解郁、破积，适用于肝胃不和、脾胃不和、湿租中焦等症。

（八）苍术与白术

苍术：味苦、性辛温。功效：燥湿健脾，发汗、祛风湿，明目。主治：湿阻中焦，泄泻，风寒夹湿表证，下焦湿热，两目干涩、雀盲。苍术芳香辛燥有较好的燥湿健脾作用，治疗脾失健运，便溏泄泻，脘腹胀满，恶心呕吐，常与白术，厚朴、陈皮、甘草同用，如平胃散（《太平惠民和剂局方》）；治疗风湿表证，发热、恶寒、身体肢节困重、首重如裹，无汗鼻塞，恶心、腹胀等，常与羌活、细辛、白芷、川芎等同用，如神术散（《太平惠民和剂局方》）。据现代药理学研究，苍术含维生素 A、维生素 D、维生素 B 等物质，能明目治疗雀盲及眼干症。

白术：味苦、性甘温。功效：补气健脾、燥湿利水、止汗安胎。主治：脾胃虚弱，痰饮水肿，气虚自汗，胎动不安。临床治疗脾胃气虚、运化失常、气短倦怠、面色萎黄、食少便溏、腹胀等，如四君子汤（《太平惠民和剂局方》）；治疗心脾两虚头晕乏力、气短懒动、失眠不寐等，常与党参、当归、黄芪、茯苓、枣仁、远志等同用，如归脾汤（《正体类要》）；治水湿内停，痰饮，证见眩晕、心悸、咳痰清稀、白术健脾、利湿、祛痰，与桂枝、茯苓、甘草配伍，如苓桂术甘汤（《伤寒论》）；若脾虚生痰有夹肝风内动，可与半夏、天麻、陈皮、茯苓同用，以化痰、熄风，如半夏白术天麻汤（《医学心悟》），若脾气虚弱，胎动不安，可以补气健脾、益气安胎，多与寄生、菟丝子、苏梗、砂仁合用；胎元不固，与寄生、川断、杜仲同用，胎漏者加阿胶、艾叶、止血安胎。白术健脾、燥湿治疗脾虚带下，多与党参、山药、白芍、陈皮、甘草、柴胡、龙骨、牡蛎同用，如完带汤。

苍术、白术均能健脾、燥湿，治疗脾气虚弱，脾失健运，湿阻中焦，便溏泄泻。但白术偏于补脾益气、固表止汗，安胎；而苍术偏于燥湿、祛风散寒、治疗风寒湿痹及风寒夹湿证及夜盲、眼目昏涩。两药对用既增加了补气健脾、又增加了燥湿、祛湿、化湿的功能。

（九）枳实与枳壳

枳实：味辛苦、性微寒。功效：破气消积，化痰消痞。主治：食积停滞，腹痛便秘，泻痢不畅，里急后重；痰浊阻塞，脘腹痞满。枳实苦泻辛散，破气峻猛，临床上常用以治疗脘腹胀满、食积、大便不通，常与炒山楂、炒神曲、炒麦芽（俗称焦三仙）配伍治疗食积、消化不良；治热结阳明腑实：腹胀、痞满、大便燥结不通与大黄、芒硝、厚朴合用，如承气汤（《伤寒论》）；治湿热积滞，泻痢后重，腹痛口苦，舌苔黄腻，脉濡数。多与黄连、黄芩、大黄以泻热除湿，如枳实导滞丸（《内外伤辨惑论·卷下》）。枳实行气消痰，有通塞痞之功，可治疗胸阳不振之胸痹多与桂枝、薤白、瓜蒌同用，如枳实薤白桂枝汤。

枳壳：性味功效与枳实大致相同，主治：气滞腹胀，食积痞满。

枳实、枳壳属一物两药，未成熟者为枳实；成熟果实为枳壳，大凡使用以麸炒微黄色，使气味馥郁香散效佳。

枳实、枳壳均能破气行滞，消食通痞，但在破气、消痞、化滞方面"枳实速而枳壳缓也"。又有枳实走下，入肠导滞消痞，枳壳走上入胸利隔。正如临床上常说的："枳壳利胸膈，枳实宽肠胃"。

（十）党参与黄芪

党参：味甘性平。功效：补中益气、生津养血。为常用的补气药物，即能补中气又能生津液，临床上多治疗脾气不足导致的肢体倦怠、头晕无力、气短懒言、食少溏薄、舌淡，脉虚等，因该药药性平和，并常以代替人参使用，如健脾丸（《证治准绳》）、四君子汤（《圣济总录》）等；据五行"土生金"学说，肺气不足责之于脾气，若气短懒言、语声低微、咳喘、吐痰，应用培土生金，补脾疗肺理所当然，常与黄芪、桑白皮、五味子以及化痰止咳药物同用以补肺、化痰、止咳、平喘。党参补气，"气能生血，气能行血，气能摄血，气血互生"，临床常与当归、川芎、熟地、白术、茯苓、白芍、甘草同用以气血同补，如八珍汤（《瑞竹堂经验方》）。

黄芪：味甘，性温。功效：补气固表、益卫升阳、托疮生肌、利水消肿。主治：脾气虚弱，中气下陷，气不摄血，脾肺气虚，气血双亏，气虚发热，体虚多汗，疮疡久溃不愈以及气虚水肿，中风后遗证，气血虚弱或气虚血瘀所致的肢体麻木不仁，半身不遂等证。

如治疗中气下陷，内脏脱垂等证黄芪与人参、陈皮、柴胡、升麻、当归、白术、炙甘草同用，见补中益气汤（《内外伤辨惑论》）以升举内陷；治疗胸中大气下陷证，证见气短不足为息，或努力呼吸，有似乎喘或气息将停，危在顷刻，脉沉迟微弱，或三五不调，与知母、柴胡、升麻、桔梗同用，见升陷汤（《医学衷中参西录》）；治疗脾胃虚弱湿热滞留中焦证，证见饮食无味，食不消化，脘腹胀满，面色㿠白，畏风恶寒，头眩耳鸣，怠惰嗜卧，肢体重痛，大便不调，小便赤涩，口舌干燥，黄芪与人参、白术、茯苓、炙甘草、陈皮、半夏、黄连、防风、羌活、独活、柴胡、白芍、泽泻同用，见升阳益胃汤（《内外伤辨惑论》）；治疗肺卫气虚，汗出恶风，面色㿠白，易感风邪，舌苔薄白，脉浮虚，黄芪与防风、白术合用，并重用黄芪以补气固表，如玉屏风散（《医方类聚》）；治疗疮疡久亏不愈，局部流清淡脓水，创口颜色不鲜，属气血不足者用黄芪与当归、川芎、白芍、熟地、人参、白术、茯苓、甘草、肉桂同用，以益气养血，托毒生肌、收口，如十全大补汤（《太平惠民和剂局方》）；治体虚气虚自汗，黄芪可与白术、牡蛎、浮小麦、麻根等配伍，如《太平和剂局方》牡蛎散：治疗气虚血瘀之半身不遂，口眼㖞斜，言语不清，流涎用黄芪加赤芍、川芎、当归、地龙、红花、桃仁等以补气活血，如补阳还五汤（《医林改错》）；治疗气血亏虚，感受风寒，血行不畅致血痹、肌肤麻木以黄芪配桂枝、白芍、生姜、大枣，益气温经、和营通痹，如黄芪桂枝五物汤（《金匮要略》）；黄芪为补气圣药，对妇人气虚血弱胎漏下血或崩漏下血，黄芪可与当归、炙草、人参或党参、白术、茯苓、远志、枣仁、木香、元肉、大枣、生姜同用，以健脾养心，补气摄血，如归脾汤（《正体类要》）。

黄芪、党参均为补气药物，均有补中益气，治疗脾肺气虚，两药常相伍为用。党参除补气外尚能生津养血，而黄芪除补气外尚有固表止汗、利水消肿、升阳治陷、托疮生肌、治血痹麻木之功。两药合用增强了补中益气，健脾补肺之功效，使中央脾土健运，肺气充足，全身气机正常，气血充沛。

（十一）龙骨与牡蛎

龙骨：味甘、性涩平。功效：镇惊安神、平肝潜阳、收敛固涩。主治：心神不宁，心悸失眠，惊痫癫狂、滑脱诸证、肝阳眩晕等症。与丹参、酸枣仁、柏子仁、茯苓、琥珀、朱砂、菖蒲、远志、生地合用治疗心阴不足，失眠多梦、心悸健忘等证；与牛黄、胆南星、钩藤、羚羊角合用治疗痰热内盛，惊痫抽搐，神识不清，瞻望癫狂；治疗肝阴不足、肝阳上亢与赭石、牡蛎、白芍等同用以滋阴潜阳，如张锡纯镇肝熄风汤（《医学衷中参西录》）。龙骨干涩、重镇、收敛，是治疗滑脱的要药，临床用以治疗遗精、滑精、盗汗、白带、遗尿、崩漏等证。如和牡蛎、芡实、远志、白术、山药、陈皮、党参等治疗白带，见完带汤（《傅青主女科》）；与芡实、沙苑子、牡蛎等一起治疗遗精、滑精如金锁固精丸（《医方集解》）；治气虚不摄，冲任不固之崩漏可与黄芪、五倍子、乌贼骨合用，如固冲汤（《医学衷中参西录》）；治气阴虚盗汗与生地、牡蛎、五味子、浮小麦、黄芪同用。另外，龙骨与枯矾等外用治疗疮疡久溃不敛。

牡蛎：味咸，性微寒。功效：重镇安神、平肝潜阳、收敛固涩、软坚散结。治疗心神不安，惊悸失眠；肝阳上亢之头晕；痰核、瘰疬、癥瘕积聚、滑脱诸证。

龙骨、牡蛎两药性能、作用相近，均能重镇安神、平肝潜阳、收敛固涩、止汗止带，但龙骨偏于镇惊安神，治疗心神不宁，而牡蛎偏于收敛固涩，止汗、止带，治疗瘰疬、痰核、瘿瘤、癥瘕积聚。两药伍用增加了收敛、固涩、止汗、止带、镇惊安神、止遗、治滑精、遗尿、尿频等功效。相互为用，相得益彰。

（十二）柏子仁与酸枣仁

柏子仁：味甘、性平。功效：养血安神，润肠通便。主治：血虚不眠，惊悸怔忡，肠燥便秘。心主血，主神明，血虚则不能养神，心神失养则失眠、心悸、多梦；柏子仁味甘滋润，养血安神，多与酸枣仁、远志、生地、丹参、天冬、麦冬、当归、桔梗、朱砂、玄参、人参同用，以滋阴清热、养心安神如天王补心丹（《校注妇人良方》）；治疗津液不足、阴虚血亏所致的大便干燥、产后便秘、老年性便秘多与当归、桃仁、杏仁等同用，如五仁丸（《世医得效方·卷六》）。

酸枣仁：味甘酸、性平。功效：养血安神、敛汗。治疗：失眠多梦，心悸不安，头晕目眩，酸枣仁甘酸，入心肝二经。心主血、肝藏血，心肝血虚则心神失养，神不守舍，故见心悸失眠，头晕目眩，心悸眼花，枣仁是治疗血虚烦躁不眠的主药，多与甘草、茯苓、知母等合用；若见心脾两虚可与党参、白术、黄芪、当归、茯苓、远志、木香、元肉、大枣同用，如归脾汤（《校注妇人良方》）；治体虚自汗、盗汗可与五味子、牡蛎、党参、黄芪等同用，以益气、固表、敛汗。

柏子仁、酸枣仁两药常相互配伍为用；在功效上二仁均能养血安神，治疗失眠多梦、心悸。但柏子仁味甘滋润，兼有润肠通便的作用，而酸枣仁酸甘入心、肝经，偏于治疗心肝血虚所致的失眠多梦、心悸、头晕目眩，并兼有敛汗作用。两药配伍，增强了养心肝、安心神的功能。

（十三）丹参与红花

丹参：味苦、性微寒。功效：活血化瘀、养血安神、凉血消痈。功效：活血祛瘀、养血安神、凉血消痈。丹参活血化瘀，应用广泛，《本草正义》云："丹参，专入血分，其功在活血行血，内之达脏腑而化瘀滞……外之利关节而通经络。"许多医家临床上也常说："一味丹参饮，胜过四物汤。"现代丹参制剂不断增加，如丹参注射液，丹参红花注射液、复方丹参片、丹参滴丸、心可舒等，在治疗心脑血管病方面发挥了良好的作用。在治疗妇科病血瘀痛经、月经不调等证，丹参可单味使用，也可与桃仁、红花、元胡、当归、川芎、赤芍、益母草等加减同用，以活血、化瘀、止痛，如丹参散、调经丸；对血瘀有寒者可合吴茱萸、肉桂或与少腹逐瘀汤配伍应用；治疗心腹诸痛常伍檀香、砂仁，行气止痛，如丹参饮（《时方歌括》）；对心神不安，失眠多梦，心悸怔忡，丹参有养血安神、凉血降火之效，常与枣仁、生地、玄参、麦冬、柏子仁、天冬、当归、茯苓、等同用，以清热降火，滋阴养血，除烦安神，如补心丹（《摄生秘剖》）。另外丹参活血、凉血、化瘀可与清热解毒、清热凉血药一起治疗热入营血，如清营汤（《温病条辨》）。丹参的活血化瘀、凉血消痈作用可用以治疗疔疮、痈肿，如乳痈，又可治疗癥瘕积聚、斑疹等证。

红花：味辛、性温。功效：活血化瘀、通经止痛。治疗痛经、经闭、产后瘀阻腹痛、胸痹作痛、跌打损伤、癥瘕积聚、斑疹。红花为"血家要药"，治诸般血瘀疼痛之证。如治疗血瘀腹痛、月经黯紫有块、闭经可与当归、川芎、赤芍、熟地、桃仁同用，如桃红四物汤（《医宗金鉴·妇科心法要诀》）；治疗心血瘀阻之胸痛彻背、出汗、憋气；治疗胸痹证与枳壳、当归、桃仁、川牛膝、川芎、生地、柴胡、赤芍、桔梗同用，如血府逐瘀汤（王清印《医林改错》）；治疗跌打损伤，胁肋瘀血作痛，红花可与花粉、炮山甲、柴胡、当归、大黄、桃仁、甘草同用，如复元活血汤（《医学发明》）；治疗癥瘕积聚可与三棱、莪术、桂枝同用；治疗血热引发的斑疹（西医过敏性紫斑、血小板减少性紫斑）证属血瘀型者可配清热凉血、清热泻火、活血化瘀药物伍用治疗。

在临床上，红花常与丹参伍用。在功效上，两者均可活血化瘀，丹参偏于活血化瘀，凉血消痈，养血安神；而红花则偏于活血化瘀，通经止痛。笔者认为：在作用部位上，丹参作用于脏腑（如心、脑、胞宫）较多，而红花作用可以是脏腑、头颈、四肢。范围似乎更广。

（十四）黄连与黄芩

黄连：味苦、性寒。功效：清热燥湿、泻火解毒。主治：胃肠湿热，下痢呕吐，痞满泄泻，胃火牙痛，肝火胁痛，心烦不寐，神昏谵语，痈肿疮毒，吐衄下血，消渴等证。黄连大苦大寒，可清实火和湿热，又可解毒，可用于肠胃湿热和热毒下痢、泄泻，常与黄柏、白头翁、秦皮等同用，如白头翁汤（《伤寒论》）；治下痢气滞，里急后重与木香合用如香连丸；治胃热呕吐，黄连可与半夏、竹茹合用，如黄连橘皮竹茹半夏汤；黄连为泻火解毒要药，临床上可用来治疗肝火、胃火，如治疗胃火牙痛黄连与升麻、生地、花粉、白芷同用，如清胃散（《兰室秘藏》）；治肝火胁痛可配白芍、吴茱萸如戊己丸（《太平惠民和剂局方》）；治心火上炎用黄连上清丸；泻心火烦热不寐用《内外伤辩惑论》朱砂安神丸；治毒热痈肿疮毒与黄芩、大黄、连翘合用，如黄连解毒汤（《外科正宗》）。

黄芩：味苦、性寒。功效：清热燥湿、泻火解毒、止血安胎。主治：湿热、黄疸、泻痢、热淋，气分实热，肺热咳嗽，痈肿疮毒，血热吐衄，咳血、崩漏，胎热不安。治疗肝胆湿热、实火、黄疸常与栀子、茵陈、大黄、柴胡、生地、车前子、泽泻、木通等同用；如龙胆泻肝汤（《医方集解》），治疗胃肠湿热所致的泻痢，身热，下痢秽臭，胸脘烦热，口干渴，喘而汗出，舌红苔黄，脉数。常与黄连、葛根、白芍等如葛根芩连汤（《伤寒论》）；黄芩性寒，味苦，清热泻火，治气分实热，壮热不退、少阳热盛，与栀子、黄连、黄柏同用，如黄连解毒汤（《外台秘要》），治寒热往来、胸胁苦满、口苦咽干、心烦喜呕、默默不欲饮食；舌苔薄白、脉弦，用小柴胡汤（《伤寒论》）治疗胎热不安黄芩与白术、当归、杜仲、菟丝子等同用，以清热安胎。

黄连、黄芩均能清热燥湿，泻火解毒，并常相伍为用。在功用上黄连清热燥湿，泻心肝、胃肠实火及肝、胆、胃、肠湿热，痢疾、疮疡等证；黄芩清热燥湿、泻火解毒，擅清肺、肝、胃经火邪。在药物归经部位上，黄芩擅清上焦；黄连擅清中焦；黄柏擅清下焦（上焦者心肺；中焦者脾胃；下焦者肝肾也）。黄连偏于清热燥湿、泻火解毒，而黄芩偏于清热燥湿，止血安胎。

（十五）羌活与独活

羌活：味苦，性辛温。功效：解表祛风，胜湿散寒。主治：风寒夹湿之头身疼痛，风寒湿痹证。羌活辛散，有"气雄而散"之说。能散寒解表，散风寒湿邪，通利关节，治周身头部疼痛，又能治风寒湿痹。临床上多与防风、细辛、苍术、白芷、川芎等合用治疗外感风寒，恶寒发热，头痛身痛如九味羌活汤（《此事难知》）；治风寒湿邪侵袭所致的肩背痠痛，骨节疼痛，常与桂枝、姜黄、当归、防风、赤芍等伍用，如蠲痹汤（《杨氏家藏方》）。

独活：味苦，性辛温。功效：解表、止痛，祛风湿。主治：风寒表证兼有湿邪者，风湿痹痛少阴头痛，皮肤湿痒。独活辛温香燥，能发散寒湿之表邪，祛风湿，通经络，止痹疼。入肝肾，与杜仲、牛膝、当归、黄芪、川续断同用可以补益肝肾，并祛风寒湿痹，用扶正祛邪治疗头身、骨节疼痛，如独活寄生汤（《备急千金要方》），治疗外感寒湿，恶寒、发热、痛肢节痠痛可与羌活、防风、藁本等祛风胜湿药合用。

羌活、独活两药均能祛风胜湿，解表散寒。治疗风寒、湿、痹。但羌活药性燥烈，入气分，治游风，善治头身上部颈、肩、臂痛，以解表为主。作用偏表、偏上；而独活入肝肾，入血分，治伏风，作用偏里、偏下。两药对用，可以互补药性上、下、内、外的差别，统筹兼顾。

（十六）元胡与金铃子

元胡：味苦，性辛温。功效：活血、行气、止痛。主治：血瘀、气滞诸痛。元胡辛散温通，既能入血分活血祛瘀，又能入气分行气、化滞、止痛。临床上多与川楝子同用以治疗气滞血瘀之脘腹诸痛如金铃子散（《素问·病机气宜保命集》）；治妇人少腹血瘀寒凝之腹痛，四肢不温，经色黯紫、有块，舌黯苔白，脉沉弦而涩，用少腹逐瘀汤（王清印《医林改错》）；治隔下瘀血证，证见肚腹积块，痛有定处，固定不移，卧侧腹坠，腹大青筋，舌黯红有瘀斑，脉弦者可与桃仁、丹皮、赤芍、乌药当归、川芎、五灵脂等同用，如隔下逐瘀汤（《医林改错》）；另外，对身体其他部位关节及周身疼痛、疝气痛等均可用元胡加减治疗。正如李时珍在《本草纲目》中所说，元胡"能行血中气滞，气中血滞，故专治一身上下之诸痛，用之中的，妙不可言。"

金铃子：味苦，性寒，有小毒。功效：行气止痛，杀虫疗癣。主治：肝气郁结，肝胃不和，疝气疼痛，虫积腹痛，头癣。川楝子能疏肝理气、解郁，为解脾胃气滞之要药，兼清肝热，故治疗肝郁气滞、肝胃不和胁痛，脘腹痛多与元胡、白芍、柴胡、郁金等合用，如金铃子散（《素问》）；治寒疝少腹胀痛多与小茴香、木香、吴茱萸合用，以散寒、理气、止痛，如导气汤（《医方集解》）；与使君子、南瓜子、槟榔同用治疗绦虫、蛔虫虫积等证。

元胡、金铃子两药均能行气止痛，治疗气滞血瘀之脘腹、胁肋、少腹诸痛。在作用上，元胡偏于行气、化瘀、止痛，治心腹及全身诸痛，而金铃子偏于理肝气、解肝郁、清肝热，主治肝胃不和之脘腹、胁肋疼痛及虫积腹痛。两药对用，作用相加，名曰金铃子散。主治肝郁化火，胸腹胁肋诸痛，时发时止，口苦、舌红、脉弦数。见金铃子散（《太平圣惠方》）。

（十七）当归与川芎

当归：味甘，性辛温。功效：补血活血、止痛、润肠。主治：心肝血虚，血虚肠燥，痛经，闭经，月经不调，胎前胎后诸疾，跌打损伤，痹痛麻木，痈疽疮疡。当归补血活血，作用广泛，为血中要药。其药物治疗作用医者皆知。在此不做赘述，仅以纲目样罗列如下：

（1）心肝阴虚：面色无华、㿠白，头晕目眩、心悸失眠、腿懒乏力，当归多与川芎、熟地、白芍等合用，如四物汤（《太平惠民和剂局方》）。若气血均虚，气血双补用八珍汤（《济阴纲目》）或十全大补汤（《传信适用方》），也可用当归补血汤。对心脾两虚，证见面色萎黄，心悸怔忡，失眠健忘，虚烦失眠，体倦少食，月经先期、量多色淡，或淋漓不断，便血崩漏，舌淡苔白，脉虚细者可用归脾汤（《正体类要》）。

（2）治疗妇科月经、胎前胎后，产后血分诸证。妇女"以血为本，以肝为先天"。血虚、气滞导致血瘀均可出现相应病变，如月经不调，痛经、闭经、胎动不安、胎漏、崩漏等。当归补血养血为调经之良药。如治疗血瘀引起的痛经、闭经可用桃红四物汤（《玉和微义》）；血虚寒滞之月经不调、痛经可与吴茱萸、桂枝、人参、川芎等合用以活血养血、温经、止痛，如温经汤（《金匮要略》）；治疗肝郁气滞脾弱，两胁作痛，乳房胀痛，往来寒热，口咽干燥，月经不调舌淡脉弦，用逍遥散（《太平惠民和剂局方》）；治妇女更年期综合症可以淫羊藿、仙茅、巴戟天、知母、黄柏同用，如二仙汤（《中医方剂手册》）；治胎动不安，胎位不正，腰膝疲痛可与川芎、芥穗、菟丝子、艾叶、厚朴同用，如保产无忧散（《傅青主女科》）；治产后气血双亏，乳汁不下，与人参、黄芪、麦冬、木通同用，如通乳丹（《是书产后编》）。

（3）当归活血，治疗一切跌打损伤，血瘀肿痛，骨折筋伤，有消瘀散肿、活血止痛功效。常与柴胡、山甲、红花、大黄等同用，如复原活血汤（《医学发明》）；与苏木、乳香、没药、土元同用治疗损伤瘀血疼痛，如活血止痛汤（《伤科大成》）；与乳香、没药、自然铜、骨碎补合用治疗筋骨损伤如接骨丹等（《杂病源流犀烛·身形门》）。

（4）治疗疮疡痈肿。当归补血活血常与清热解毒、补气托里、生肌排脓、活血止痛药物配伍应用。当归与双花、玄参、甘草合用治疗脱骨疽的四妙勇安汤，见《验方新编》；治脓肿未成或已成，毒热炽盛，红肿热痛，当归可与炮山甲、皂刺、甘草、双花、赤芍、乳香、没药、花粉、防风、白芷、陈皮等同用，如《校注妇人良方》仙方活命饮；治痈疽疮毒脓成不溃，补托透脓当归与山甲、皂刺、黄芪、川芎配伍，有补托透脓功效，如《外科正宗》透脓汤。

（5）治疗肢体麻木不仁、半身不遂、胸痹等心脑血管病。如补阳还五汤（《医林改错》）治气虚血瘀，语言不畅，半身不遂、口眼歪斜，当归与赤芍、川芎、地龙、黄芪、桃仁、红花等合用；治痹症日久，肝肾两亏，气血不足所致的腰膝疲痛，肢体麻木，遇风寒湿则重，当归与独活、寄生、秦艽、防风、细辛、川芎、熟地、白芍、肉桂、茯苓、杜仲、牛膝、人参、甘草等配伍，如独活寄生汤（《备急千金要方》）等。

（6）补血润便。"津血同源"，当归补血，有润肠通便的功能，治疗血虚便秘。临床常与肉苁蓉、枳壳、熟地、牛膝同用，治老年肾虚血亏之便秘，如济川煎（《景岳全书·新方八阵》）；也可与火麻仁、首乌、桃仁等润肠药同用。

当归在12 800多种中草药中，是使用最多的药种之一，参入组成的方剂有上百余个之多，治疗病证涉及五脏六腑、十二经络、四肢百骸、体肤官窍、气血津液等等，在此仅仅做一简述。

川芎：味辛苦、性温。功效：活血行气，祛风止痛。主治：月经不调，痛经、闭经，产后瘀阻腹痛，胸痹心痛，胁肋疼痛，肢体麻木，跌打损伤，疮疡肿痛，风湿痹痛、头痛等。

川芎活血行气，为"血中气药"，性温辛散，走而不守。《本草汇言》曰："芎穷上行头目，下调经水，中开郁结，血中气药。尝为当归为使，非第治血有功，而治血亦神验也。凡散风湿、去风气、明目疾、解头风、除胁痛、养胎前、益产后、又癥瘕积聚、血闭不行、痛痒疮疡、痈疽寒热、脚弱痿痹、肿痛却步、并能治之。味辛性阳，气善走窜，而无阴凝黏滞之态，虽入血分，又能去一切风、调一切气，同苏叶，可以散风寒于表分；同芪、术，可以温中气而通行肝脾；同归、芍，可以生血脉而贯通营阴，若产科、眼科、疮肿科，此为要药。"川芎活血行气、祛风止痛，似当归功用，适用全身各系统血瘀、气滞所致的血瘀疼痛。总结起来主要有以下方面：

（1）心脑血管病变。如冠心病、心绞痛、脑供血不足、脑梗塞、中风偏瘫等。川芎多与红花、当归、生地、桃仁、枳壳、牛膝、柴胡、赤芍、桔梗等同用，以活血化瘀、行气止痛、温通心脉，治疗胸痹、心血瘀阻，如血府逐瘀汤（《医林改错》）。治疗气虚血瘀之中风，半身不遂，语言不清，口眼㖞斜，迟钝流涎，舌黯淡，苔白，脉缓，见补阳还五汤（《医林改错》）。

（2）川芎活血行气止痛，可治疗头身疼痛。如和荆芥、防风、细辛、白芷、薄荷、羌活、僵蚕、菊花等治疗风寒偏正头痛或巅顶痛，伴恶寒、发热，目眩鼻塞，舌苔白，脉浮，见川芎茶调散（《太平惠民和剂局方》）；治外感风寒湿邪，兼有里热，恶寒发热，肌表无汗，头项强痛，肢体酸楚，口苦而渴，苔白麦浮，如九味羌活汤（《此事难知》）；治顽痹湿痛，肢节屈伸不利，或麻木不仁，畏寒喜温，心悸气短，舌淡苔白，脉象细弱。川芎与独活、寄生、秦艽、防风、细辛、当归、白芍、熟地、桂枝、杜仲、牛膝、人参、甘草合用如独活寄生汤（《备急千金要方》）；治风湿表征，证见头痛身重，肩背疼痛不可回顾或腰脊重痛，难以转侧，苔白脉浮，川芎与防风、蔓荆子、藁本、独活、甘草配伍见羌活胜湿汤（《内外伤辨惑论》）。

（3）治疗女子痛经、经闭、月经不调、血瘀气滞诸病。如和桃仁、红花、当归等同用治疗行经腹痛，经期超前，血多有块，色紫稠黏，舌黯脉涩，如桃红四物汤（《玉和微义》）；治妇人寒凝血瘀，少腹疼痛胀满或有积块，四肢不温或久不有孕，舌黯苔白，脉沉弦而涩。与炮姜、元胡、五灵脂、赤芍、小茴香、蒲黄、肉桂、当归、没药合用，如少腹逐瘀汤（《医林改错》）。

（4）川芎既能活血祛瘀、通脉，又能行气、开郁、止痛，用于肝气郁结、胁肋疼痛、胸脘胀闷，川芎与柴胡、香附、白芍、枳壳等药物配伍应用，如柴胡疏肝散（《景岳全书·古方八阵》）。

当归、川芎均能补血、活血，止痛。治疗脏腑及全身血瘀或血虚夹有风、寒、湿邪所致的疼痛；妇女月经不调、痛经、经闭、产后瘀血腹痛；胸腹、胁肋、疼痛；肢体麻木、跌打损伤，疮疡肿痛等。但当归偏于补血、活血，并能润肠，补润作用优于川芎；而川芎除活血、止痛外，尚能祛风、行气，为"血中气药"，其辛散、走窜、止痛作用长于当归。两药经常对用，共奏活血、补血、行气、止痛之效。

（十八）吴茱萸与黄连

吴茱萸：味辛苦，性热。功能：散寒燥湿、行气止痛；疏肝下气、温中止泻；并能引火下行。主治脘腹疼痛，厥阴头痛，呕吐吞酸，寒湿泄泻，口疮，痢疾，又可温厥阴之寒，治疗寒凝肝经之疝痛、痛经、胃脘痛，寒湿脚气疼痛。治胃脘痛配干姜、桂枝温中通阳；治寒疝痛配乌药、炒小茴香等；治寒凝胞宫用艾叶炭、炒香附、当归等；治寒湿脚气用木瓜、槟榔等；治肝气夹寒饮上逆而致头痛用吴茱萸加人参、大枣、生姜，如吴茱萸汤（《伤寒论》）；治肝气化火，横逆犯胃，呕吐、吞酸，火热为主者黄连多于吴茱萸以郁散结，降逆止呕，如左金丸（《丹溪心法》）；吴茱萸温中止泻，适用于寒湿泄泻，如脾肾虚寒，黎明即泻，与五味子、补骨脂、肉豆蔻同用，如四神丸（《校注妇人良方》）；治脾胃受湿，下痢腹痛与白芍、黄连同用，如戊己丸（《太平惠民和剂局方》)。

黄连：味苦，性寒。功效：清热燥湿、泻火解毒。主治：湿热下痢、呕吐、泄泻、痞满，胃火、肝火牙痛，肝火胁痛，心火所致的烦热不寐、神昏谵语、吐衄下血、痈肿疮毒等。

（1）治疗肠胃湿热所致的热毒泻痢，里急后重，可与秦皮、黄柏、白头翁等合用，后重较重者加槟榔、木香，如白头翁汤（《伤寒论》)。

（2）治疗胃热呕吐，常配半夏、竹茹、陈皮，如黄连橘皮竹茹半夏汤（《温热经纬》)。治痰热互结之结胸证，证见心下痞硬，按之疼痛，常与瓜蒌、半夏合用，如小陷胸汤（《伤寒论》)。

（3）黄连是泻火解毒之佳品，可治疗肝胃实火所致的牙痛、常与生地、当归、升麻、白芷等同用，如清胃散（《兰室秘藏》)。治胃火炽盛，消谷善饥，烦渴多饮，的消渴证，黄连可与花粉、生地、等清热之品同用。

（4）治心火亢盛，烦扰不眠，黄连可与朱砂、生地、当归、甘草、同用，以镇心安神，泻火养阴，如朱砂安神丸（《内外伤辨惑论》）；治心火盛而阴血不足所致的心烦不寐，黄连与阿胶、白芍等同用，如黄连阿胶汤（《伤寒论》)。

（5）治热盛迫血妄行的吐血、衄血、便血可配黄芩、大黄，以凉血止血，如泻心汤（《金匮要略》）；治热毒火炽，壮热烦躁，神昏谵语，常配栀子、黄芩等，如《外台秘要》崔氏方黄连解毒汤。

（6）治热毒炽盛的痈疽、疔毒走黄、疮疡，可与连翘、黄芩、大黄等配用，如黄连解毒汤（《外科正宗》)。

黄连与吴茱萸两药药性不同，黄连味苦性寒；吴茱萸辛苦，性热。黄连清热泻火、燥湿解毒；而吴茱萸散寒燥湿、温中止泻，疏肝下气、行气止痛。黄连治中焦，而吴茱萸入下焦。两药配伍，一寒一热，一中一下，寒热配伍，相须为用，曰左金丸。治肝气化火，横逆犯胃之胁痛口苦、呕吐嘈杂、嗳气吞酸、舌红苔黄、脉弦数，是丹溪先生著名方剂之一。

（十九）黄连与肉桂

黄连：味苦，性寒。性热泻火，燥湿解毒，已于前述。

肉桂：气、味具厚；热也，阳也；散寒、温脾、止痛；温熙气血；补火助阳，温经通脉；补命门之火；益阳消阴。主治：脘腹冷痛，或吐泻；寒疝疼痛；命门火衰；阴疽，疮疡不溃；妇女经寒血滞等证。

（1）温经散寒：治寒凝经脉所致的月经不调、痛经及产后瘀滞腹痛，遇寒加重，得温则减。临床上肉桂多与炮姜、川芎、元胡、五灵脂、赤芍、小茴香、没药、当归等同用，如少腹逐瘀汤（《医林改错》)。常与川芎、当归等同用，以活血化瘀，并增强其温通效果。治怒气伤肝，胁肋疼痛，配郁金、柴胡、川芎以行气疏肝。配红花、乳香、没药、当归等治疗跌打损伤，瘀血作痛。治寒湿入络，肢体痹痛可配羌活、独活、当归等。

（2）治疗胃脘疼痛，呕吐泄泻，属中焦受寒者多与荜拨、干姜、砂仁、甘松等合用。治寒疝疼痛多配小茴香、吴茱萸等。配陈皮、白术、干姜治久痢不愈，如圣术煎（《景岳全书》)。

（3）治肾阳不足，命门火衰。腰膝酸软，手足不温，阳痿遗精，大便溏薄，小便频多，舌淡苔薄，脉虚细。肉桂与山药、山萸肉、杜仲、枸杞子、附子、熟地、甘草等同用，如右归饮（《景岳全书》)。

（4）肉桂温阳散寒、温通血脉。治疗寒湿血瘀之脱骨疽证或疮疡脓成不溃，肉桂与熟地、鹿胶、麻黄、白芥子等同用，如阳和汤（《外科证治全生集》）；治疗疮疡脓成不溃肉桂与黄芪、当归同用，如内托黄芪散（《医宗金鉴》)。

肉桂辛甘热，散寒温脾，温经散寒，温煦气血，补命门火；黄连味苦性寒，清热燥湿，泻火解毒，治肠胃湿热，心、肝、胃火，疮疡肿毒。两药一热一寒，一可泻火，一可补命门火，两药配伍对用，名曰交泰丸（《韩氏医通》）。该方泻心火，用黄连量六分之一的肉桂引心火下行以归元，使肾水足以济心火，治疗水不济火，心火偏亢，证见怔忡不宁，夜寐不安，口舌生疮等。

三、药　排

（一）生脉三排

人参、麦冬、五味子三物配伍使用，名曰"生脉饮"，又称"生脉"三排。

该方以人参大补元气，麦冬清心养阴，五味子润肺滋肾，宁心安神。三药合用，治疗气阴两伤，身体倦怠，气短声低，汗出懒言或干咳少痰，口干舌燥，脉细弱或虚数等证。也是治疗心律失常（心动过缓或不整）的方剂，也可与炙甘草汤加减化裁应用。

（二）祛湿三排

苍术、黄柏、川牛膝三药相配，名曰"三妙散"。又称"祛湿三排"。

该方见《医学正传》，功用：清热燥湿，治疗湿热下注，两足麻木或火烙之热。苍术、黄柏（二妙对）清热、泻火、燥湿，川牛膝强筋壮骨，补益肝肾，利水通淋，并能引火下行、引血下行、引水下行、引药下行。三药排用，共奏清热、燥湿、祛湿之功。若将方中再加薏米，名曰"四妙丸"。功用：清热利湿。主治：湿热下注，两足麻痿肿痛。

（三）消导药排

焦山楂、焦神曲、焦麦芽三药配伍使用，名曰"焦三仙"，又称"消导三仙"药排。

该三仙消食、导滞、活血化瘀、和中健胃，治疗食欲不振，食积不化，伤食腹胀或食后饱胀、肠鸣泄泻等。三药合用共奏消食、导滞、和胃之功。也可与茯苓、半夏、陈皮、连翘、莱菔子同用，以治疗脘腹痞满胀痛，嗳腐吞酸，恶心呕吐，或大便泻泄，苔厚腻，脉滑。如保和丸（《丹溪心法》）。

（四）屏风三排

防风、白术、黄芪三药配伍，名曰"玉屏风散"，又名"屏风三排"。

该方出自《医方类聚》，黄芪、白术药量是防风的两倍，并加大枣一枚，煎服。功效：益气固表。主治：肺气虚弱，卫表不固，汗出恶风，面色㿠白，易感风邪，舌淡苔薄白，脉浮虚。

临床使用证明该屏风三排，对机体免疫力不足，易患感冒及支气管病变患者，加减化裁能明显提高其免疫功能，益气固表，扶正祛邪，标本兼治。

（五）牵正三排

由僵蚕、全蝎、白附子三药组成，名曰牵正散，又名"牵正三排"。

该方出自《杨氏家藏方》。功效：祛风化痰、通络止痉。主治：风痰阻络之口眼喎斜、头痛等证，也即西医的面神经麻痹症。煎药时附子应先下，煎煮 30～60 分钟，以减毒性，用量在 3～15g，不宜过大，以免中毒。对合并血虚受风者可加当归、川芎、天麻（先下）、细辛等药物治疗。

（六）温阳三排

由附子、干姜、肉桂三药组成，因有温中散寒、温经通脉、温补肾阳功能，故称"温阳三排"。临床常用治疗中焦受寒，脘腹冷痛，畏寒肢冷，大便溏薄，遇冷加重，面色㿠白，舌淡苔白、脉沉迟缓。如治疗脾胃虚寒、风寒相乘、心痛、霍乱吐利转筋的附子理中汤（《太平惠民和剂局方》），三药相伍增加了温阳、散寒、通脉作用。

（七）失笑三排

由蒲黄、五灵脂、元胡三药组成，本药排出自失笑散（《仁斋直指方治》），治妇女心痛，刺不可忍，服后疼痛立止，露出笑容，"失笑"者，破泣为笑也。加元胡索三药配伍，更能增加活血、理气、止痛效果，适用范围更广。

（八）缩泉三排

该三排由乌药、益智仁、山药三味组成，出自缩泉丸（《校注妇人良方·卷八》）。主治肾阳不足、膀胱虚寒引起的小便频数，遗尿、尿淋漓与失禁。乌药有温肾散寒、行气止痛作用；益智仁温肾固精缩尿；山药益气养阴、补脾肺肾，三药合用温中有补，固精缩尿。注意：因气虚、湿热等原因引起的遗尿、小便频数、尿淋漓与失禁不宜使用，须分别和补气药、清热药加减化裁治疗。

另外，临床上应用的药排还很多，诸如"贞元药排"、"通关药排"、"秘元药排"、"正阳药排"、"五应药排"等等，笔者在此不做赘述。这些药排都是医家们在长期医疗实践中不断总结出来的。具体地说"药排"就是医者在实践中对几种药物联合应用后，产生良好的医疗效果，又在应用中形成了固定的使用习惯而成。这种固定形式的格式化、程序化，大大提高了临床疗效。因此，需要长期继续下去，进一步总结提高。

第七节 中药方剂应用——补阳还五汤加减治疗 脑血管病

补阳还五汤一方，出自清代活血派代表王清印《医林改错》，是著名六大逐瘀汤之一，沿用上百年，疗效卓著。笔者多年来应用补阳还五汤加减治疗众多脑血管病及由脑供血不足、脑萎缩等造成的认知障碍综合征病变，配合体能锻炼及语言训练，取得了比较满意的效果。兹总结如下：

（1）方剂组成：生黄芪30～50g、当归尾10～30g（便稀者炒用）、川芎12～15g、赤芍（或白芍）12～15g、地龙12g、炒桃仁10g、红花10～20g。

（2）主治：气虚血瘀之中风，半身不遂、口眼㖞斜、语言謇涩、口角流涎、遗尿或小便失禁，舌黯淡，苔白，脉缓。与西医命名相关病症范围有：高血压、高血脂、血液黏稠度增高、动脉硬化、脑供血不足、脑萎缩、脑梗塞、脑出血恢复期；偏瘫、眩晕综合征、老年认知障碍综合征等。

（3）随症加减应用：做为六大逐瘀汤之一的补阳还五汤，是在治疗头、胸、隔下、少腹、身痛之外另一个唯一作用于肢体半身不遂及语言等运动、感觉功能障碍为主的气虚血瘀中风病证的方剂。

《素问·调经论》曰："人之所有者，气与血耳。"《灵枢·平人绝谷》云："血脉和利，精神乃居。"《素问·八正神明论》说："血气者，人之神，不可不谨养。"以上概论说明了气血在人体的重要性，是人体生命活动的根本。一旦出现气血的失调，任何一方的异常或盛衰，即可造成人体脏腑器官、四肢百骸的病变，而气滞血瘀和气虚血瘀即是最常见的病症。王氏补阳还五汤是针对气虚血瘀之全身与肢体病变，又因脑中风所致者而立，笔者常加减应用于以下临床病症：

1. 高血压、高血脂、高血黏、高胆固醇者

此类病症临床上可以单独存在，也可以同时存在。主要表现为循环、神经、内分泌系统症状。如头晕、目眩、耳鸣、健忘、记忆力减退、腰痛、腰膝酸软或烦躁易怒、口苦目赤或食少、厌食，恶心、呕吐或手足心热、舌红、盗汗或伴心悸、胸闷、胸痛、精神不振、面唇紫黯、舌暗有紫斑而病因属风、火、痰、瘀者。结合检验结果，若证见头晕、耳鸣、口苦、失眠、多梦、易怒，甚至晕倒震颤，舌红，苔黄，脉弦或数，属肝阳上亢者，于补阳还五汤去黄芪，加天麻、钩藤、菊花、夏枯草、石决明、生杜仲、桑寄生、黄芩、栀子、白芍，以平肝、潜阳、息风，并滋阴清热、养血柔肝；证见头晕、头痛，动则加剧，劳累愈甚，面色无华、㿠白、乏力、腿懒、倦怠懒言、失眠少寐，纳差，舌淡，苔薄白，脉细弱属气血亏虚者，于补阳还五汤加党参、炒白术、云苓、熟地、桂圆肉、大枣以补气血、宁心、安神；症见头晕，头痛，腰膝酸软，精神委靡，少寐、健忘，两目干涩或遗精、早泄，五心烦热，颧红、盗汗，舌红少苔，脉细数属肾精亏虚、肾虚火旺者，补阳还五汤中减红花、赤芍、桃仁，加知母、黄柏、生地、山萸肉、丹皮、泽泻、云苓、制龟板、山药、杜仲、枸杞子、菟丝子、牛膝、地骨皮、桑螵蛸等，以补肾、清热；填精、固精；若腰膝酸软，面色㿠白，形寒肢冷，舌淡，脉迟弱属肾阳不足者，于方中加肉桂、附子、巴戟、仙茅、淫羊藿、以温补肾阳；便溏、食少，腹胀、腹泻者加炒白术、云苓、党参、以健脾止泻。若证见头晕、头重，昏蒙不清，恶心、胸闷，呕吐痰涎，舌苔白，脉濡滑属痰湿中阻者，可于原方加半夏、白术、天麻、薏苡仁、云苓，以健脾、祛湿、化痰、息风、止眩；恶心、呕吐加旋复花、竹茹；心烦、口苦、舌红，苔黄，痰郁化火者加黄连、胆星、鲜竹沥等；如头晕、头痛、胸闷、胸痛、健忘、失眠，唇舌紫黯或有瘀斑，脉细涩，属血瘀阻窍、心血瘀阻者，可于补阳还五汤中加瓜蒌、丹参、郁金、三七参、川牛膝、枳壳等以宽中、行瘀、止痛。另外需结合临床检验参考给药，对化验血脂过高者加水蛭 3~5g、炒山楂 12g、葛根 10g；血液黏稠度高（即俗称高血黏）者倍加赤芍、丹参、红花、泽兰、王不留行；动脉硬化明显者，重用地龙、槐花；中风后遗症加䗪虫、守宫、土元、地龙、全蝎等虫类搜风药以激活神经细胞促进神经传导，或加养血活血、舒筋活络之伸筋草、鸡血藤促使肢体功能恢复。

2. 脑动脉硬化、脑供血不足致脑萎缩及认知障碍综合症的治疗

老年认知综合症的病因是老年动脉硬化、脑供血不足及脑组织萎缩、脑功能低下。改善脑供血是治疗该症的关键。若合并血压高而无气虚者可于补阳还五汤减少黄芪用量，加钩藤、草决明、石决明、代赭石、菊花、生杜仲、白蒺藜、怀牛膝、白芍、桑寄生等；年老体弱、禀赋不足，脑髓空虚、重度健忘者可于补阳还五汤中加胡桃肉、何首乌、枸杞子、熟地、紫河车、猪脊髓等。偏于肝肾阴虚证见腰膝酸软、头晕、耳鸣、两目干涩、年老智障者加怀牛膝、生地、麦冬、知母、女贞子、枸杞子、何首乌；证见面色无华，形寒肢冷，口涎较多，舌淡脉细属肾阳虚者，加熟附片、巴戟天、仙茅、仙灵脾、益智仁、肉苁蓉；合并心律失常者加生脉饮；合并冠心病，心绞痛者加丹参、瓜蒌、三七参、绞股蓝等；偏于痰湿者加半夏、陈皮、云苓、竹茹、制南星；痰湿化热，上扰清空，舌红苔黄，脉滑数者制南星改为胆南星，并加瓜蒌、栀子、黄芩、天竺黄、竹沥；肝郁化火，灼伤肝心之液，证见心烦、躁动、语无伦次、哭笑无常，用转呆汤加味；若风痰淤阻，

证见头晕、头痛、失眠、嗜睡，肢体麻木，僵直，动作迟缓，脉弦滑者，可用补阳还五汤加减半夏白术天麻汤；若反应迟钝，表情淡漠、倦卧嗜睡，记忆力极差，行为古怪，伴肌肤甲错，面色晦暗，舌质紫黯或有瘀点，脉细涩属于瘀血阻滞、脉络不通者可于补阳还五汤加丹参、鸡血藤、水蛭、土元等；中风偏瘫日久，脉络瘀阻者，可加全蝎、僵蚕、蜈蚣、地龙、以增加熄风通络之力。

药物治疗固然重要，但适当运动，康复锻炼，语言交流与训练，更是脑卒中及认知障碍脑功能恢复不可缺少的要素。

第八节　中药方剂应用——龙胆泻肝汤的临床应用

龙胆泻肝汤一方是三百余年来的经典方剂，出自清代汪昂《医方集解》，其方由龙胆草、柴胡、栀子、黄芩、生地、泽泻、车前子、木通、当归、甘草组成。功用：清泻肝胆实火，清利肝胆湿热。主治：肝胆实火证如头痛目赤，胁痛口苦，耳聋耳肿，舌红苔黄，脉弦数有力及肝经湿热下注之妇女白带增多，带下黄臭，阴肿阴痒，筋痿阴汗，小便淋浊，舌红苔黄腻，脉弦滑有力者。

方中龙胆草大苦大寒，既能清肝实火，又能利肝经湿热，泻火除湿独擅二功，故为君药；栀子、黄芩苦寒泻火，燥湿清热，助君药加强泻火除湿之功，是为臣药；木通、泽泻、车前子导热从水道排泄，且三药并用加大了排泄力度，为佐药；肝乃藏血之脏，实火伤肝易使阴血暗耗，又方中苦燥伤阴之品居多，故用生地、当归养血滋阴，使邪去而不伤阴，三药也为佐药；柴胡疏肝解郁，畅肝胆之气，并能引药入肝，甘草护胃安中，调和诸药，使利中有补两药并而为使，使泻火不伤胃，清热不伤肝，热去病安。

笔者在长期临床实践中，运用龙胆泻肝汤加减治疗诸多方面的疾病均获痊愈。认为该方不仅组方精当、严谨，而且方便实用，堪称经典之方，兹将应用与治疗情况总结如下：

1. 顽固性头痛

头痛的病因繁多，有风寒、风热、风湿、暑湿、痰饮、气虚、血虚、血瘀、肝阳上亢、跌扑损伤，等等。

肝火上炎、肝阳上亢及肝风内动者可用龙胆泻肝汤化裁治疗：如证见头痛头晕、失眠多梦、口苦面赤、舌红苔黄，脉弦数或滑数者均可应用。肝阳上亢、肝风上扰者可用原方加天麻、钩藤、川牛膝、石决明、杜仲、桑寄生以平肝熄风，补益肝肾，并在原方生地、当归的基础上加白芍以养血滋阴、潜阳止痛；加云苓、夜交藤、朱砂宁心安神；肝风内动头痛多由阴虚或血虚引起，证见头痛头晕，手足瘈疭，形消神倦，舌绛少苔，脉气虚弱，可于原方减木通、泽泻，加龟板、生牡蛎、麦冬、白芍、阿胶、鳖甲、鸡子黄、珍珠母等并重用麦冬、白芍、生地黄、以滋水涵木，养血柔肝。阳动瘈疭较重者方中重用牡蛎、鳖甲、龟板、以滋阴潜阳、重镇熄风、止痛；风寒头痛久治不愈的可去栀、芩、胆草、生地，加用川芎、僵蚕、全蝎、荆芥、防风、白芷、细辛以祛风，散寒养血；血虚头痛重用当归、川芎；气虚重用黄芪、炒白术、党参；血瘀头痛则重用四物汤加丹参、红花、鸡血藤等；偏于痰湿者减芩、栀、胆草，加半夏、陈皮、云苓、白术；暑湿头痛加藿香、佩兰、香薷、苍术、滑石等；风热头痛加桑叶、薄荷、蔓荆子、葛根、菊花等；跌扑头痛加土元、红花、花粉、炮山甲、五灵脂等。

2. 高血压

应用龙胆泻肝汤加减治高血压，关键在于使用前要对病证进行四诊八纲辨证分析，以辨寒热、虚实、阴阳为重点，对症遣方施药。常见证型有肝阳上亢；肝失条达，肝气郁结；气郁化火，肝阴耗伤；风阳内动，上扰头目发为阴虚阳亢之证；痰湿中阻，因痰湿中阻郁久化热，形成痰湿为患。另外，年老肾精亏虚，髓海不足或肾阴不足，水不涵木，肝阳上亢也是常见之原因。在临床辨证上，阴虚阳亢证多有头晕、头痛、口苦、耳鸣、舌红少苔或舌红苔黄，脉弦细或弦数。治疗上应滋阴潜阳，可于龙胆泻肝汤减栀子、胆草，加麦冬、天冬、白芍、柔肝滋阴；天麻、石决明、钩藤平肝潜阳熄风。伴腰膝酸软、目涩、头晕耳鸣、五心烦热者加何首乌、枸杞、玄参、麦冬、以滋肝肾之阴；对痰湿中阻，郁久化火者加半夏、炒白术、天麻、云苓、薏苡仁、夏枯草以燥湿健脾，化痰熄风，清热止眩；对舌红苔滑腻、脉弦滑者应加黄连、夏枯草、胆南星、竹沥、菖蒲、郁金、以清热化痰；对年老体弱，肾精亏虚，肾水不足，水不涵木者可于方中减苓、栀、胆草、木通、泽泻，加熟地、山药、山萸肉、滋阴补肾，紫河车、龟板、鹿角胶、滋肾助阳，益精填髓；杜仲、枸杞、菟丝子、牛膝、补益肝肾，强肾益精；阴虚火旺者加丹皮、知母、黄柏、生地、以清虚热、补肾水。

3. 带状疱疹

由于足厥阴肝经的起始路线是起于足大趾爪甲后丛毛处经小腹、两胁、颈部上行至目系，再向上经前额达巅顶与督脉交会。故发生于该循经部位的疱疹责之于肝。龙胆泻肝汤治疗带状疱疹，若见疱疹灼热红疼痛，口干口苦，便干溲黄、舌红苔黄腻，脉弦数者。可于原方加大青叶、板蓝根、马齿苋或双花、连翘等；疼痛较重者加白芍、制乳香、制没药；疱疹破溃流水湿重、舌红、苔腻、脉弦滑者用龙胆泻肝汤加薏米、苍术、黄柏、苦参等清热利湿，效果极好。

4. 胆囊炎、胆石症（肝胆湿热证型）

用龙胆泻肝汤治疗胆囊炎、胆石症（湿热证型）常取得很好的效果，临床辨证时如出现发热、右上腹疼痛、恶心、呕吐、口苦口干、小便黄赤、大便干燥、舌质红、苔黄、脉弦数者，可加双花、连翘、地丁、大黄、半夏、竹茹；疼痛较重者加木香、元胡、川楝子；合并胆石者加金钱草、鸡内金、郁金、枳实、滑石；便干者加芒硝、蕃泻叶，以促使肠道平滑肌蠕动及胆道括约肌的舒缩，促进结石的排出。

5. 黄疸型肝炎

以乏力、食欲不振、恶心呕吐、腹胀、溲黄、黄疸、舌红、苔腻、脉滑数、肝功能异常为主要临床表现，可用龙胆泻肝汤加减化裁治疗。急性期湿热较重方中可加茵陈 30～50g、板蓝根 30g、大青叶 20g、贯众 12g、大黄 10g、苍术 12g、云苓 12g、陈皮 12g、薏米 30g、半夏 12g、藿香 10g。慢性期治疗，阴虚者以滋阴养血柔肝为主，可用生地、麦冬、石斛、醋鳖甲、沙参、山萸肉、枸杞子、褚实子、滋阴柔肝；气滞湿阻者用醋香附、青皮、陈皮、厚朴、猪苓、云苓；若肝区疼痛，舌质紫黯，脉涩有血瘀征象者加红花、丹参、莪术、桃仁、元胡、郁金；食少、腹胀加炒麦芽或炒谷芽、鸡内金、焦三仙。

6. 急性结膜炎、角膜炎

流行性球、睑结膜炎，角膜炎时目赤肿痛，舌红、苔黄，脉弦数，可用龙胆泻肝汤或加大青叶、黄连、木贼草、夏枯草、草决明等化裁治疗。对红肿较重，热毒症状明显者也可于方中加清热解毒之双花、蒲公英、地丁、连翘等。

7. 中耳炎

早期中耳炎以清热泻火之龙胆泻肝汤颇为有效。中期疼痛较重，可于方中加制没药10g、炮山甲6g（研冲）、皂刺12g、花粉12g、白芷10g、连翘12g、双花20g、公英20g、紫花地丁15g；慢性中耳炎流脓水日久不愈，可于方中加黄芪20g、炒白术15g、党参15g、全蝎5g、僵蚕6g，儿童用量酌减。

8. 前列腺炎、睾丸炎、精索静脉曲张阴囊湿汗症

均为男性常见病、多发病，以上器官归属肝经，发生病变时用肝经病辨证治疗每每获效。对尿频、尿痛、尿急、尿等待、尿淋漓，少腹及会阴部疼痛，射精痛，淋浊不适，舌红苔黄，脉弦数者，用龙胆泻肝汤加清热解毒之蒲公英、紫花地丁、双花、连翘，再加竹叶、萹蓄、瞿麦、甘草梢以泻火止痛；对湿热较重或精索静脉曲张、前列腺炎引起的阴囊湿汗症，证见舌红、苔黄腻；脉滑数者应首先清热利湿，可于基方加苍术、黄柏、薏米、或云苓、蚕沙、白鲜皮、苦参、五倍子以燥湿止汗，止痒。

9. 男女泌尿系统感染（尿道炎、膀胱炎、肾盂肾炎）

以上男女共患的泌尿系统感染，证见尿频、尿急、尿痛、血尿、发冷、发热、舌质红、苔黄燥、脉弦数或舌红、苔黄腻、脉滑数者，笔者多选用龙胆泻肝汤合八正散治疗，效果良好，慢性患者也均治愈。症状较重者常加蒲公英30g；尿痛者加淡竹叶20g、甘草梢10～15g；血尿者加小蓟30g、侧柏炭15g、地榆炭15g、琥珀10g；口干渴重者加大生地用量，并加麦冬12g、玄参12g、花粉12g，同时嘱患者忌食辛辣食物，多饮水，勤洗澡，养成良好的卫生习惯，减少尿路感染的发生。

10. 妇女盆腔炎、附件炎、阴道炎及带下病

此系列妇科病症，相互之间都有关联，甚至互为因果，如阴道炎→附件炎→盆腔炎→带下病。感染途径多为上行感染或血行感染，临床表现为白带增多或有异味，下腹坠痛及压痛，有的伴腰骶酸痛或下午低烧，甚至合并泌尿系统感染症状。在症状的辨证关系上，白带异常为标，器官热邪病变为本，治疗时应标本兼治，不能一味止带。四证湿热或实热均可选用龙胆泻肝汤治疗，以泻火祛湿，对湿热较重者加苍术、黄柏、薏米、三妙祛湿药排或加清热燥湿、杀虫之苦参、百部、白鲜皮；实热较重者可加清热凉血之丹皮、生地；腹痛者加元胡、制没药、金铃子；合并血瘀者加丹参、红花、炒桃仁、鸡血藤等；脾虚带下者加炒白术、党参、云苓、黄芪；肾虚者加收熟地、炒杜仲、山萸肉、炒山药、何首乌等。

在标本兼职的同时，对白带较多者不妨适量加用煅龙骨、煅牡蛎、海螵蛸、白果、芡实、五倍子等收敛固涩止带药物，效果更好。